Tina Stümpfig

Die Jin Shin Jyutsu HAUSAPOTHEKE

Soforthilfe bei Beschwerden von A wie Augenentzündung bis Z wie Zahnschmerzen

Schirner Verlag

Die Ratschläge in diesem Buch sind sorgfältig erwogen und geprüft. Sie bieten jedoch keinen Ersatz für kompetenten medizinischen Rat. Alle Angaben in diesem Buch erfolgen daher ohne Gewährleistung oder Garantie seitens der Autorin oder des Verlages. Eine Haftung der Autorin bzw. des Verlages und seiner Beauftragten für Personen-, Sach- und Vermögensschäden ist ausgeschlossen.

Wir verzichten auf das Einschweißen unserer Bücher – **UNSERER UMWELT ZULIEBE!**

ISBN Printausgabe 978-3-8434-1545-3
ISBN E-Book 978-3-8434-6404-8

Tina Stümpfig:
Die Jin-Shin-Jyutsu-Hausapotheke –
Soforthilfe bei Beschwerden von A wie Augenentzündung bis Z wie Zahnschmerzen

Umschlag: Anna Twele, Schirner, unter Verwendung von # 644546359 (© yoshi0511) und # 500131453 (© Kair), www.shutterstock.com
Layout: Anna Twele, Schirner
Lektorat: Claudia Simon, Schirner
Printed by: Ren Medien GmbH, Germany

www.schirner.com

Neuausgabe 2023 – 2. Auflage Februar 2024

Alle Angaben werden vertraulich behandelt.
* Der Newsletter kann jederzeit abbestellt werden.

Name/Vorname: ______________________

Straße: ______________________

PLZ, Ort: ______________________

Telefon: ______________________

E-Mail: ______________________

Geburtsdatum: ______________________

Bitte senden Sie mir:

- ☐ weitere Informationen aus dem Schirner Verlag
- ☐ den Schirner Newsletter (nur als E-Mail*)
- ☐ das SPIRIT live & Schirner Magazin

Diese Karte entnahm ich dem Buch:

____

Würden Sie dieses Buch weiterempfehlen?

____

Vielen Dank!

Bitte freimachen, falls Marke zur Hand

Antwort

Schirner Verlag
Birkenweg 14a
D-64295 Darmstadt

Inhalt

Vorwort

Dieses Buch bietet Ihnen eine besondere Art der Hausapotheke, denn um sie zu nutzen, brauchen Sie weder bestimmte Medikamente noch andere Heilmittel, sondern einzig und allein Ihre Hände.

Die Methode des Jin Shin Jyutsu, die hier beschrieben wird, ist uralt und doch hochaktuell. Es ist die Kunst, die Lebensenergie wieder in Harmonie zu bringen, die Vitalität und Lebensfreude zu steigern sowie die Selbstheilungskräfte anzuregen.

Und es ist noch mehr: Es ist ein intuitives Wissen, das wir von Geburt an in uns tragen und immer wieder unbewusst anwenden. So harmonisieren Babys, indem sie am Daumen lutschen, ihre Verdauung, beruhigen und trösten sich, wenn sie sich in der für sie noch neuen und oft erschreckenden Welt unsicher fühlen. Kinder, die sich in der Schule auf die Hände setzen, stärken dadurch ihre Konzentration und Merkfähigkeit. Wenn Sie den Kopf in die Hände stützen, harmonisieren Sie dadurch bestimmte Gehirnregionen und bewirken so, dass Sie sich leichter an Dinge erinnern können. Schlagen Sie die Arme übereinander, aktivieren Sie bestimmte Punkte in den Ellenbeugen, die Ihnen helfen, in Ihre eigene Kraft und Autorität zu kommen. Wenn Sie die Hand auf die Schulter legen, lösen sich Anspannung und Stress. Sie befreien sich von dem Ballast, der sich im Laufe der Zeit angesammelt hat und den Sie wie selbstverständlich mit sich herumgeschleppt haben.

So wenden wir automatisch immer wieder Jin Shin Jyutsu an, ohne dessen gewahr zu sein. Wie wunderbar ist es, wenn Sie sich dieses alte Wissen bewusst zunutze machen und sich – einfach durch das Auflegen der Hände auf bestimmte Punkte am Körper – selbst stärken und in Balance bringen und sich dadurch viele körperliche und seelische Beschwerden einfach auflösen können.

Dieses Buch möchte Sie dazu einladen, diese einfache und mühelose Kunst anzuwenden und ihre sanfte Heilkraft am eigenen Leib zu erleben.

Einführung
IN DIE HEILKUNST DES JIN SHIN JYUTSU

Was ist Jin Shin Jyutsu?

Jin Shin Jyutsu – umgangssprachlich auch einfach »Strömen« oder »Heilströmen« genannt – ist ein altes Wissen um die Harmonisierung der Lebensenergie. Man sagt, dass es vor Hunderten von Jahren in der ganzen Welt bekannt war und von Generation zu Generation mündlich überliefert wurde, bis es irgendwann in Vergessenheit geriet und es die Menschen nur noch intuitiv anwandten.

Anfang des 20. Jahrhunderts entdeckte der Japaner Jiro Murai diese natürliche Art der Selbstheilung durch seine eigene Genesung von einer sehr schweren Krankheit wieder, erforschte sie, schrieb seine Erkenntnisse auf und gab sie an seine Schüler Kato Sensei und Mary Burmeister weiter. Er verlieh der Methode ihren heutigen Namen: Jin Shin Jyutsu, was übersetzt »die Kunst des Schöpfers durch den mitfühlenden Menschen« heißt.

Jin: wissender, mitfühlender Mensch
Shin: Schöpfer
Jyutsu: Kunst

Mary Burmeister brachte das Wissen um Jin Shin Jyutsu mit in die westliche Welt und machte es uns somit wieder zugänglich.

Jin Shin Jyutsu ist eine sanfte Heilkunst, die Sie bei sich selbst, anderen Menschen und auch bei Tieren anwenden können. Indem Sie die Hände auf bestimmte Punkte am Körper legen, kommt die Lebensenergie ins Gleichgewicht und kann wieder kraftvoll fließen, die Selbstheilungskräfte werden mobilisiert, Körper, Geist und Seele werden auf Heilung ausgerichtet. Infolgedessen werden Beschwerden und Symptome gelindert oder verschwinden ganz.
Sie können Jin Shin Jyutsu neben allen Therapien anwenden, auch wenn Sie in ärztlicher Behandlung sind. Das Strömen kann z. B. Nebenwirkungen von Medikamenten verringern und den Heilungsprozess nach Operationen beschleuni-

gen. Es ist keine Wunderheilmethode, sondern eine Kunst zur Harmonisierung der Lebensenergie im Körper, aber tatsächlich können Wunder geschehen, vor allem, wenn Sie sich wirklich darauf einlassen und sich selbst vertrauen.

Gesundheit, Vitalität und Wohlbefinden hängen von der freien und gleichmäßigen Verteilung der Lebensenergie im Körper ab. Fließt sie harmonisch, ist der Mensch gesund. Entstehen Blockaden in den Energiebahnen, die Leben in den Körper bringen, äußert sich das recht schnell durch Disharmonie, Unwohlsein und erste Krankheitssymptome. Wenn die Energie im Ungleichgewicht bleibt, verfestigen sich die Symptome, werden heftiger oder chronisch, oder es kommen gar neue hinzu.

Im Jin Shin Jyutsu arbeitet man mit 26 sogenannten Sicherheitsenergieschlössern, die auf jeder Körperseite liegen und symmetrisch zur Wirbelsäule angeordnet sind. Das sind Punkte am Körper, an denen die Energie in hochkonzentrierter Form vorliegt und über die sich, wenn man sie einfach nur hält, Blockaden leicht lösen können.
Indem Sie also Ihre Hände – je nach Thema oder Symptom – auf bestimmte Sicherheitsenergieschlösser legen, bringen Sie sich auf allen Ebenen wieder in Harmonie, lösen sich Blockaden auf, verschwinden Symptome, und Sie spüren nach und nach – manchmal auch sehr plötzlich – neue Lebenskraft, Vitalität, Freude, Gelassenheit und Vertrauen.

Die Anwendung des Jin Shin Jyutsu

Legen Sie die Fingerspitzen, die Finger oder die Handflächen so lange auf die angegebenen Punkte, bis die Lebensenergie wieder ungehindert zu fließen beginnt. Mit ein wenig Übung spüren Sie das, es macht sich als leichtes Kribbeln, Pulsieren oder – daher auch die Bezeichnung – Strömen bemerkbar. Das kann jeder etwas unterschiedlich wahrnehmen.

Sie tun nichts anderes, als diese Punkte zu halten. Sie nehmen nichts weg, und Sie fügen nichts hinzu. Ihre Hände dienen sozusagen nur als Starthilfekabel, sodass die Lebensenergie wieder kraftvoll und gleichmäßig fließen kann und sich die erschöpften Energiebatterien wieder aufladen können. Anfangs spüren Sie dieses Fließen oder Pulsieren wahrscheinlich noch nicht. In unserem Alltag sind wir es nicht gewohnt, auf so feine Energien zu achten, daher kann es eine Zeit lang dauern, bis Sie sich darauf eingestimmt haben.

Bis dahin richten Sie sich einfach nach folgenden Grundregeln:

- Halten Sie jeden Griff 3–5 Minuten, und gehen Sie dann zum nächsten über.
- Wenn Sie nur einen Griff machen, halten Sie ihn ruhig 15–20 Minuten.
- Bei einem längeren Strom wie dem Zentralstrom, der aus sieben Schritten besteht, nehmen Sie sich insgesamt ungefähr 30 Minuten Zeit, also ca. 4 Minuten pro Griff.
- Strömen Sie nur so lange, wie Sie es als angenehm empfinden.
- Wenn es anstrengend wird, wechseln Sie zu einem anderen Griff oder pausieren Sie.
- Falls Sie manche Punkte nicht bequem strömen können, halten Sie einfach andere, denn es gibt immer verschiedene Möglichkeiten.
- Sollten Sie Probleme haben, die Energieschlösser an den Füßen zu erreichen: Der Ersatzpunkt für alle Energieschlösser an den Füßen ist das **SES 15** (S. 26) im Bereich der Leiste.

Sich selbst können Sie so oft und so lange strömen, wie es Ihnen guttut.

Wenn Sie andere strömen, halten Sie sich ungefähr an folgende Zeiten:

- Erwachsene: nicht länger als eine Stunde am Stück
- ältere Kinder: nicht länger als 40 Minuten am Stück
- Kleinkinder: nicht länger als 20 Minuten am Stück
- Babys: nur wenige Minuten
- alte oder sehr kranke Menschen: nicht länger als eine halbe Stunde am Stück
- Tiere: 10–30 Minuten (Tiere zeigen meist, wenn es genug ist, indem sie sich wegdrehen oder einfach gehen)

Wichtig ist, dass es mühelos ist und – auch wenn es ein wenig seltsam klingt – dass Sie absichtslos sind. Natürlich wollen Sie Ihre Beschwerden schnellstmöglich loswerden, aber die Veränderung kann am leichtesten geschehen, wenn Sie dem Energiefluss mit Ihren Gedanken und Erwartungen nicht im Wege stehen.

Kurzanleitung zum Strömen:

- Die oberste Regel lautet: Es soll entspannt sein, mühelos.
- Sie tun nichts, außer mit Ihren Händen die verschiedenen Punkte zu halten. Damit geben Sie automatisch der Lebensenergie Starthilfe, die dann wieder frei und kraftvoll fließen kann.
- Wenden Sie den jeweiligen Griff zunächst so an, wie er beschrieben wird. Falls er Ihnen zu anstrengend ist, wählen Sie einen anderen oder variieren Sie ihn, indem Sie z. B. die Hände nicht überkreuzen oder sie tauschen. Die angegebenen Griffe sind Möglichkeiten. Sie entscheiden, was Sie strömen und was Ihnen guttut.
- Sie können die Griffe erst auf der einen, dann auf der anderen Körperseite machen. Oder nur auf einer. Wie Sie wollen und es sich gut anfühlt.
- Halten Sie jeden Griff so lange, bis Sie spüren, dass die Energie wieder kraftvoll fließt. Wenn Sie das nicht wahrnehmen, ist das kein Problem, da es das Strömen bzw. die Wirkung nicht beeinflusst. Dann halten Sie sich einfach an die auf S. 9 angegebenen Zeiten.
- Gehen Sie in die Haltung des Empfangens, und genießen Sie mit Ihrem ganzen Sein den immer stärker werdenden Energiefluss.

Hilfreiche Hinweise

Entspannen Sie sich

Lassen Sie alle Anstrengung los, und achten Sie darauf, was Ihnen guttut. Richten Sie Ihre Aufmerksamkeit nicht auf die Beschwerden oder Symptome, die Sie haben, oder darauf, diese endlich zu beseitigen. Schauen Sie stattdessen auf die innere Harmonie, die Lebensenergie, den Puls des Lebens, der immer da ist, wie groß das Ungleichgewicht auch sein mag – wir wären nicht am Leben, wenn es diesen Puls nicht gäbe. Durch das Strömen unterstützen Sie ihn. Und das, worauf wir unsere Aufmerksamkeit richten, stärken wir auch. Deswegen sprechen wir beim Strömen nicht von Problemen, sondern von Projekten. Mit einem Projekt kann man etwas anfangen, daraus kann etwas entstehen, da ist Veränderung möglich, in Problemen hingegen bleiben wir oft stecken und sehen nur noch das Problem. Wenn Sie beim Strömen denken – Gedankenstille wäre natürlich ideal, aber mal ehrlich: Wer kann diese schon über länger Zeit hinweg aufrechterhalten? –, dann richten Sie den Fokus nicht auf Probleme, sondern auf Möglichkeiten und Lösungen. Und bleiben Sie in der inneren Frage: Wie kann es noch besser werden?

Folgen Sie Ihrer Intuition, und finden Sie Ihren persönlichen Weg. Legen Sie die Hände auf die Energieschlösser, die Sie sich herausgesucht haben, und lassen Sie einfach geschehen. Die Lebensenergie findet ihren Weg, vertrauen Sie darauf.

Wichtig ist: Sie können nichts falsch machen. Falsche Punkte oder Griffe gibt es nicht. Strömen ist immer an die Körperintelligenz gekoppelt, und selbst wenn Sie einen »falschen« Griff machen, passiert nichts Schlimmes. Der Körper dreht es für sich so um, wie er es braucht, und dann dauert es einfach nur ein bisschen länger, bis die Wirkung eintritt.

Bleiben Sie dran

Gerade bei großen Ungleichgewichten, bei schweren oder chronischen Erkrankungen, ist es entscheidend, regelmäßig zu strömen. Denn dann haben sich Blockaden oder ungesunde Muster schon über Jahre oder gar Jahrzehnte hinweg manifestiert. Regelmäßiges Strömen kann die ursprünglich gesunden Bahnen so stärken, dass sich alle Blockaden lösen und sich die harmonischen Muster wieder durchsetzen – und zwar dauerhaft.

Im Jin Shin Jyutsu geht es nicht darum, Symptome »wegzumachen« – auch wenn bestimmte Griffe bestimmten Symptomen zugeordnet sind –, sondern es geht um die Wiederherstellung des vollkommenen Gleichgewichtes. Lästige Beschwerden werden nicht einfach bekämpft, sondern das ganze Körpersystem wird nach und nach wieder harmonisiert.
Durch regelmäßiges Strömen kommen Sie körperlich, seelisch und geistig in einen tiefen Entspannungszustand, in dem umfassende Regeneration und Heilung geschehen können.

Haben Sie Geduld

Lassen Sie sich nicht verunsichern, falls Sie erst einmal keine Veränderung bzw. Verbesserung bemerken. Strömen wirkt immer – aber manchmal eben nicht zuerst dort, wo Sie es erwarten oder sich erhoffen. Das Körpersystem reguliert immer zuerst das, was gerade am notwendigsten ist, was es am dringendsten in diesem Moment braucht.

Das bedeutet aber nicht, dass Jin Shin Jyutsu einen Arzt ersetzen kann. Lassen Sie es abklären, wenn Sie Schmerzen haben oder es Ihnen anderweitig nicht gut geht. Strömen können Sie immer, auch zusätzlich zu einer ärztlichen Behandlung. Wie gesagt, stärkt es das Immunsystem, unterstützt die Wundheilung und Regeneration und harmonisiert auch mögliche Nebenwirkungen, wenn Sie Medikamente einnehmen.

Die 26 Energieschlösser

TORE ZUM HIMMELREICH

Die Energieschlösser bzw. Sicherheitsenergieschlösser (SES) sind, wie schon erwähnt, bestimmte Punkte am Körper, an denen Energie in hochkonzentrierter Form vorliegt. Bei einer Berührung leiten sie den Reiz weiter und können somit viel in Bewegung setzen, denn sie befinden sich innerhalb der Energiebahnen, die Leben in den Körper bringen. Entstehen in diesen Bahnen Blockaden, wird der Energiefluss in der betreffenden Region unterbrochen und letztlich das gesamte Energieströmungsmuster durcheinandergebracht. Dann entstehen Disharmonie und Krankheit.

Auch sind diese Sicherheitsenergieschlösser – daher der Name – ein Frühwarnsystem unseres Körpers. Wenn bestimmte Bereiche überlastet sind, dienen sie sozusagen als Stromkreisunterbrecher: Sie verschließen sich, damit sich das Ungleichgewicht nicht weiter ausbreitet. Zudem geben sie uns dann einen Hinweis auf den Ursprung des Ungleichgewichtes, und durch das Halten des Energieschlosses, also das Strömen, kann sich dieses Ungleichgewicht oder die Blockade wieder auflösen. Deshalb werden die Energieschlösser auch »Tore zum Himmelreich« genannt.

Jedes Energieschloss hat eine bestimmte Bedeutung und steht mit körperlichen, geistigen und seelischen Themen in Zusammenhang. Wenn Sie die Hände auf die jeweiligen Energieschlösser legen, lösen sich Blockaden, die Energie kommt wieder in Schwung, und die entsprechenden Beeinträchtigungen verschwinden.

Die 26 Energieschlösser befinden sich symmetrisch zur Wirbelsäule angeordnet auf jeder Körperseite:

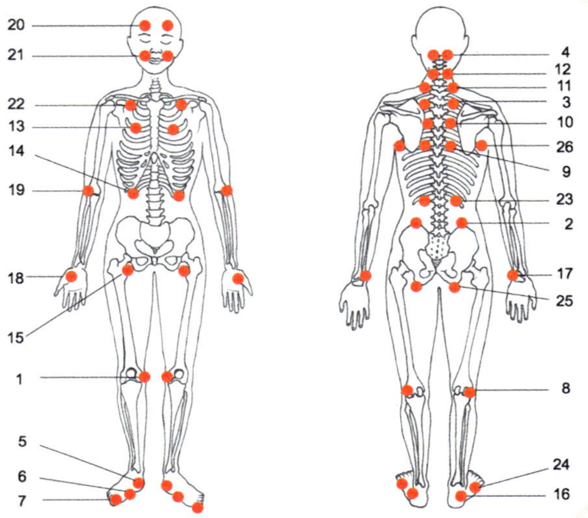

Jedes Energieschloss ist ungefähr handtellergroß (bei Tieren pfoten- oder hufgroß), das heißt, wenn Sie ihre ungefähre Lage kennen, können Sie sie kaum verfehlen. Bei manchen Energieschlössern verwendet man auch einen hohen oder tiefen Punkt. Dieser liegt dann ca. eine Handbreit oberhalb bzw. unterhalb des jeweiligen Energieschlosses.

SES 1

unterstützt das Ausatmen; hilft beim Durchatmen und Loslassen; unterstützt Erneuerung und Veränderung; sorgt für innere Stabilität; löst Stress; macht den Kopf frei; stärkt Selbstwertgefühl und Selbstbewusstsein; hilft, in die Handlung/in Bewegung zu kommen, die eigenen Fähigkeiten auszudrücken, authentisch zu sein und Lösungen und Möglichkeiten zu sehen; harmonisiert die Haut; unterstützt die Verdauung

Das SES 1 befindet sich an der Innenseite des Knies.

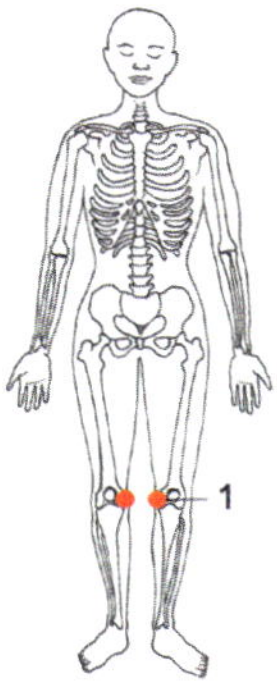

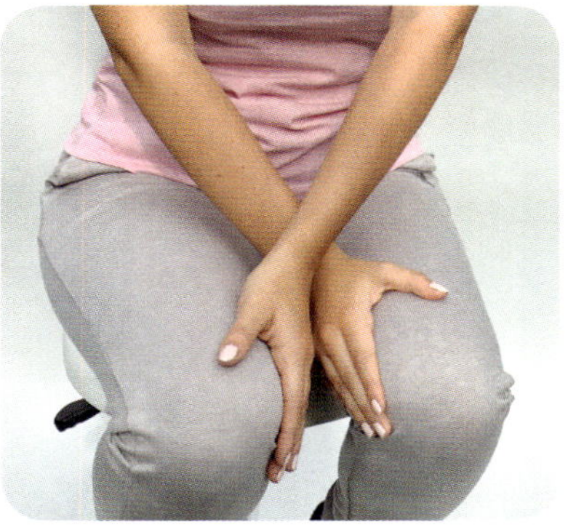

Das hohe SES 1 befindet sich ca. eine Handbreit oberhalb des SES 1, an der Innenseite des Oberschenkels.

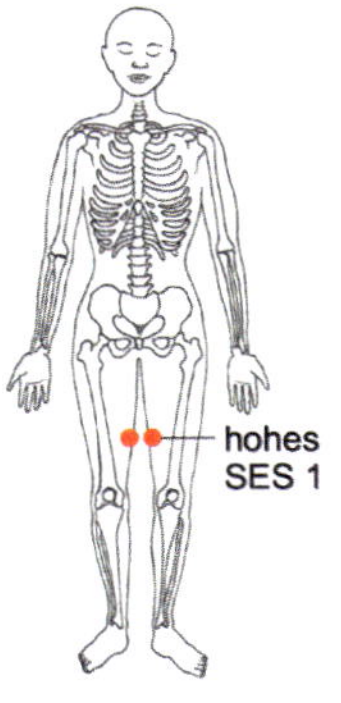

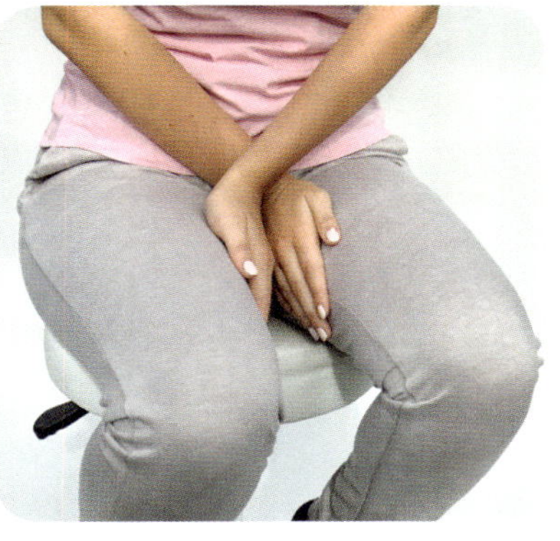

SES 2

unterstützt das Einatmen und die Bereitschaft, zu empfangen; schenkt Lebenskraft; hilft, aufrecht durch das Leben zu gehen; persönlicher Chiropraktiker; gibt dem Leben Struktur; schenkt Vertrauen; hilft bei Verzweiflung, Konkurrenzdenken, Angst, nicht gut genug zu sein, Traurigkeit, Melancholie, Spannung, Stress, Erschöpfung und Müdigkeit; stabilisiert bei Schwindel; reguliert den Blutdruck

Das SES 2 befindet sich am Rücken am oberen Beckenrand.

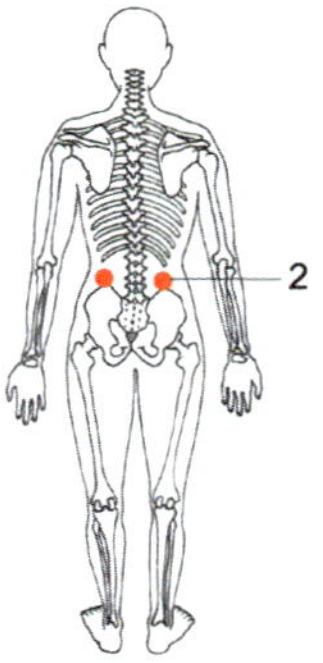

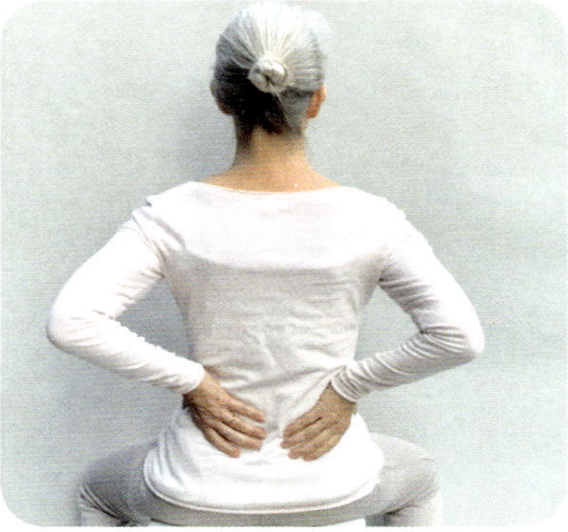

SES 3

fördert Verständnis; ist die Tür, die aufschwingt, damit sich Spannungen entladen und gereinigte Energie und neue Kraft empfangen werden können; hilft, in die Handlung zu kommen; unterstützt dabei, Dinge aus verschiedenen Blickwinkeln zu sehen und Herausforderungen des Lebens mit Leichtigkeit zu begegnen; löst Stress; hilft, Zweifel und Erwartungen loszulassen; harmonisiert das Immunsystem; hilft bei Erkältungen, Grippe und Allergien (Ström-Antibiotikum)

Das SES 3 befindet sich am Rücken zwischen dem oberen Eck des Schulterblattes und der Wirbelsäule.

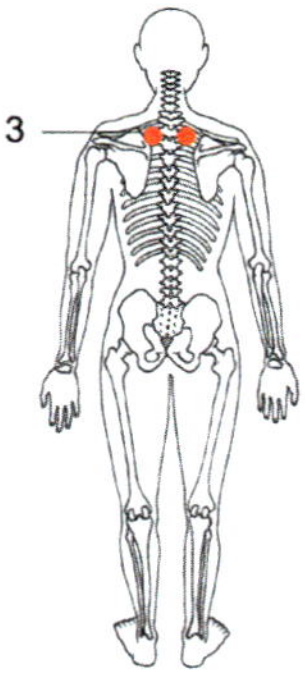

Da Sie beide SES 3 selbst nicht entspannt strömen können, halten Sie das SES 3 zusammen mit dem SES 15.

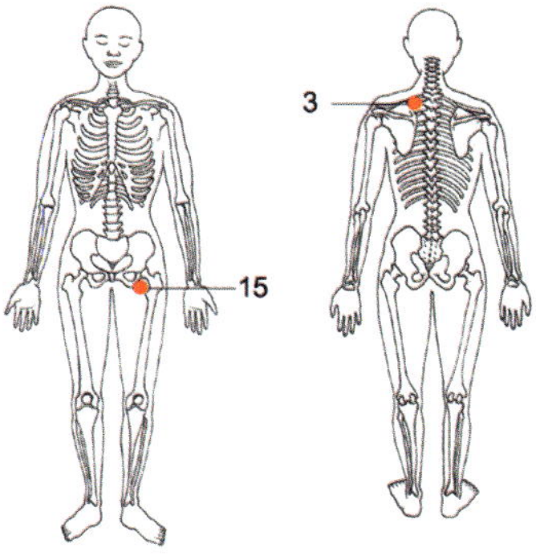

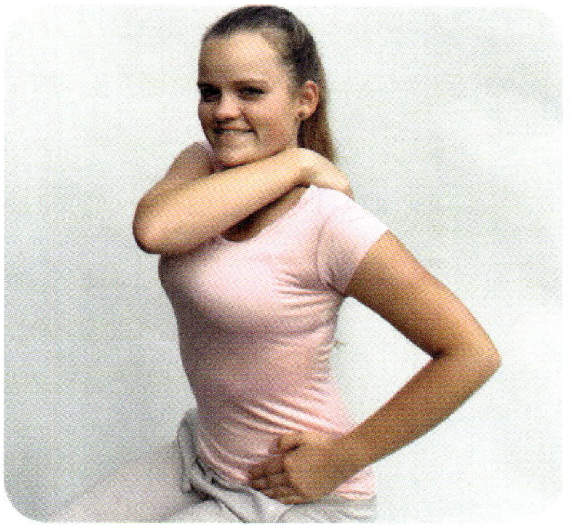

SES 4

das Fenster, das den Lebensatem hereinlässt; hilft, Visionen in die Welt zu bringen; löst Ängste und Zweifel; schenkt tiefes Vertrauen; wichtiges Energieschloss bei Ängsten und Depressionen; beruhigt; hilft, abzuschalten; fördert neue Sichtweisen; hilft bei Schlaflosigkeit, Augen- und Ohrenproblemen; Erste-Hilfe-Punkt bei Bewusstlosigkeit, Schock und anderen Notfällen

Das SES 4 befindet sich im Nacken an der Schädelbasis.

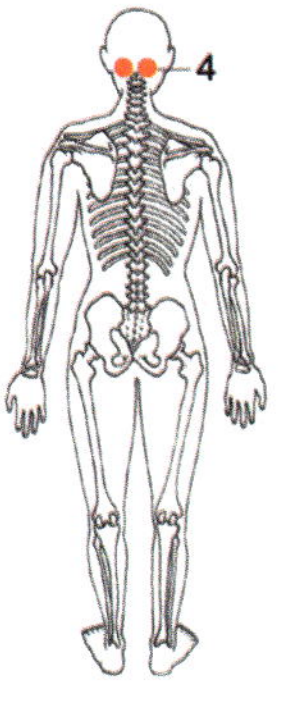

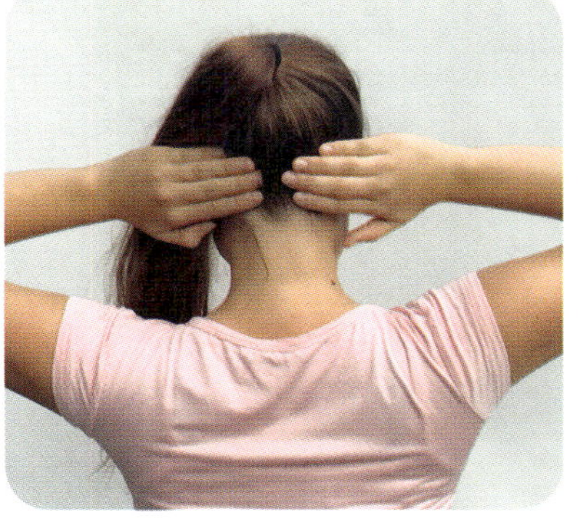

SES 5

persönlicher Psychologe; fördert Erneuerung; hilft beim Loslassen; löst Ängste, Verunsicherung und Zweifel; stärkt Intuition, Lebenswillen und Lebendigkeit; fördert Unvoreingenommenheit; hilft, alte Gedanken und Gewohnheiten abzulegen; befreit von selbst auferlegten Begrenzungen; harmonisiert die Ohren

Das SES 5 befindet sich an der Innenseite des Fußgelenkes zwischen Knöchel und Ferse.

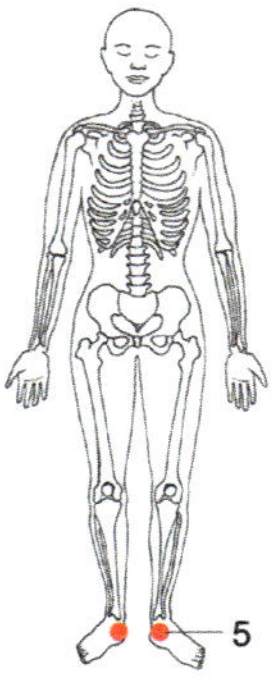

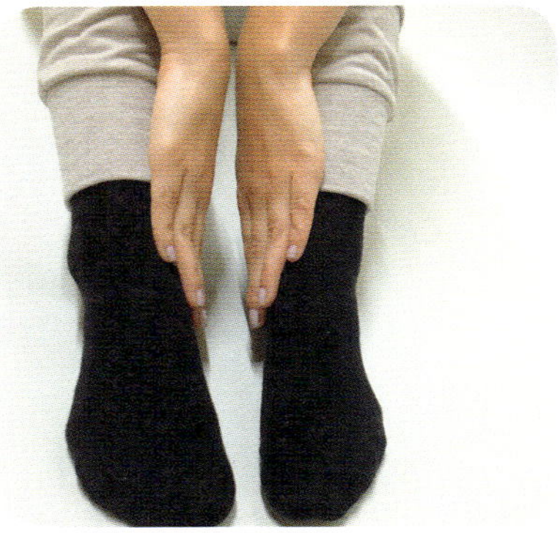

Das SES 16 unterstützt das SES 5, daher können Sie die beiden Energieschlösser auch zusammen halten.

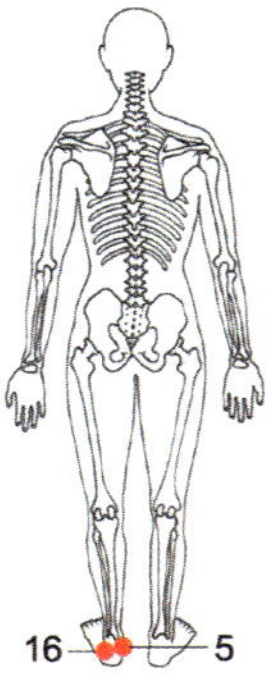

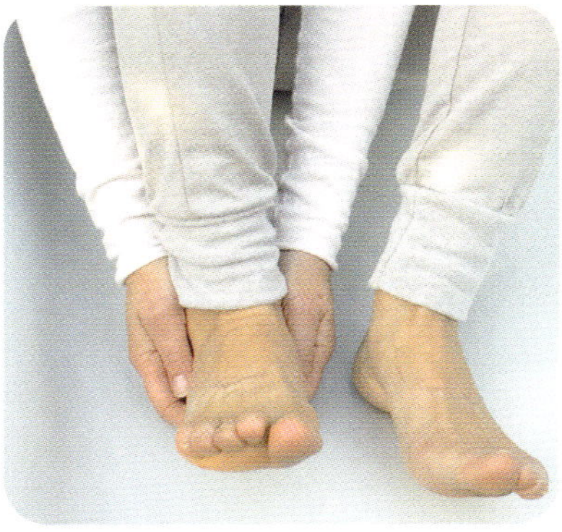

SES 6

fördert emotionale und körperliche Balance; hilft, aufrichtig und authentisch zu sein; löst Spannungen im Rücken, in den Schultern, im Becken und in den Hüften; persönlicher Chiropraktiker

Das SES 6 befindet sich an der Innenseite des Fußes am Fußgewölbe.

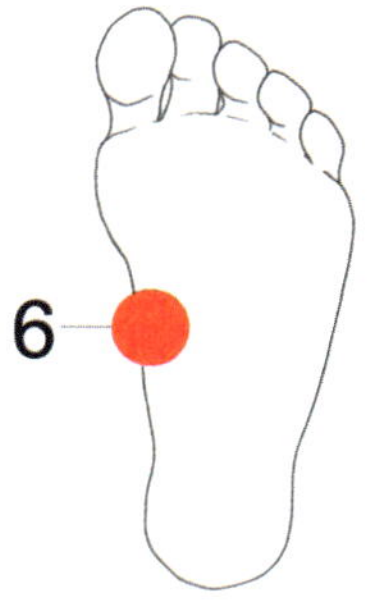

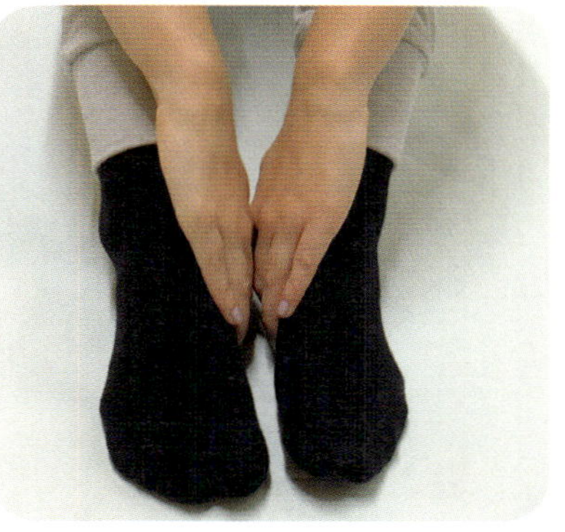

Das SES 15 unterstützt das SES 6, daher können Sie die beiden Energieschlösser auch zusammen halten.

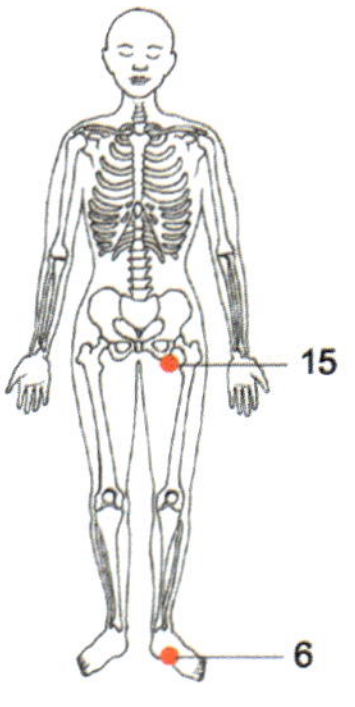

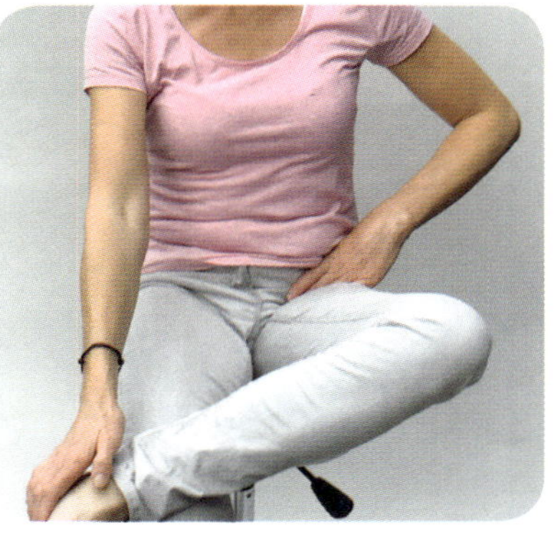

SES 7

stärkt Lebenskraft; hilft, alles loszulassen, was behindert und Erfolg erschwert; fördert Klarheit; verbindet Denken und Fühlen; unterstützt, krank machende Gewohnheiten loszulassen; stärkt Geduld mit sich selbst; bringt Freude und Leichtigkeit; löst Stress und Spannungen im Kopf, im Rücken und in den Hüften; Erste-Hilfe-Punkt bei Bewusstlosigkeit, Schock und anderen Notfällen

Das SES 7 befindet sich an der Unterseite des großen Zehs.

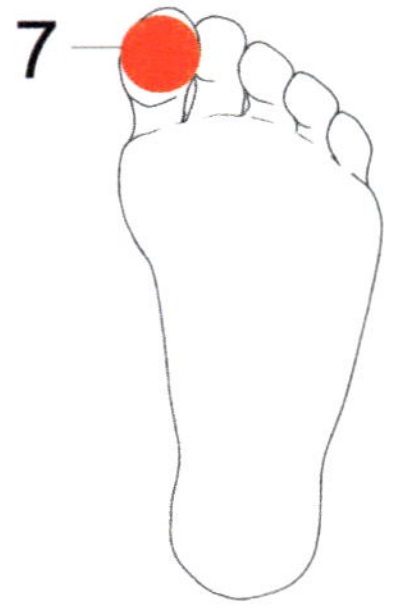

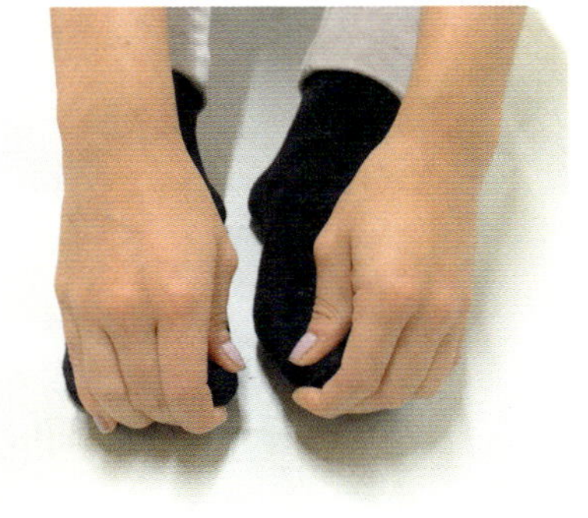

Um das SES 7 zu öffnen, können Sie auch das SES 2 zusammen mit dem SES 15 halten.

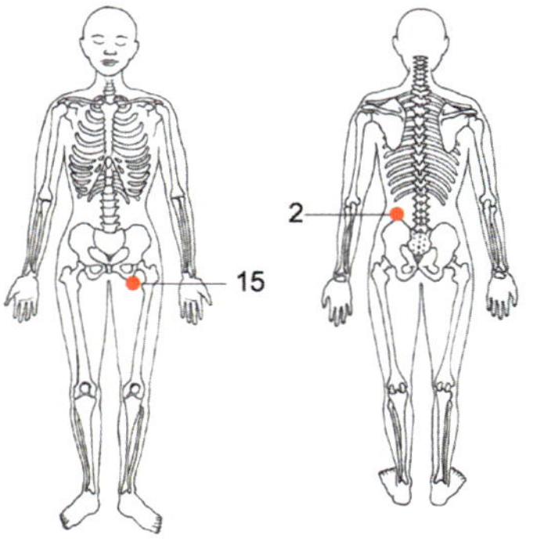

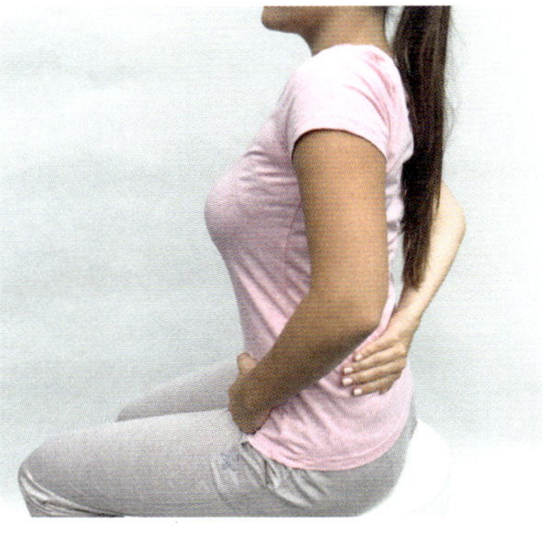

SES 8

unterstützt die Vereinigung von Gegensätzen; verbindet mit Rhythmus, Stärke und Frieden des Universums; hilft, sich selbst zu akzeptieren; stärkt Vertrauen; fördert den konstruktiven Umgang mit Wut und Ärger; fördert innere Ruhe und Frieden; hilft, die unendlichen Möglichkeiten im Leben zu entdecken; harmonisiert Muskeln und Haut; reguliert den Wärmehaushalt; hilft bei Zahn- und Kieferproblemen; harmonisiert alle Aufnahme- und Ausscheidungsfunktionen des Körpers

Das SES 8 befindet sich an der Außenseite der Kniekehle.

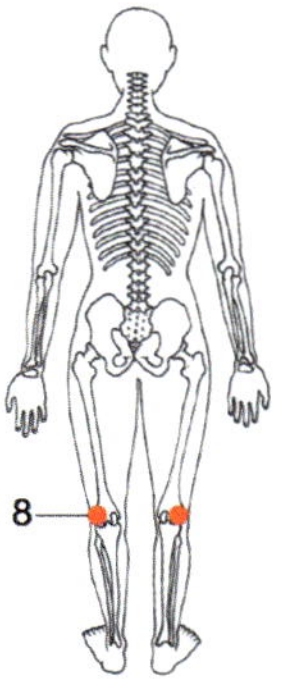

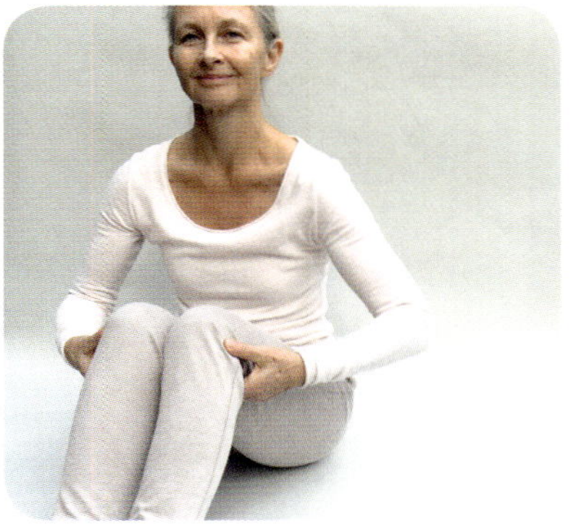

Das tiefe SES 8 befindet sich an der Außenseite der Wade ca. eine Handbreit unterhalb des SES 8.

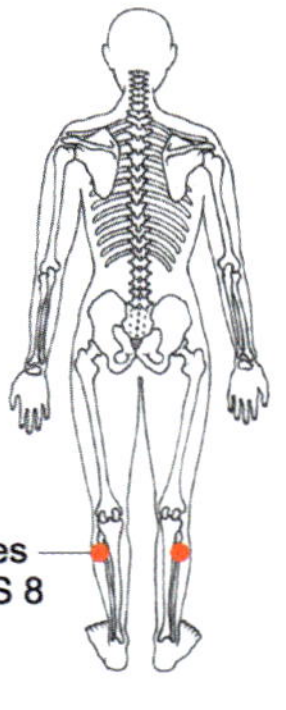

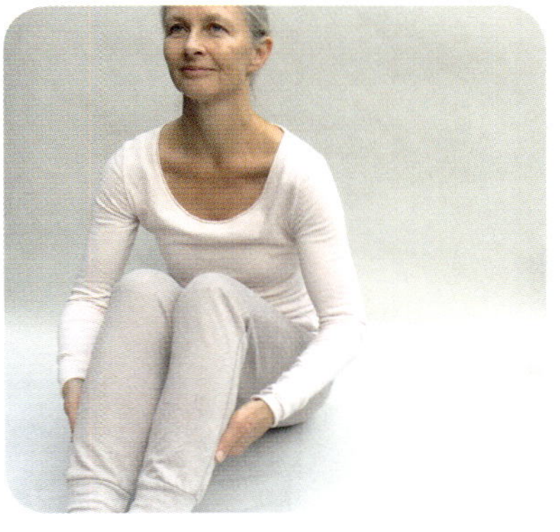

SES 9

hilft, mit Altem abzuschließen und Neues zu beginnen; sorgt für Klarheit; unterstützt das Loslassen von Sorgen, Anspannung und Stress; stoppt Gedankenkarussell; harmonisiert Wut, Ärger, Gereiztheit und Frustration; lässt uns mit Freude und Leichtigkeit vorwärtsgehen; harmonisiert Leber und Gallenblase; hilft bei allen Problemen, die mit den Füßen zu tun haben

Das SES 9 befindet sich auf dem Rücken zwischen dem unteren Eck des Schulterblattes und der Wirbelsäule.

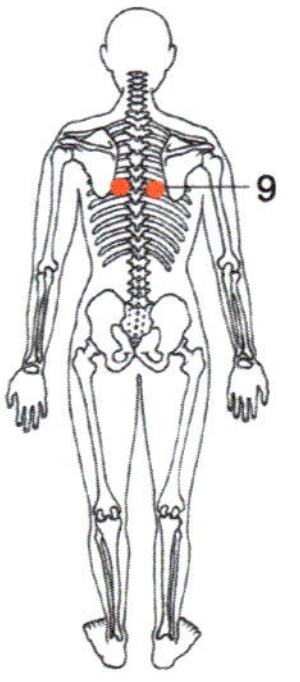

Da Sie dieses Energieschloss selbst nicht entspannt strömen können, ist der Ersatzpunkt dafür das SES 19 in der Ellenbeuge.

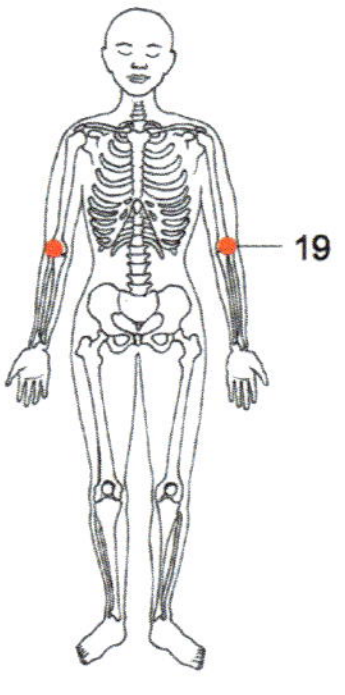

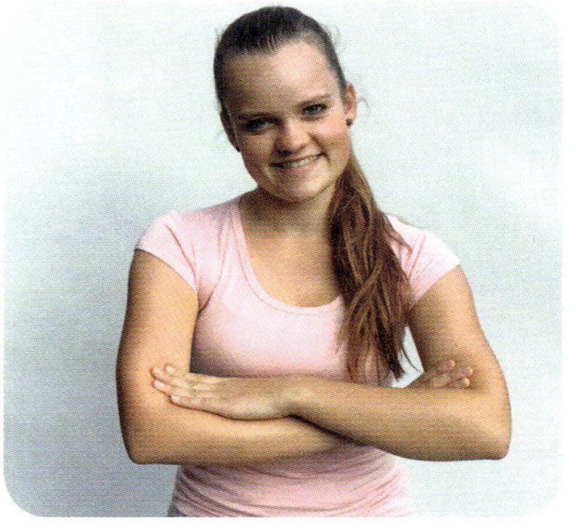

SES 10

hilft, Fülle statt Mangel zu sehen; unterstützt geistige Klarheit; beruhigt Emotionen; schenkt Lebenskraft, Selbsterkenntnis, Heiterkeit und Gelassenheit; lässt Zusammenhänge erkennen; hilft, Gefühle zuzulassen; löst Bemühung auf; harmonisiert Kreislauf und Blutdruck; stärkt das Immunsystem

Das SES 10 befindet sich auf dem Rücken oberhalb des SES 9 zwischen dem Schulterblatt und der Wirbelsäule.

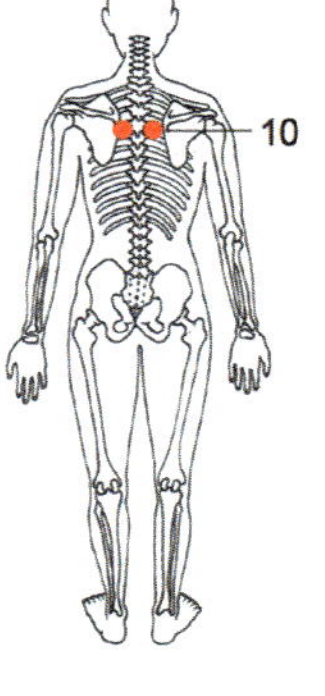

Auch hier gibt es einen Ersatzpunkt in der Selbsthilfe, und zwar das hohe SES 19, das sich an der Innenseite des Oberarmes ca. eine Handbreit oberhalb des SES 19 befindet.

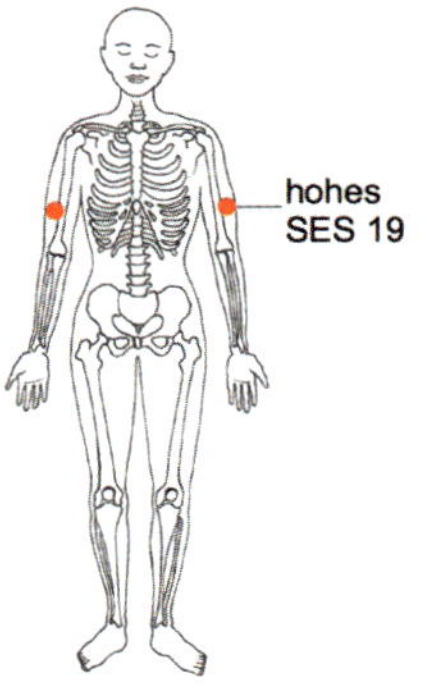

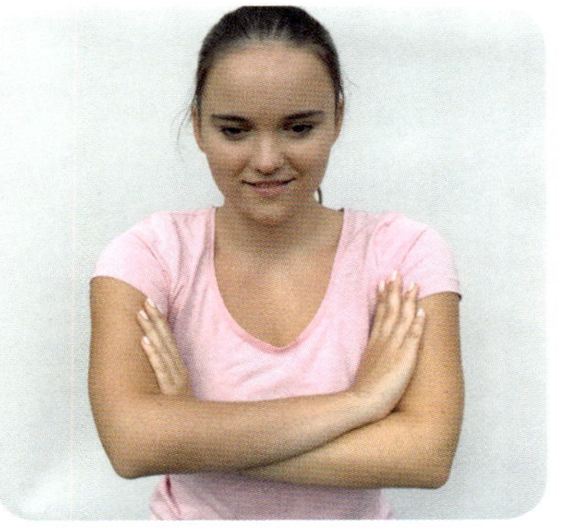

SES 11

unterstützt das Loslassen von überflüssigem Gepäck (nimmt »Rucksack« von den Schultern); fördert Gleichgewicht und Harmonie; löst Ängste, Traurigkeit und negatives Denken; stärkt Gelassenheit; hilft, Entscheidungen zu treffen und Schuldgefühle loszulassen; harmonisiert Schultern, Nacken, Kopf, Hüften und Beine; beugt Schlaganfall und hohem Blutdruck vor

Das SES 11 liegt oben auf der Schulter.

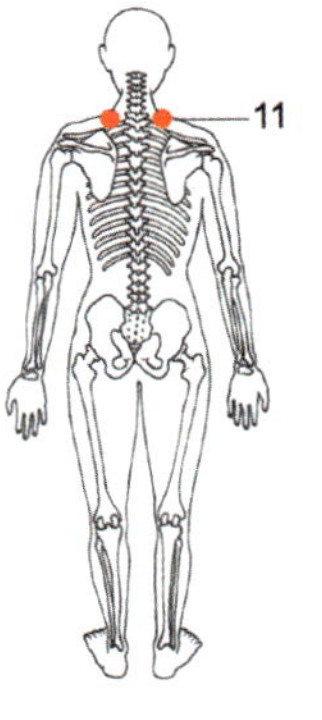

Beide SES 11 gleichzeitig zu strömen, ist eher unbequem, darum halten Sie am besten das SES 11 zusammen mit dem SES 15.

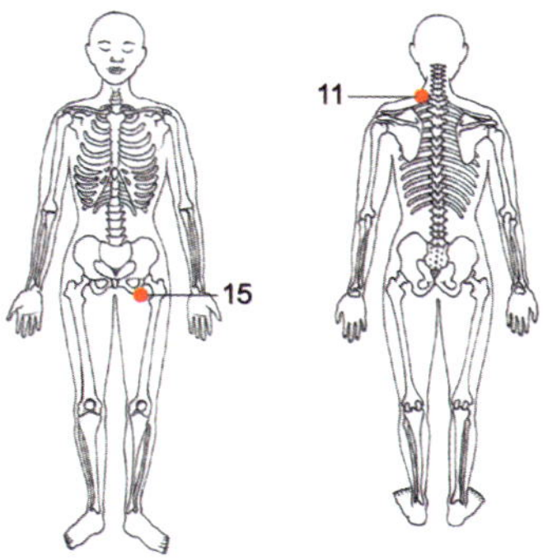

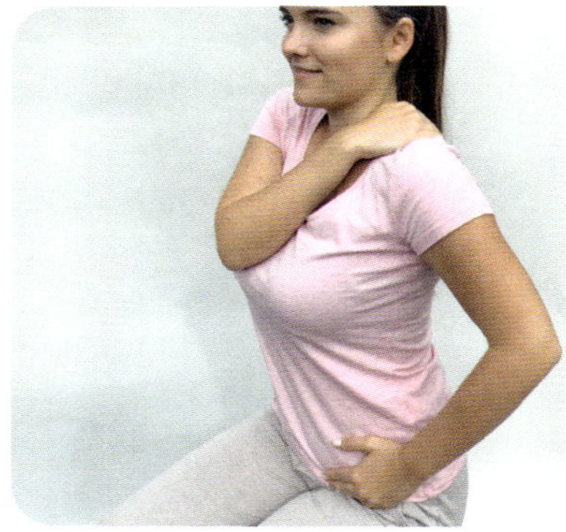

SES 12

verbindet mit der universellen Quelle; stärkt Urvertrauen; löst Ängste und Depressionen; stellt emotionales Gleichgewicht wieder her; unterstützt, sich wieder als Teil des Ganzen zu erleben; löst Verspannungen in den Armen, im Nacken und in den Schultern

Das SES 12 liegt in der Mitte des Nackens neben der Halswirbelsäule.

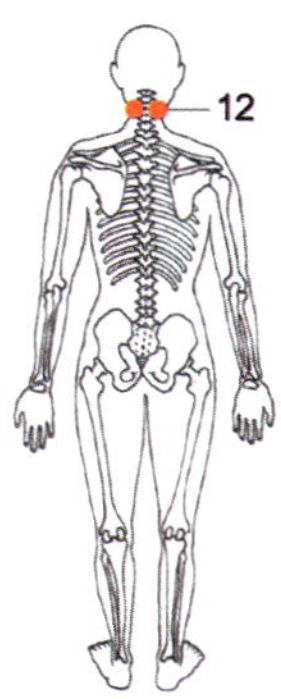

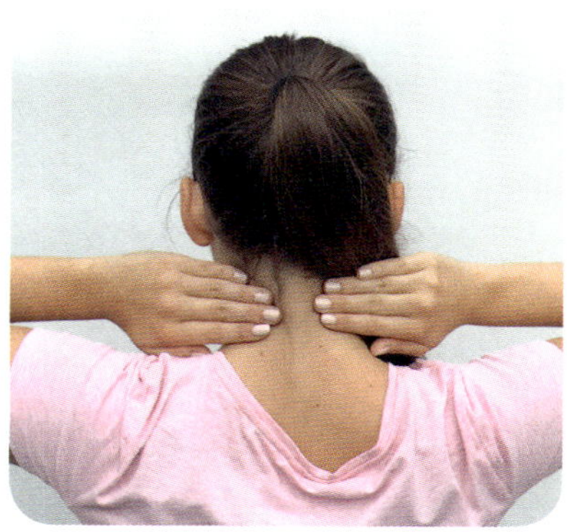

SES 13

hilft bei Veränderungen; fördert Bewusstseinswandel, inneres und äußeres Wachstum, Kreativität, Erneuerung, Selbstakzeptanz und Selbstliebe; verleiht Schöpferkraft; unterstützt dabei, auch »Feinde« oder das, was einem feindlich erscheint (auch in sich selbst), zu lieben; hilft, Verantwortung zu übernehmen; verbessert Umgang mit Enttäuschung und Frustration; harmonisiert Stimmungsschwankungen; stabilisiert Hormonsystem und Immunsystem; hilft bei Süchten; wirkt unterstützend bei allen schweren Erkrankungen

Das SES 13 liegt auf der Brust knapp unterhalb der dritten Rippe.

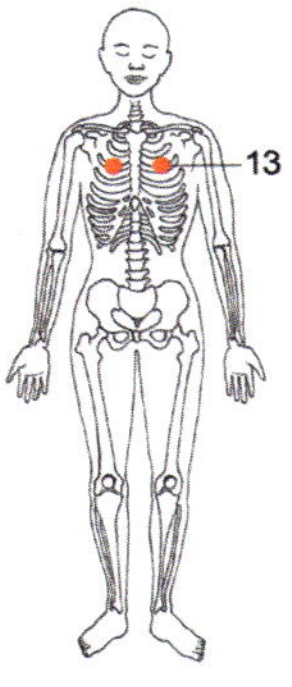

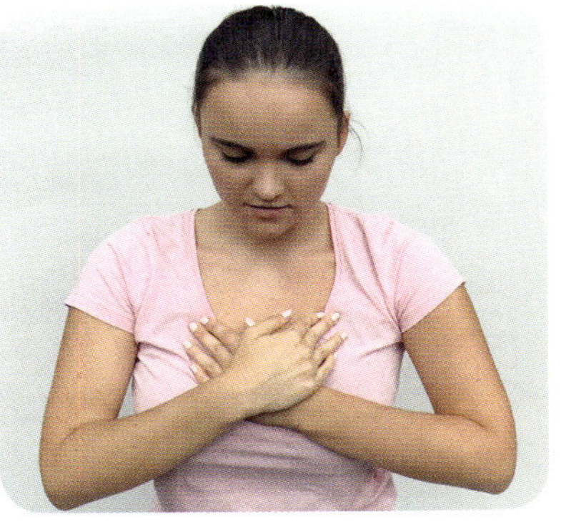

SES 14

stärkt Bewusstsein, mit Himmel und Erde verbunden zu sein; lässt erkennen, was es braucht, um auf allen Ebenen gut genährt zu sein; fördert (Ur-)Vertrauen; hilft, alles zu verdauen (körperlich und emotional); löst Neid, Eifersucht, Konkurrenzdenken, Mangel, Wut, Ärger und Sorgen; harmonisiert Schlaf; sorgt für innere Stabilität; hilft bei Sodbrennen, Blähungen und Bauchschmerzen

Das SES 14 befindet sich auf dem Bauch unterhalb des letzten Rippenbogens.

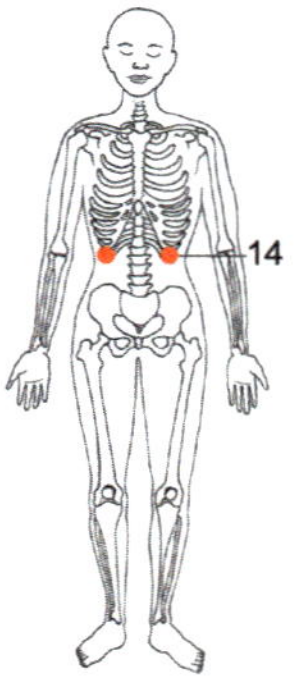

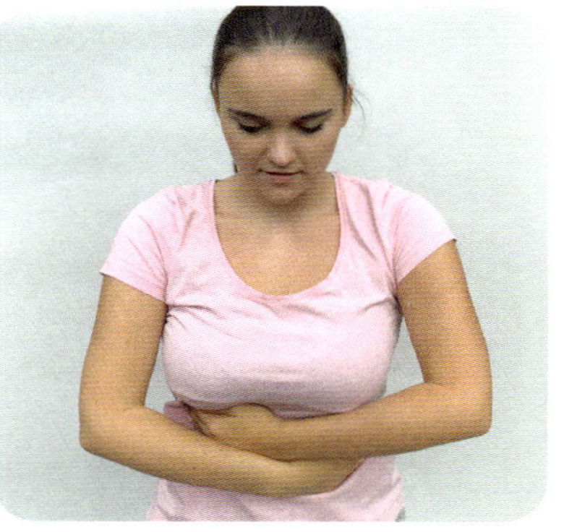

SES 15

bringt Freude, Lachen, Glück und Leichtigkeit ins Leben; unterstützt Heilung aller Wunden und Verletzungen (sichtbare und unsichtbare); fördert klare Gedanken, geistigen Frieden und Lebendigkeit; schenkt Mut, Kraft und das tiefe Gefühl von Sicherheit; hilft bei Stress und Erschöpfung; lässt uns aus dem Herzen leben; wichtiges Energieschloss für die Zeit vor und nach Operationen

Das SES 15 befindet sich in der Leistenbeuge.

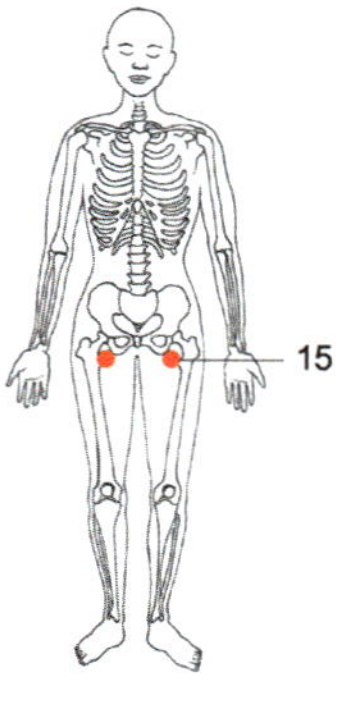

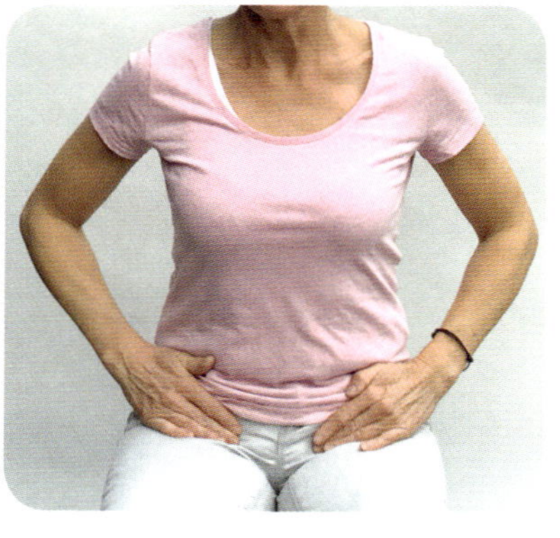

SES 16

hilft, starre Muster und Gewohnheiten zu verabschieden; heilt alte körperliche und seelische Narben; harmonisiert Ängste und Unsicherheiten; bringt in Bewegung; lässt uns mit Freude und Enthusiasmus vorwärtsgehen und neue Wege beschreiten; löst Lähmungen und Verfestigungen; stärkt Bindegewebe; harmonisiert Zähne, Zahnfleisch, Kiefer und Knochenbau

Das SES 16 befindet sich an der Außenseite des Fußgelenkes zwischen Knöchel und Ferse.

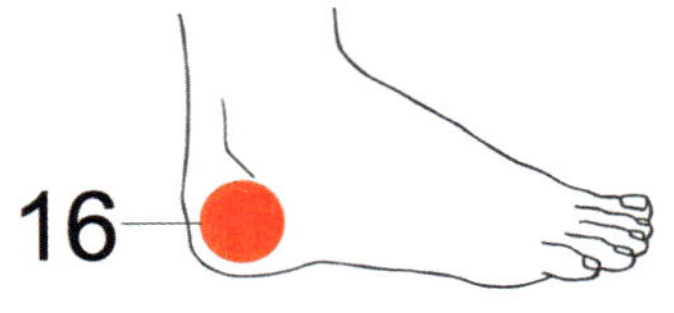

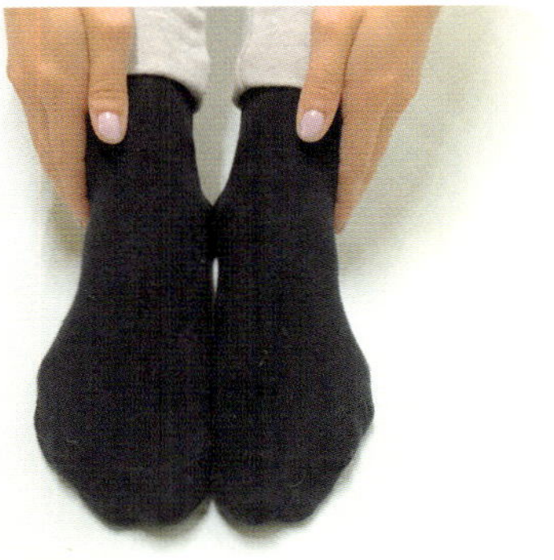

Das SES 8 unterstützt das SES 16, daher können Sie die beiden Energieschlösser zusammen halten.

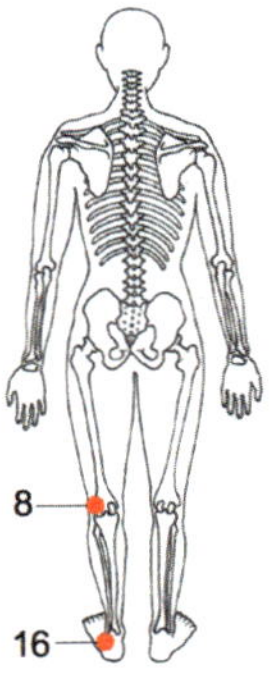

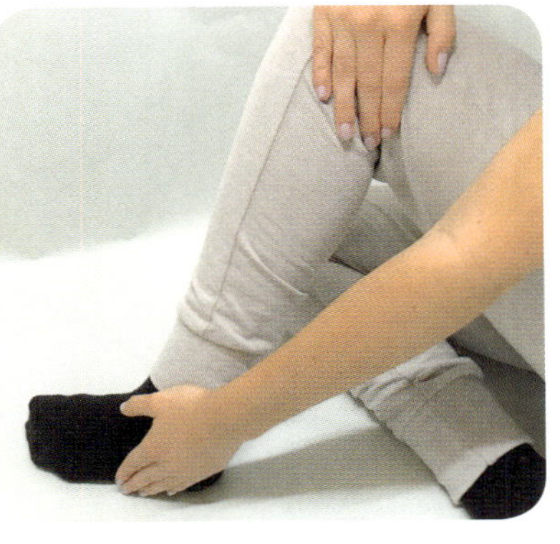

SES 17

bringt Geist zur Ruhe; stoppt Gedankenkarussell; löst Spannungen und Stress; bietet Zugang zur Intuition und Schöpferkraft; unterstützt bei Anstrengung und Bemühung; hilft bei Erschöpfung; harmonisiert Nervensystem; hilft bei Zittrigkeit und Ohnmacht

Das SES 17 befindet sich an der Außenseite des Handgelenkes auf der Seite des kleinen Fingers.

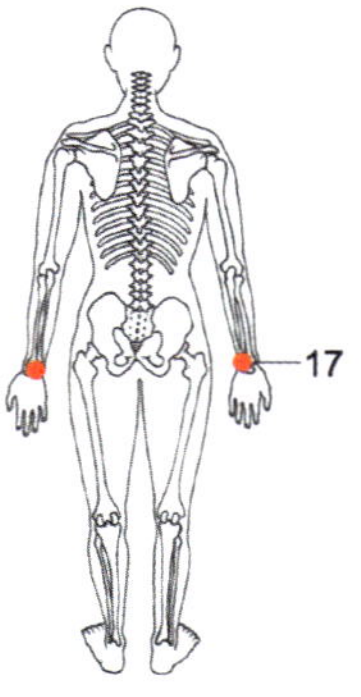

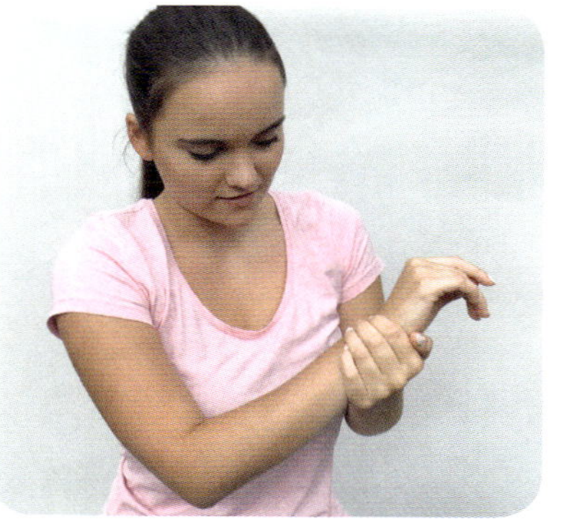

SES 18

hilft, loszulassen; stärkt Vertrauen; harmonisiert Denken/Verstand; fördert gesunden Schlaf; gut bei allen Schlafproblemen

Das SES 18 befindet sich an der Handinnenseite am Daumenballen.

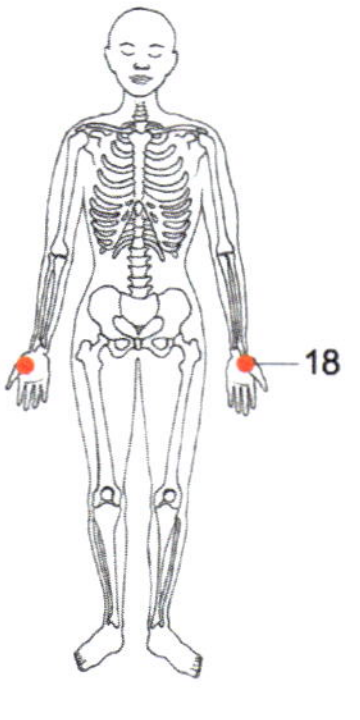

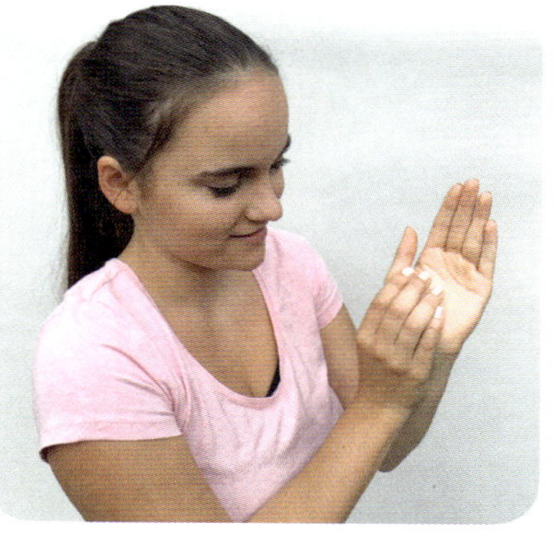

SES 19

stärkt innere Autorität und Bewusstheit; verleiht Kraft, weiterzumachen; hilft, auch in Krisensituationen das Gleichgewicht zu bewahren; verbindet mit der Lebensquelle; stärkt Selbstliebe und Selbstwertgefühl; harmonisierend bei Tinnitus, Ohrensausen und Allergien

Das SES 19 befindet sich in der Ellenbeuge auf der Daumenseite.

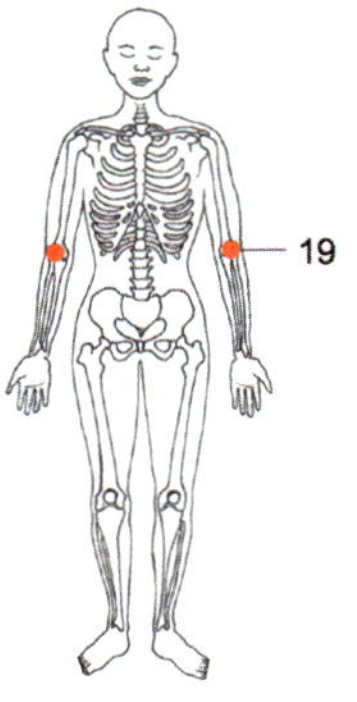

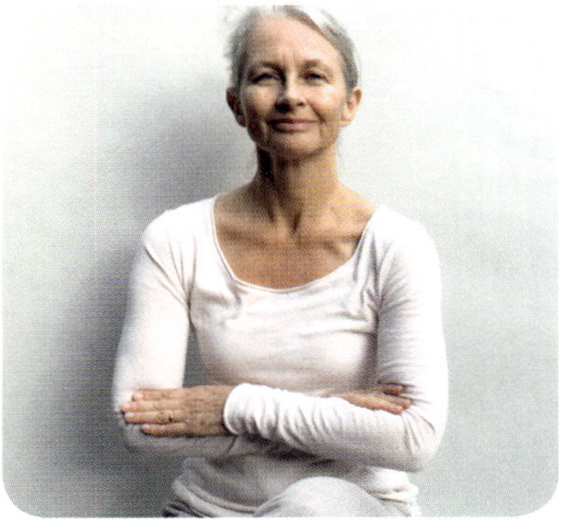

Das hohe SES 19 befindet sich an der Innenseite des Oberarmes ca. eine Handbreit oberhalb des SES 19.

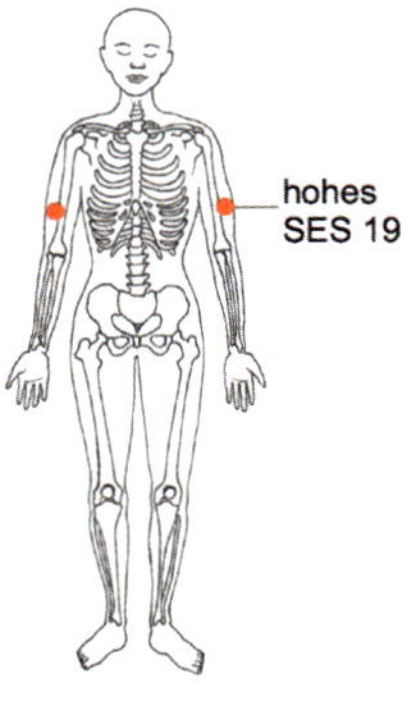

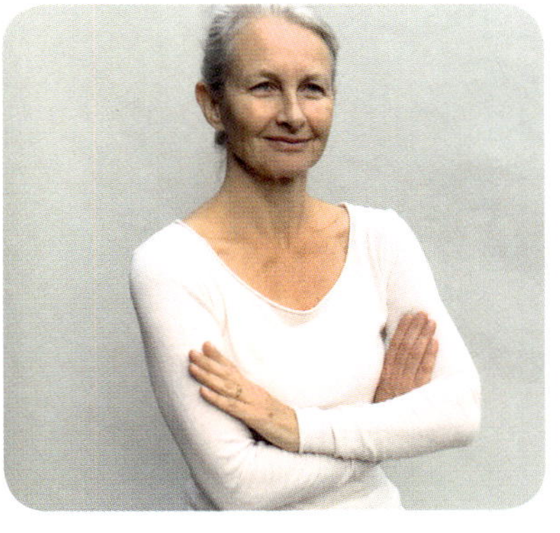

SES 20

verbindet uns mit dem Strom des Lebens; stärkt inneres Wissen, geistige Klarheit und Intuition; schenkt neue Kraft; harmonisiert Kopfschmerzen, Migräne und Blutdruck

Das SES 20 liegt auf der Stirn oberhalb der Augenbraue.

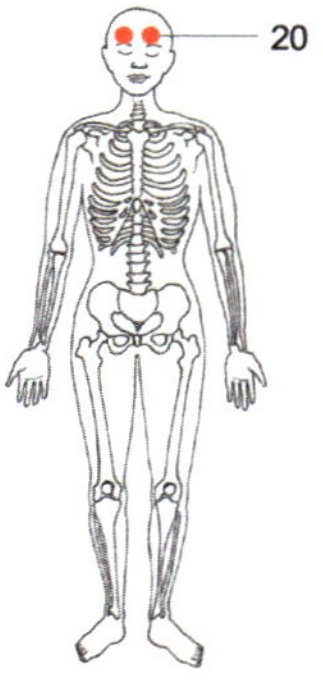

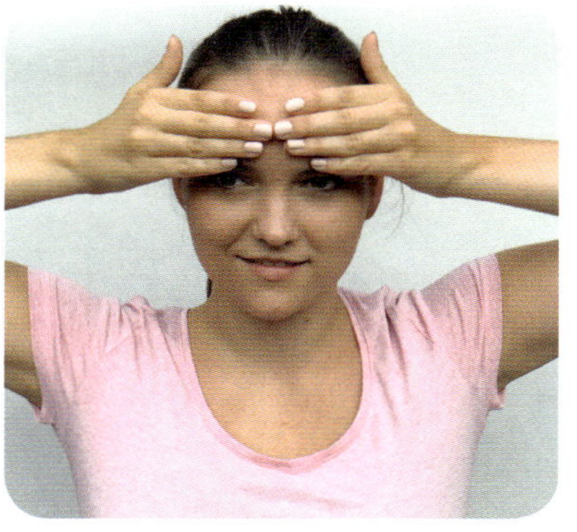

SES 21

vermittelt tiefe Sicherheit und Vertrauen in das Leben; lässt uns über die eigenen Begrenzungen hinaussehen; gibt Energie und macht wach; hilft, Verantwortung zu übernehmen; unterstützt Loslassen der »Lasten der Welt«; harmonisiert Schnupfen, Nebenhöhlenentzündungen, Zahnschmerzen und neuralgische Schmerzen

Das SES 21 liegt unterhalb des Wangenknochens.

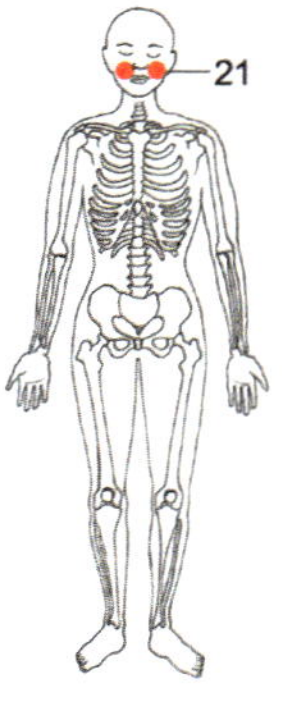

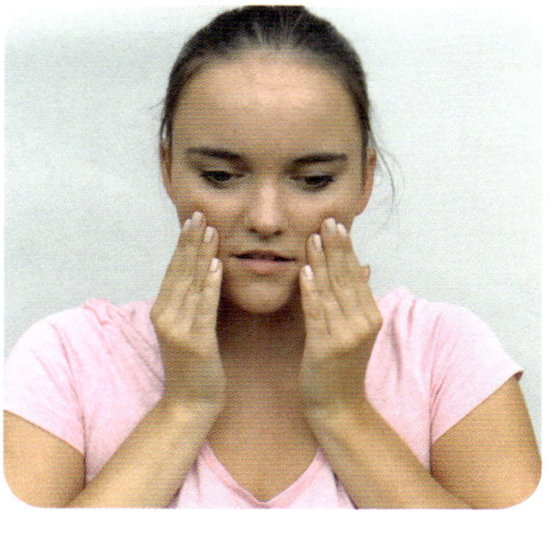

Sie können das SES 21 zusammen mit dem SES 22 halten, da sich beide Energieschlösser gegenseitig unterstützen.

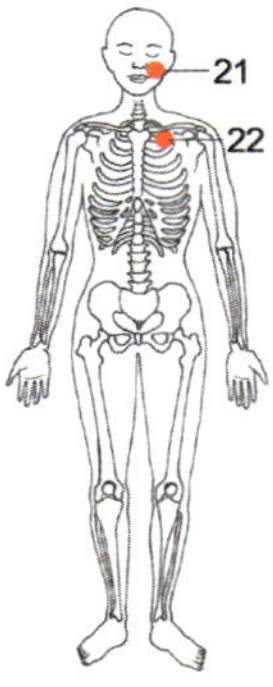

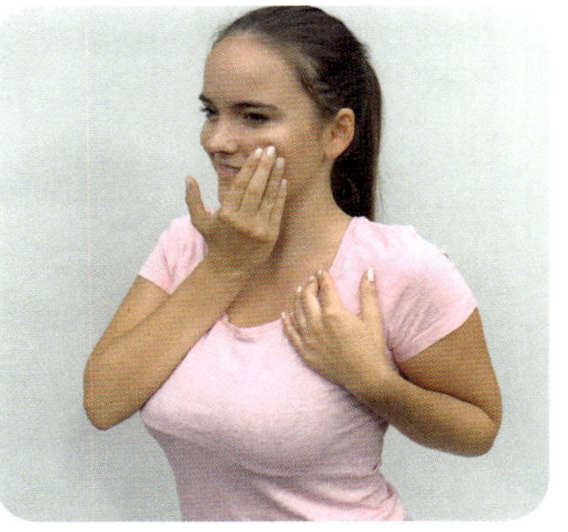

SES 22

unterstützt liebevolle Akzeptanz; hilft, sich im positiven Sinne anzupassen (an Situationen und Gegebenheiten, die man nicht ändern kann, Umweltreize/-gifte); stärkt Offenheit für Neues; lässt einen neue Wege und Möglichkeiten sehen und Lebensfreude wiederfinden; hilft bei Ängsten und Panikattacken; lässt tiefes Verständnis für die Welt und sich selbst entstehen; harmonisiert Schilddrüse, Nebenschilddrüse und Lymphfluss

Das SES 22 befindet sich unter dem Schlüsselbein.

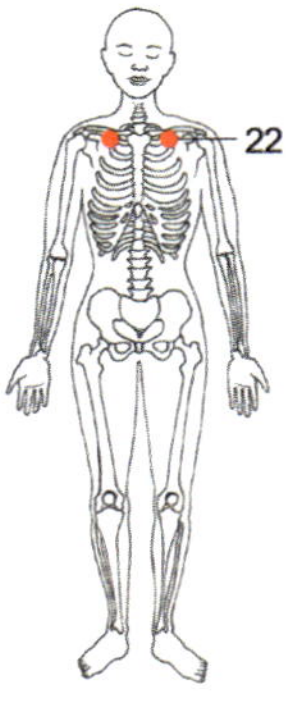

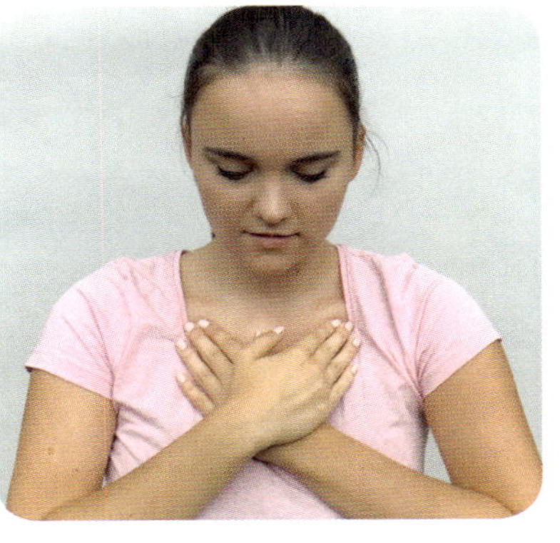

SES 23

wichtiges Energieschloss, um Angst zu transformieren; hilft dabei, das eigene Potenzial zu leben; fördert klares Denken, Erkennen von Zusammenhängen und Stressabbau; stärkt (Selbst-)Vertrauen, Lebensmut und Geduld; harmonisiert Süchte; stärkt Immunsystem; reinigt, entgiftet und entsäuert den Körper

Das SES 23 liegt auf dem Rücken unterhalb des letzten Rippenbogens.

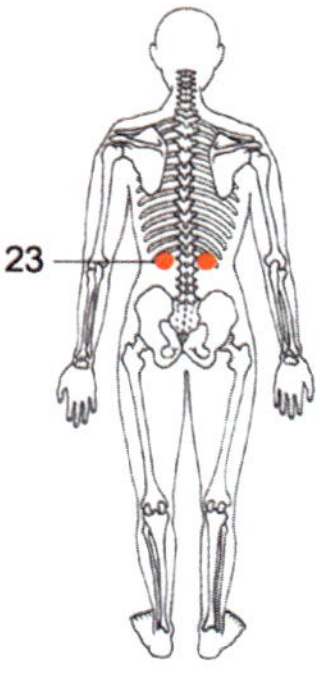

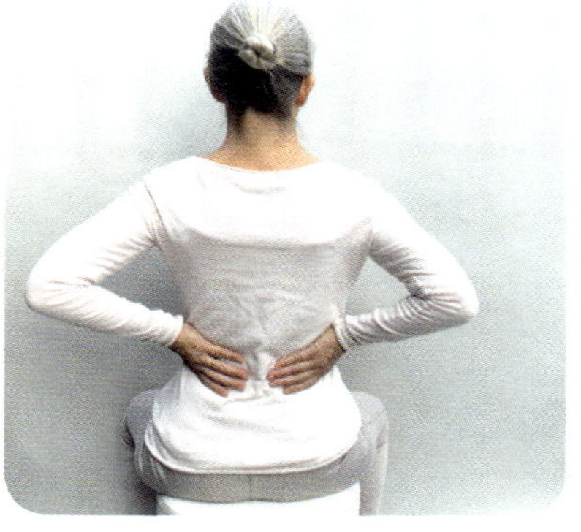

Sie können das SES 23 zusammen mit dem SES 21 halten, da sich beide Energieschlösser gegenseitig unterstützen.

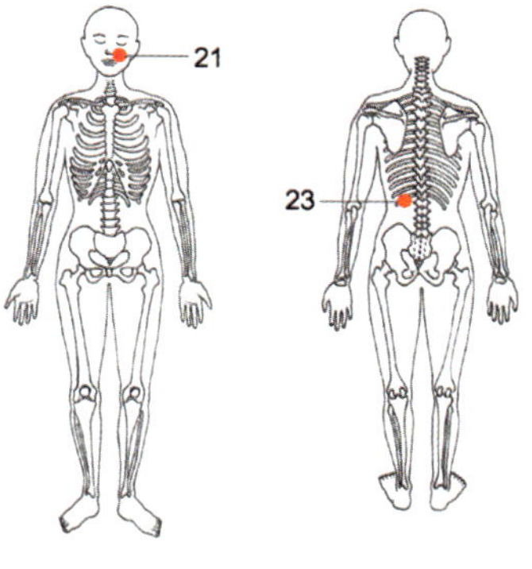

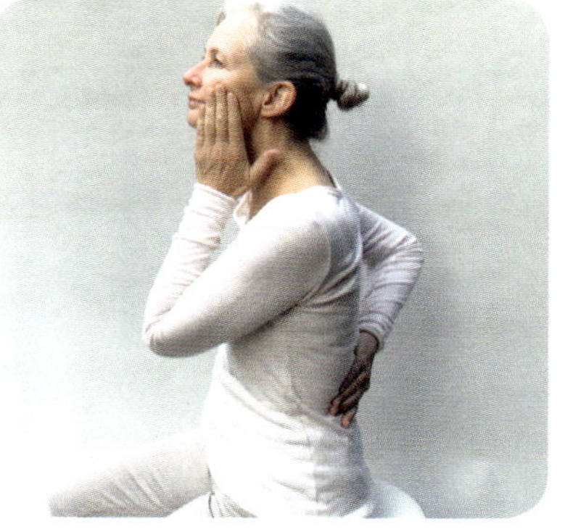

SES 24

löst Chaos und Verwirrung; bringt Frieden in Geist und Körper; sorgt für tiefes Verständnis für sich selbst und andere; hilft bei Erschöpfung und Zittrigkeit

Das SES 24 befindet sich an der Außenseite des Fußes etwa in der Mitte von kleinem Zeh und Ferse.

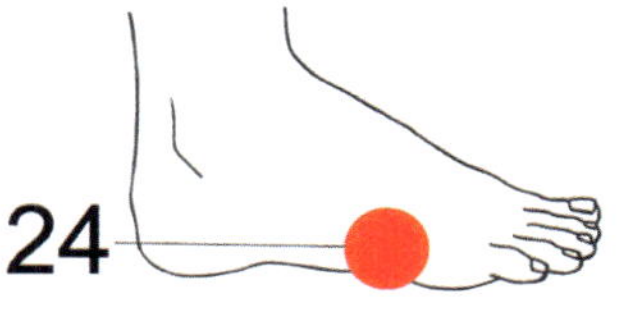

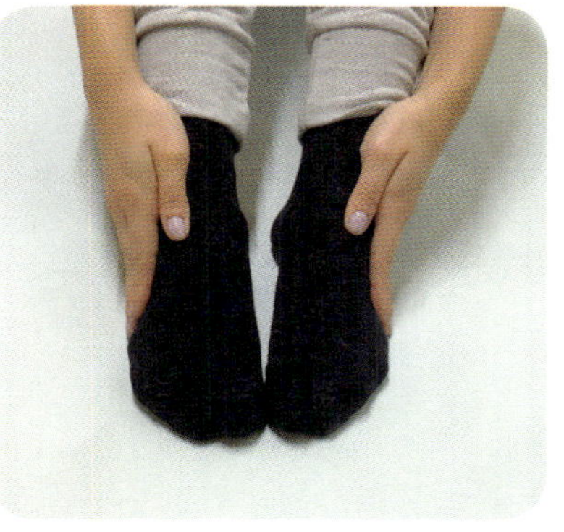

Sie können das SES 24 zusammen mit dem SES 26 halten, da sich beide Energieschlösser gegenseitig unterstützen.

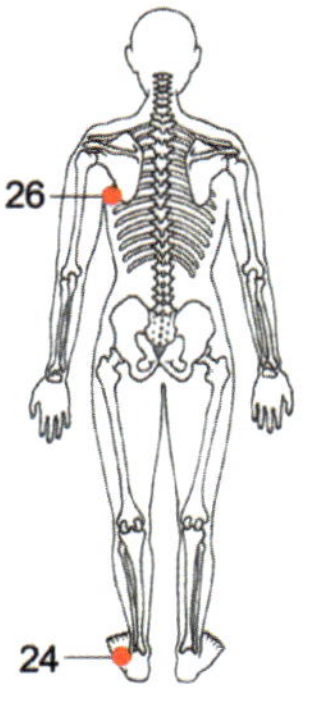

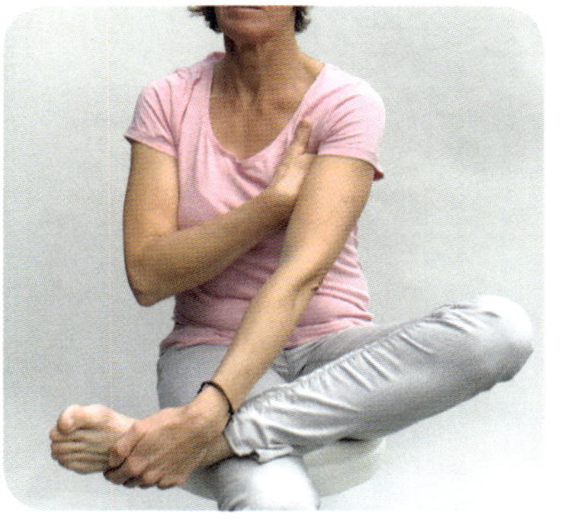

SES 25

fördert Entspannung, Regeneration und Erneuerung; versorgt Körper, Geist und Seele mit neuer Energie; macht wach; klärt Gedanken; stärkt Konzentration; harmonisiert Stoffwechsel; wirkt entgiftend und entwässernd

Das **SES 25** liegt am unteren Ende des Sitzknochens. Sie können beide SES 25 strömen, indem Sie sich einfach auf die Hände setzen.

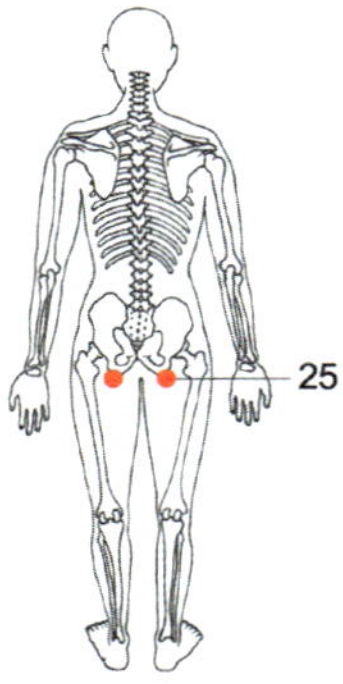

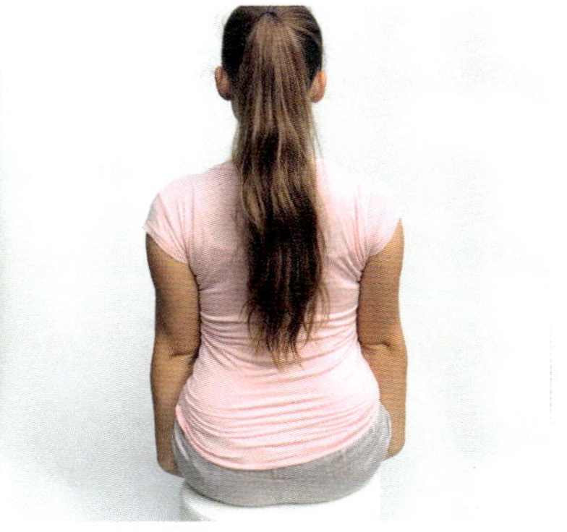

SES 26

hilft, im Augenblick/präsent zu sein; schenkt Erkenntnis, inneren Frieden, Geborgenheit, tiefe Sicherheit, Ausgeglichenheit und Vitalität; lässt uns neue Möglichkeiten sehen; hilft bei allen Ansammlungen wie Zysten, Tumore und Geschwülste

Das **SES 26** befindet sich am äußeren Rand des Schulterblattes.
Wenn Sie die **große Umarmung** (S. 35) praktizieren, halten Sie automatisch beide SES 26.

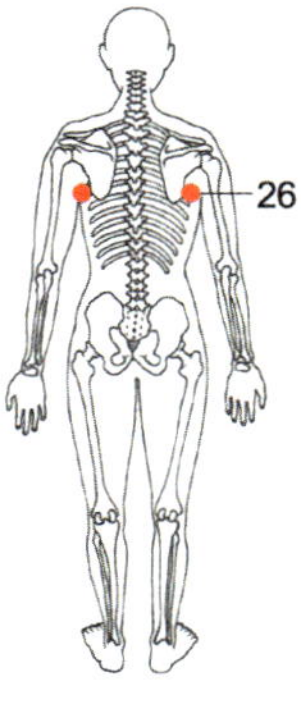

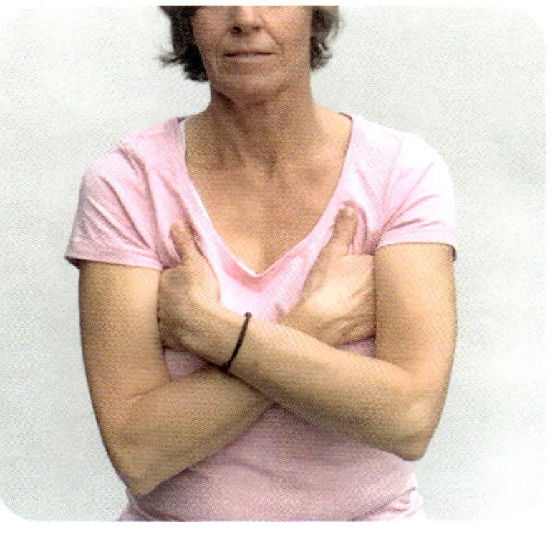

Allgemeine Harmonisierer

Allgemeine Harmonisierer sind Griffe oder Ströme, die Sie immer anwenden können, weil sie sehr umfassend wirken. Bei der Auflistung der verschiedenen Themen und Symptome wird auch wiederholt auf sie verwiesen.

Die große Umarmung – verbunden mit dem großen Lebensatem

Eine sehr einfache und kraftvolle Strömübung sind die »36 bewussten und verstehenden Atemzüge«, wie Mary Burmeister sie nannte. Sie wird auch die »große Umarmung« genannt, weil Sie sich im wahrsten Sinne des Wortes selbst in die Arme nehmen.
Diese Übung dauert nur ca. 5 Minuten – je nachdem, wie schnell Sie atmen. Wenden Sie sie an, um zur Ruhe zu kommen, wenn Sie sich gestresst fühlen, um neue Kraft zu schöpfen, wenn der Alltag Sie zu fest im Griff hat oder Sie unsicher oder ängstlich sind.

- Setzen Sie sich bequem hin, überkreuzen Sie die Arme, und legen Sie die Hände unter die Achseln, wobei die Daumen nach oben zeigen – geben Sie sich selbst eine Umarmung.
- Lassen Sie die Schultern locker, auch der Kopf ist entspannt und leicht nach vorn geneigt.
- Atmen Sie einmal tief ein und wieder aus.
- Mary Burmeister sagte immer vor dieser Übung: »Sei das Fallenlassen deiner Schultern, und atme allen Staub, Schmutz und schmierigen Dreck aus.«
- Beginnen Sie dann, Ihre Atemzüge zu zählen: einatmen – ausatmen (1) – einatmen – ausatmen (2) usw. Zählen Sie bis 36.
- Sie brauchen nicht darauf zu achten, besonders tief oder lang zu atmen. Atmen Sie einfach wie immer – oder besser: Lassen Sie sich vom Leben atmen – ein und aus – ein und aus …

- Während Sie die Atemzüge zählen, gönnen Sie sich zusagen eine Gedankenpause und helfen sich selbst, präsent zu bleiben. Und Heilung findet immer nur im Augenblick, im Hier und Jetzt, statt.
- Seien Sie einfach das Fallenlassen Ihrer Schultern, und lassen Sie sich vom Leben atmen – ein und aus, ein und aus –, während sich Ihr ganzes System von selbst entspannt.
- Wenn störende Gedanken aufkommen, schenken Sie ihnen keine Aufmerksamkeit. Richten Sie Ihren Fokus weiterhin auf den Atem, und lassen Sie Ihre Einstellung Dankbarkeit sein.

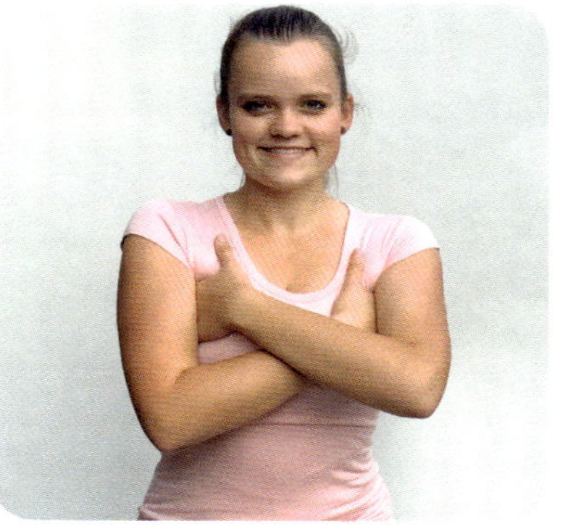

Warum sind es gerade 36 Atemzüge? Im Jin Shin Jyutsu spielen Zahlen eine große Rolle: Jede Zahl hat eine bestimmte Bedeutung, eine bestimmte Schwingung und ist mit bestimmten Themen verbunden. Die 36 steht für Vollständigkeit, für den Himmelsozean, in dem alles enthalten ist, aus dem wir kommen und in den wir wieder zurückkehren. Wir sind immer mit ihm verbunden, erhalten Kraft und Energie von ihm. Er ist es, der uns nährt, trägt und heilt. Mary Burmeister sagte, dass in den 36 bewussten und verstehenden Atemzügen alles enthalten sei, sie reichten aus, um das, was wir uns jeden Tag aufladen, wieder abzuladen.

Die Finger – schnelle Unterstützer

Die Finger zu halten, ist die einfachste Art, Jin Shin Jyutsu anzuwenden. In jedem von ihnen beginnen und enden mehrere Energieströme, die mit dem gesamten Körper verbunden sind. Durch das Halten der Finger harmonisieren Sie Ihr Denken und Fühlen, geistige und körperliche Ermüdung verschwindet, und Blockaden lösen sich, was zur Heilung beiträgt.

Halten Sie jeden Finger mindestens 3 Minuten lang.

Jeder Finger ist einer bestimmten Emotion – oder Einstellung, wie Mary Burmeister es ausdrückte – zugeordnet:

Der **Daumen** harmonisiert die Einstellung »Sorge«.
Das Daumenhalten löst Sorgen und bringt Gelassenheit, Vertrauen und innere Gewissheit.

Der **Zeigefinger** harmonisiert die Einstellung »Angst«.
Die Angst verwandelt sich in tiefes Vertrauen, Liebe und Geborgenheit.

Der **Mittelfinger** harmonisiert die Einstellung »Wut«.
Aus Wut werden Verständnis, innerer Frieden und Großzügigkeit. Sie bekommen wieder Zugang zum vollen Potenzial Ihrer Kreativität.

Der **Ringfinger** harmonisiert die Einstellung »Trauer, Traurigkeit«.
Er schenkt Akzeptanz und stärkt die innere Freude.

Der **kleine Finger** harmonisiert die Einstellung »Anstrengung, Bemühung, Verstellung«.
Aus Anstrengung und Bemühung werden Geduld und Mühelosigkeit, aus Verstellung werden Selbstliebe, Wertschätzung und Lebensfreude.

Die Handfläche harmonisiert die Einstellung »Verzweiflung«.
Sie bringt Ihnen das lang ersehnte Urvertrauen und schenkt Ihnen Entspannung, Ausgeglichenheit und Vitalität.

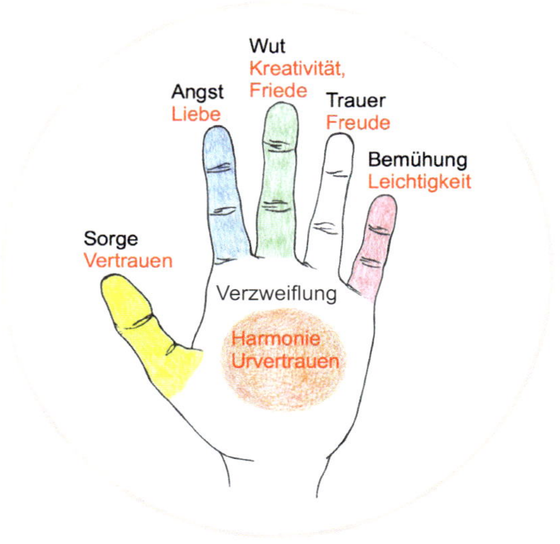

Halten Sie einfach locker mit der rechten Hand die einzelnen Finger der linken Hand bzw. die linke Handfläche und anschließend mit der linken Hand die einzelnen Finger der rechten Hand bzw. die rechte Handfläche. Oder halten Sie nur den Finger, den Sie gerade brauchen.

Sie können die Finger immer dann halten, wenn Sie gerade die Hände frei haben, z. B. während einer Unterhaltung, beim Anstehen an der Kasse oder Warten an der Ampel.
Selbst wenn Sie nur eine Hand frei haben, können Sie die Finger strömen: Bilden Sie einfach einen Ring aus dem Daumen und dem jeweiligen Finger, indem Sie die Daumenspitze auf den Nagel des anderen Fingers legen.

Weitere Zusammenhänge zwischen den Fingern und den körperlichen und emotionalen Themen und den Organfunktionsenergien:

Die Organfunktionsenergien sind die Energien, die die einzelnen Organe bilden, speisen und in deren Funktion erhalten. Sie reichen aber in ihrer Wirkung weit über das jeweilige Organ hinaus.

Der Daumen

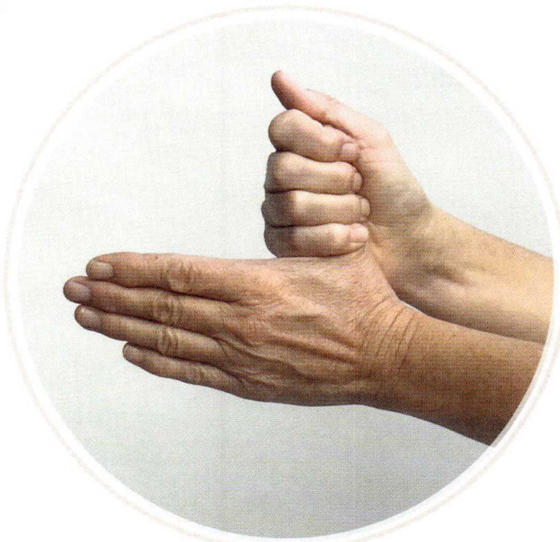

(Einstellung: Sorge; Organfunktionsenergie: Magen- und Milzenergie)

- klärt und harmonisiert von Kopf bis Fuß,
- ist der »Scheibenwischer für den Kopf«, er harmonisiert das Denken, stoppt das Gedankenkarussell, hilft, aus negativen Gedankenschleifen herauszukommen,
- unterstützt, in jeder Situation die Ruhe zu bewahren,
- löst Sorgen und Grübeleien,
- hilft, sich selbst und andere zu lieben und sich geliebt zu fühlen,
- löst Minderwertigkeitsgefühle, Angst, zu kurz zu kommen, Neid und Gier,
- hilft, Gefühle des Mangels loszulassen und die Fülle im Leben zu sehen,
- ist förderlich, wenn man nicht gut Grenzen ziehen oder für sich selbst sorgen kann,

- schenkt geistige und emotionale Klarheit,
- hilft bei Albträumen und Schlafproblemen,
- entspannt und löst Stress,
- hilft, gelassen und vertrauensvoll durch Krisen zu gehen,
- schenkt eine »dickere Haut« und stärkt die Nerven,
- hilft bei allen Süchten und auch bei Essstörungen,
- stärkt die Entscheidungsfähigkeit,
- hilft bei allen Themen, die mit der Hautoberfläche zu tun haben, glättet die Haut und verleiht ihr einen gesunden Glow,
- unterstützt bei allen Themen, die mit den Zähnen, dem Zahnfleisch, dem Kiefer, der Nase, dem Mund und den Ohren zu tun haben,
- harmonisiert die Verdauungsorgane,
- stärkt Magen und Milz,
- hilft bei Haarausfall und stärkt den Haarwuchs
- und unterstützt den Hormonhaushalt.

Der Zeigefinger

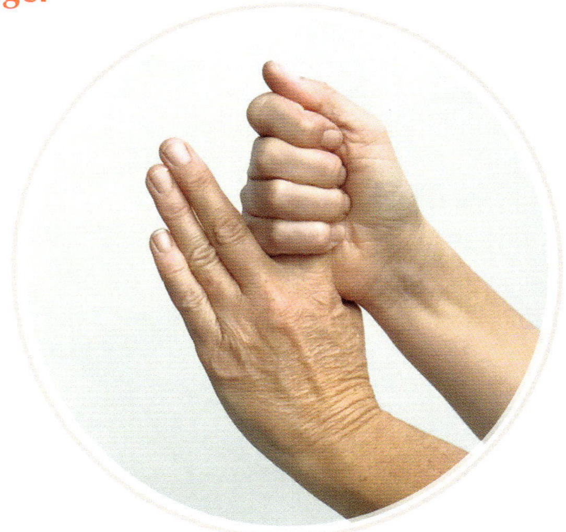

(Einstellung: Angst; Organfunktionsenergie: Nieren- und Blasenenergie)

- hilft, wieder in Balance zu kommen,
- unterstützt, Ängste und Unsicherheiten abzubauen,
- stärkt das Selbstwertgefühl,

- gibt Vertrauen und Geborgenheit,
- hilft, im Hier und Jetzt zu sein (auch den Menschen, die zu sehr in der Vergangenheit oder Zukunft leben, und denen, die mit der Vergangenheit nichts zu tun haben wollen),
- harmonisiert Melancholie und Depression und stärkt den Lebenswillen,
- wirkt unterstützend bei Süchten,
- ermöglicht tiefe Regeneration und Transformation,
- hilft bei allen Schmerzen,
- macht den Kopf frei,
- harmonisiert den Atem,
- löst körperliche Spannungen (Hals, Nacken, Rücken, Hüften, Oberschenkel, Knie, Waden),
- hilft den Muskeln,
- unterstützt Arterien und Venen
- und stärkt Blase und Nieren.

Der Mittelfinger

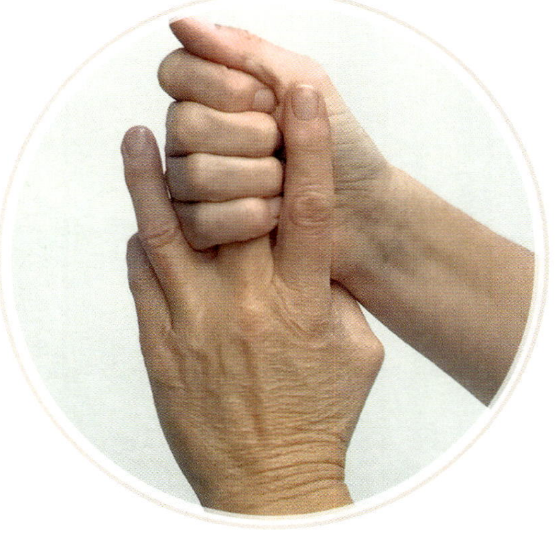

(Einstellung: Wut; Organfunktionsenergie: Leber- und Gallenblasenenergie)

- harmonisiert Wut, Ärger und Gereiztheit,
- hilft, klar zu sehen,
- harmonisiert das Denken,

- bringt Erneuerung auf allen Ebenen,
- stärkt die Kreativität,
- hilft, Ideen und Projekte zu verwirklichen,
- unterstützt, das eigene Leben bewusst zu gestalten,
- ist hilfreich, um in die Handlung zu kommen,
- verleiht den Mut und die Kraft, neu zu beginnen und auch in Krisenzeiten weiterzumachen,
- ist DER Finger für alle Workaholics,
- unterstützt Rücken, Hüften und Becken,
- macht die Muskeln und Sehnen beweglich und unterstützt die Gelenke,
- hilft bei Schulter- und Nackenverspannungen sowie Migräne,
- hilft bei allen Themen, die mit den Augen zu tun haben,
- und stärkt Leber und Gallenblase.

Der Ringfinger

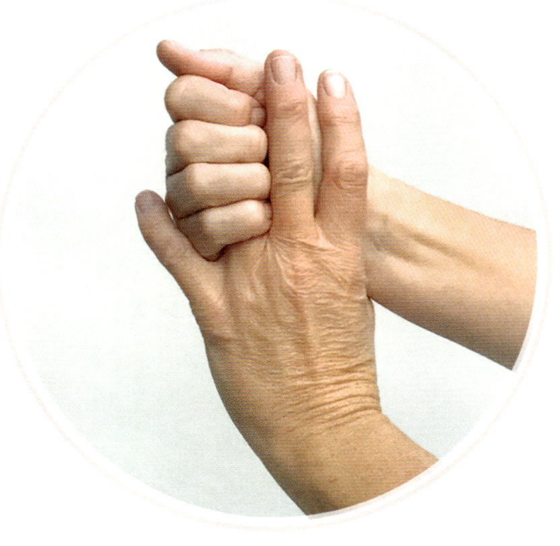

(Einstellung: Trauer, Traurigkeit; Organfunktionsenergie: Lungen- und Dickdarmenergie)

- hilft bei Trauer und Traurigkeit,
- klärt die Gedanken,
- gibt Lebenskraft und Weisheit,
- entspannt Verstand und Nerven,

- harmonisiert Schuldgefühle,
- hilft bei Selbstmitleid und Überempfindlichkeit,
- verleiht Mut, Altes loszulassen und Neues zu beginnen,
- unterstützt das Loslassen nicht förderlicher Verhaltens- und Gedankenmuster,
- verwandelt Probleme in Projekte (gibt den Blick frei auf neue Möglichkeiten)
- hilft bei allen Themen, die mit den Armen zu tun haben,
- stärkt die Stimme,
- hilft bei Husten, Heiserkeit, Bronchitis und Halsschmerzen
- und harmonisiert Lunge und Dickdarm.

Der kleine Finger

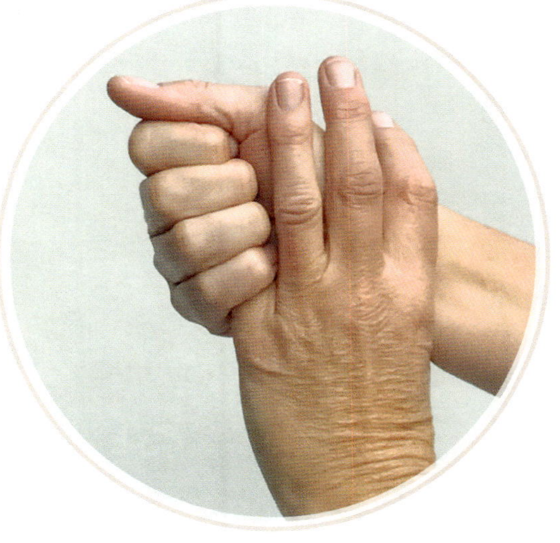

(Einstellung: Anstrengung, Bemühung, Verstellung; Organfunktionsenergie: Herz- und Dünndarmenergie)

- hilft, loszulassen,
- stärkt die Willenskraft,
- bringt tiefe, echte Freude und Enthusiasmus,
- stärkt Lebenslust, Lebenskraft und Liebe,
- hilft, aus dem Herzen zu leben und auf die innere Stimme zu hören,
- schenkt Mühelosigkeit, Heiterkeit und Gelassenheit,

- unterstützt dabei, Zusammenhänge zu durchschauen und entsprechend zu handeln,
- stärkt die Konzentrationsfähigkeit und sorgt für einen klaren Geist,
- hilft bei Vergesslichkeit,
- unterstützt die Stressbewältigung,
- hilft, wenn man zu übertriebenem Perfektionismus und zum Überanalysieren neigt,
- ist hilfreich, wenn man immer Dinge tut, die man gar nicht tun will,
- bringt zur Ruhe, wenn man unter Schlafstörungen leidet,
- unterstützt bei allen Themen, die mit den Ohren und dem Hören zu tun haben,
- und hilft bei Beschwerden im Nacken-, Schulter-, Oberarm- und Ellenbogenbereich.

Der Finger-Zehen-Strom – ein Helfer in der Not

Der Finger-Zehen-Strom eignet sich weniger für die Selbstanwendung, weil das Praktizieren eher unbequem ist. Da er aber sehr kraftvoll ist, gehört er auf jeden Fall in die Jin-Shin-Jyutsu-Hausapotheke. Sie können bei Bedarf eine andere Person bitten, Sie zu strömen.

Dieser Strom reinigt und erneuert den ganzen Körper und unterstützt ihn bei der Heilung. Deshalb wird er auch »Krankenhausstrom« genannt. Zudem fließt er durch alle Wirbel und Bandscheiben und kann effektiv zur Schmerzlinderung bei Bandscheibenvorfällen beitragen. Er unterstützt alle Gelenke, fördert die Heilung von gebrochenen Knochen und allen anderen Verletzungen. Zudem ist er ein wichtiger Strom bei Schlaganfall, wobei er hier auch der Vorbeugung dient.

Die Energie zwischen Fingern und Zehen bewegt sich vom Daumen der einen zum kleinen Zeh der anderen Körperseite, vom Zeigefinger der einen zum zweitkleinsten Zeh der anderen Körperseite usw.

Halten Sie nacheinander bei Ihrem Gegenüber (oder lassen Sie bei sich halten):

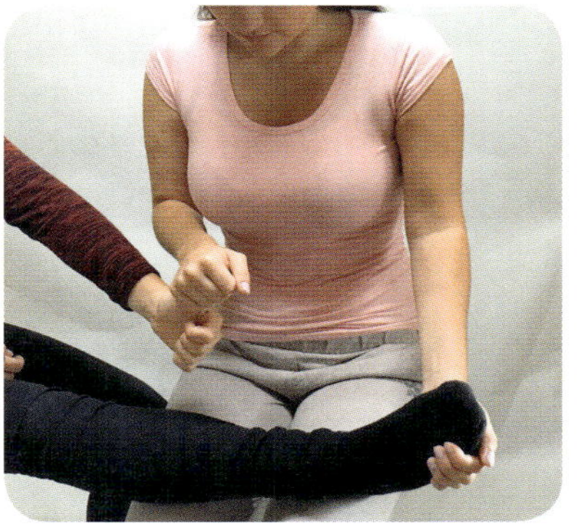

- den linken Daumen und den rechten kleinen Zeh,
- den linken Zeigefinger und den rechten zweitkleinsten Zeh,
- den linken Mittelfinger und den rechten mittleren Zeh,
- den linken Ringfinger und den rechten zweiten Zeh
- und abschließend den linken kleinen Finger und den rechten großen Zeh.

Für die andere Körperseite halten Sie nacheinander (oder lassen Sie bei sich halten):

- den rechten Daumen und den linken kleinen Zeh,
- den rechten Zeigefinger und den linken zweitkleinsten Zeh,
- den rechten Mittelfinger und den linken mittleren Zeh,
- den rechten Ringfinger und den linken zweiten Zeh
- und abschließend den rechten kleinen Finger und den linken großen Zeh.

Halten Sie jeden Griff 3–5 Minuten oder so lange, bis Sie ein gleichmäßiges ruhiges Pulsieren spüren, oder einfach so lange, wie es sich gut anfühlt.

Der Zentralstrom – die Lebensquelle

Der Zentralstrom, auch »Hauptzentralstrom« oder »Mittelstrom« genannt, verbindet uns direkt mit unserer Lebensquelle. Er ist der Strom, der sich als Erstes im Menschen bildet und Leben überhaupt erst möglich macht. Jiro Murai nannte ihn den »großen Lebensatem«.
Der Zentralstrom liefert uns für alle Vorgänge im Körper die notwendige Energie und nährt alle anderen Ströme. Er harmonisiert das Immunsystem, das Hormon-

system, das Nervensystem, den Stoffwechsel, das Herz-Kreislauf-System und den Blutdruck, und er unterstützt die Atmung. Der Zentralstrom bringt Körper, Geist und Seele neue Kraft, löst Ängste, Stress und Depressionen.
Der Zentralstrom besteht aus sieben Schritten, aber lassen Sie sich nicht von seiner Länge abschrecken. Wenn Sie ihn regelmäßig anwenden, werden Sie bald merken, wie kraftvoll und stabilisierend er ist.
Am entspanntesten ist es, wenn Sie beim Praktizieren des Zentralstromes auf dem Rücken liegen, aber natürlich können Sie auch im Sitzen strömen. Wichtig ist, dass es bequem und mühelos für Sie ist.

Halten Sie jede Position 2–5 Minuten.

1. Schritt: Legen Sie die rechte Hand auf die obere Mitte des **Kopfes,** wo sie bis zum vorletzten Schritt bleibt, und die linke Hand auf die Mitte der **Stirn** zwischen die Augenbrauen.

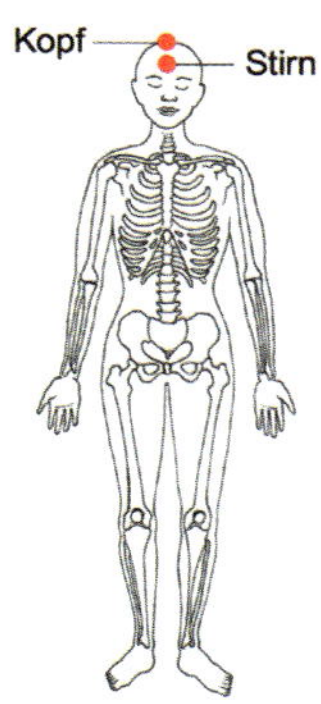

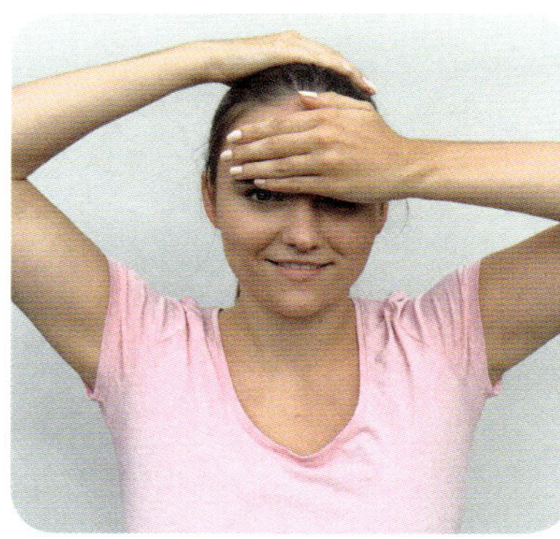

Dieser Griff harmonisiert die Gedanken, löst Ängste und stärkt die Intuition. Er regt die Gedächtnis- und Gehirnfunktionen an, wirkt vorbeugend gegen Senilität und Alzheimer. Er harmonisiert die Zirbeldrüse und die Hirnanhangsdrüse und gleicht den Blutdruck aus.

2. Schritt: Legen Sie die linke Hand auf die **Nasenspitze.**

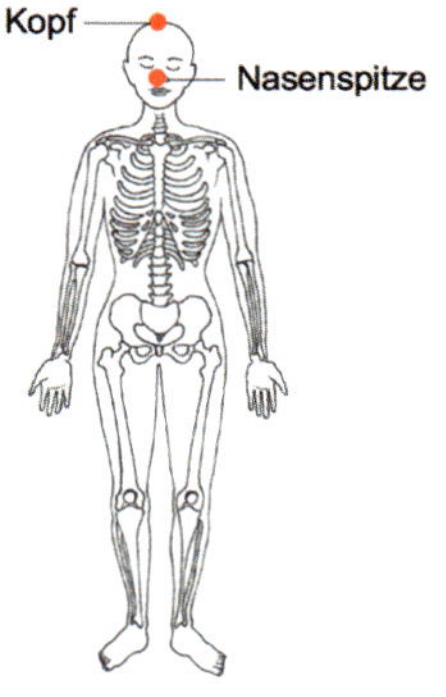

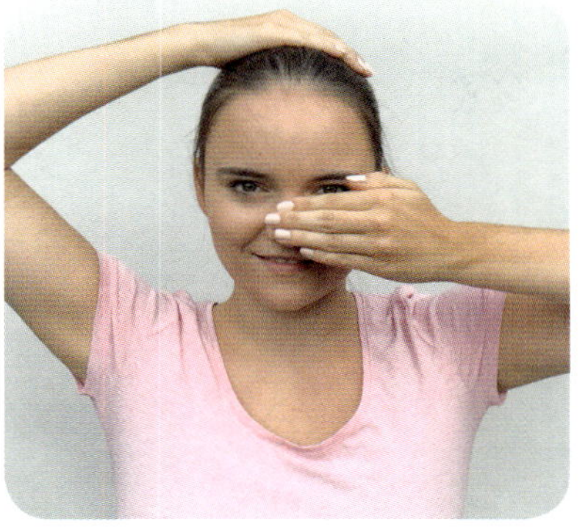

Dieser Griff reinigt die Nasennebenhöhlen, die Stirnhöhlen und die Kieferhöhlen. Er harmonisiert die obere Körperhälfte, befreit von Spannungen im Beckengürtel und harmonisiert die Fortpflanzungsorgane. Er hilft den Muskeln, unterstützt bei allen hormonellen Schwankungen (z.B. Pubertät, Wechseljahre) und hilft, klarer zu sehen und neue Sichtweisen zu bekommen.

3. Schritt: Legen Sie die linke Hand auf das **Halsgrübchen,** also an das obere Ende des Brustbeines.

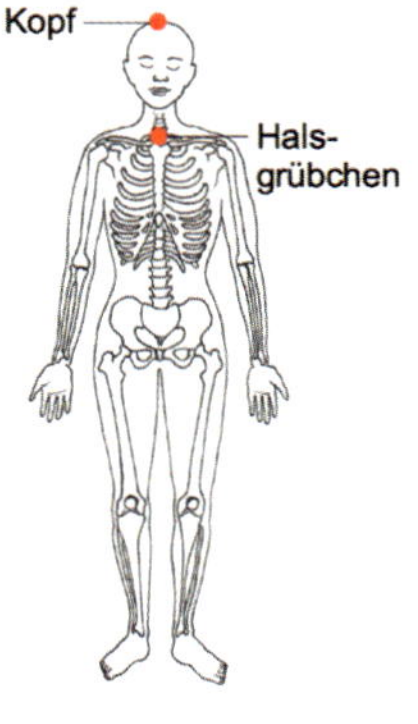

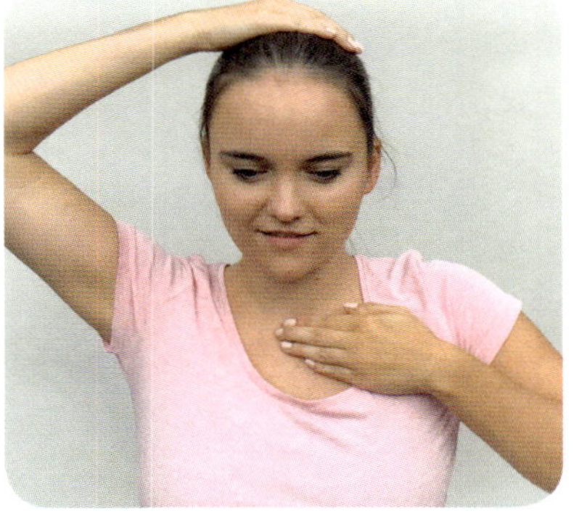

Dieser Griff harmonisiert die Schilddrüse und die Nebenschilddrüse, regt den Stoffwechsel an und reguliert den Calcium- und Magnesiumhaushalt. Er reguliert ebenfalls den Blutdruck und ist wichtig für die Knochenstruktur. Er beruhigt das

Denken und harmonisiert die Gefühle. Auch hilft er dabei, sich an Umweltsituationen, Strahlung, Luft- und andere Belastungen (auch emotionale) anzupassen.

4. Schritt: Legen Sie die linke Hand auf die Mitte des **Brustbeines.**

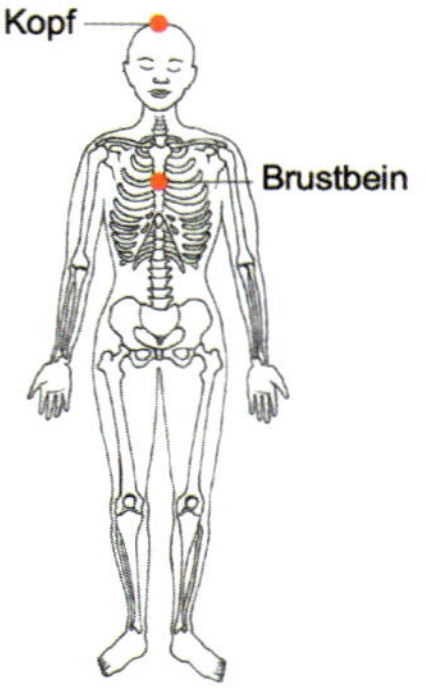

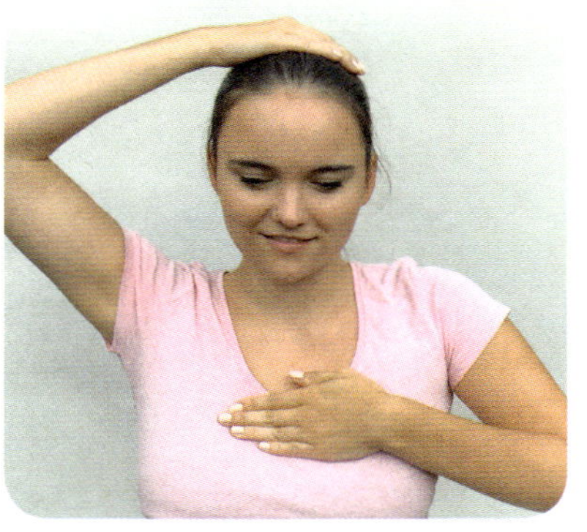

Dieser Griff stärkt die Thymusdrüse, belebt das Immunsystem, unterstützt das Herz, den Kreislauf und die Atmung. Er öffnet das Herz, hilft, aus dem Herzen zu leben, Schuldgefühle und das Gefühl, nicht gut genug zu sein, loszulassen und sich selbst und andere zu lieben.

5. Schritt: Legen Sie die linke Hand auf den **Bauch** ca. drei Fingerbreit oberhalb des Bauchnabels.

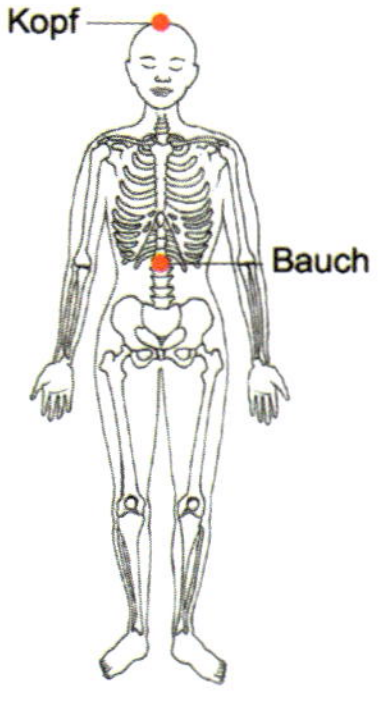

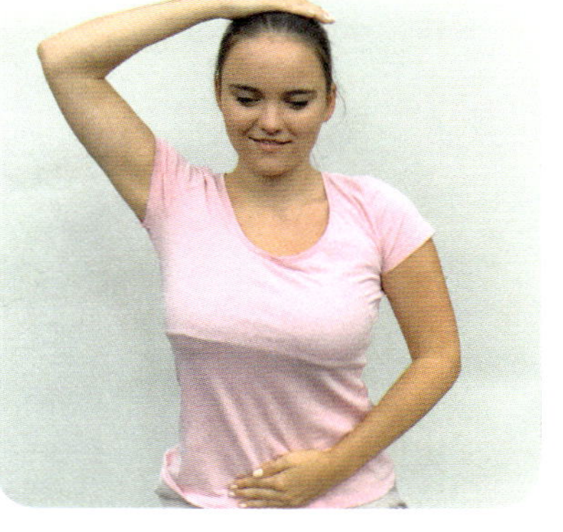

Dieser Griff stärkt den Magen, die Milz, die Nieren und die Bauchspeicheldrüse. Er belebt die Verdauung und unterstützt das Immunsystem. Außerdem harmonisiert er die Zellstruktur und beugt Krebs vor. Er stärkt ebenfalls das Herz-Kreislauf-System und harmonisiert das Nervensystem. Durch ihn kann man besser entspannen und Stress abbauen, leichter mit Aggression umgehen und tieferes Vertrauen ins Leben entwickeln.

6. Schritt: Legen Sie die linke Hand auf das **Schambein.**

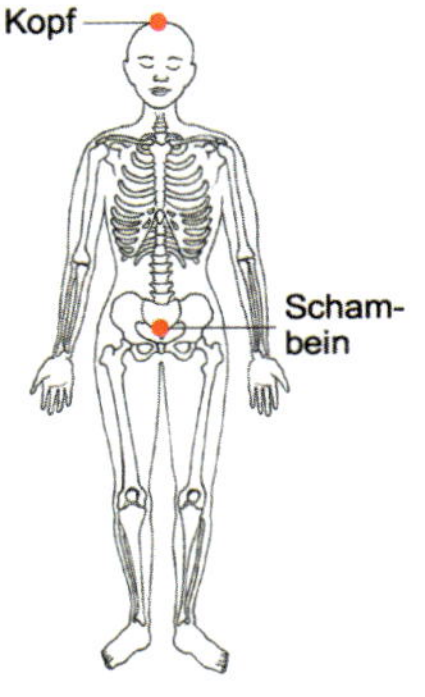

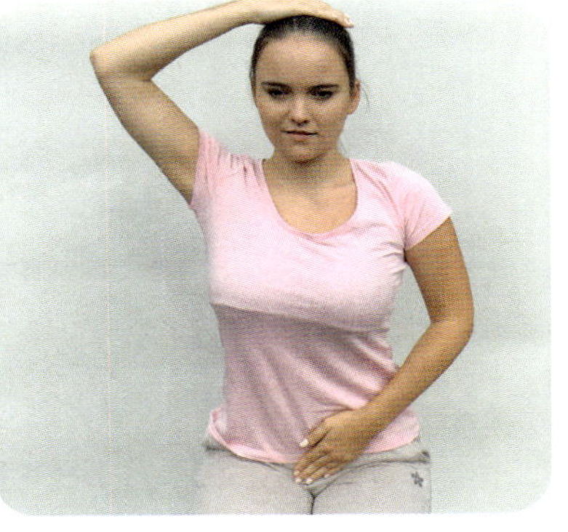

Dieser Griff löst Spannungen im Unterbauch und in den Beinen, harmonisiert die Fortpflanzungsorgane, stärkt die Wirbelsäule und die Bandscheiben und regelt die Verdauung und den Flüssigkeitshaushalt im Körper. Er beruhigt den Geist, gibt tiefe Sicherheit und innere Geborgenheit und regt die schöpferische Kreativität an.

7. Schritt: Lassen Sie die linke Hand auf dem **Schambein,** und legen Sie die rechte Hand auf das **Steißbein.**

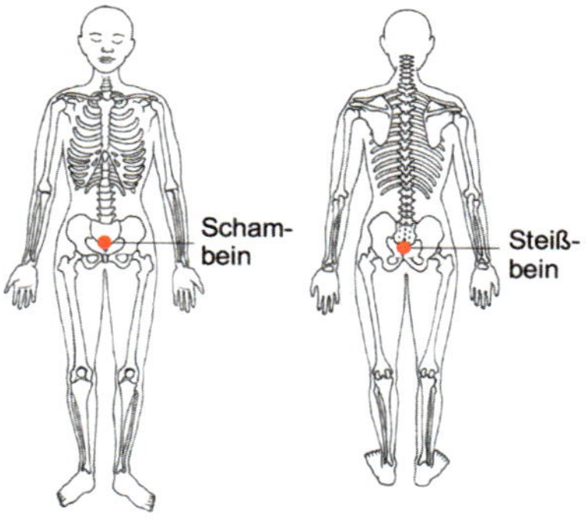

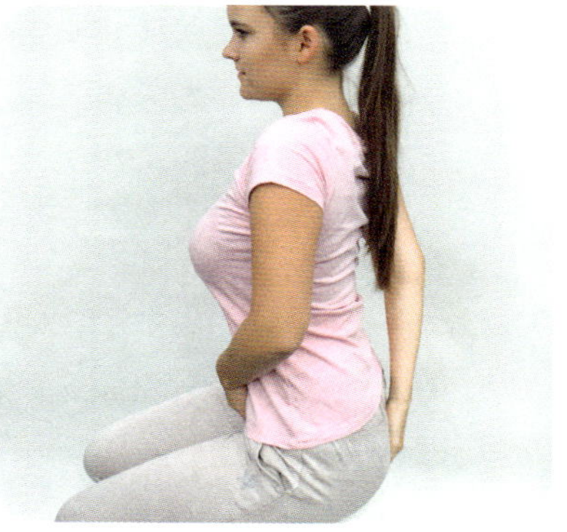

Dieser Griff unterstützt die Durchblutung in den Beinen und Füßen. Er harmonisiert von Kopf bis Fuß, klärt die Gedanken, hilft, in Lösungen und Möglichkeiten zu denken, und verleiht neue Energie, wenn man sich müde, erschöpft und antriebslos fühlt.

Alle Schritte haben ihre spezifischen Wirkungen, und Sie können die, die Sie besonders ansprechen, immer wieder einzeln praktizieren. Dennoch ist es empfehlenswert, den ganzen Strom anzuwenden, weil er einfach alles in sich vereint.
Wenn Sie den Zentralstrom morgens strömen, bringt er Ihnen Schwung und Energie für den Tag. Tagsüber geströmt hilft er Ihnen, zu entspannen und gleichzeitig aufzutanken, und abends unterstützt er Sie dabei, abzuschalten und einen erholsamen Schlaf zu finden.

Die Betreuerströme – loslassen und regenerieren

Die Betreuerströme entstehen aus dem Zentralstrom. Wie ihr Name schon sagt, betreuen sie die beiden Körperseiten. Auf ihnen liegen die 26 Energieschlösser. Diese Ströme helfen, Stress abzubauen, das Gepäck loszulassen, das man mit sich herumträgt, zu entspannen, zu regenerieren und aufzutanken, ehrlich, aufrichtig und sich selbst treu zu sein. Durch sie kann man leichter mit Krisen und Verlusten umgehen, mit schlechten Erinnerungen besser klarkommen und jeden Tag mit Freude und Kraft beginnen.

Die Betreuerströme können Sie immer anwenden, gleich, welche Beschwerden Sie auch haben, sie helfen und harmonisieren immer.

Für den linken Betreuerstrom:

1. Schritt: Legen Sie die rechte Hand auf das linke SES 11 und die linke Hand auf das linke SES 25.

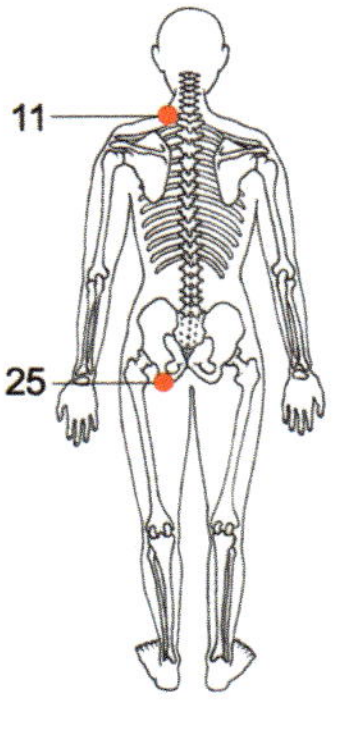

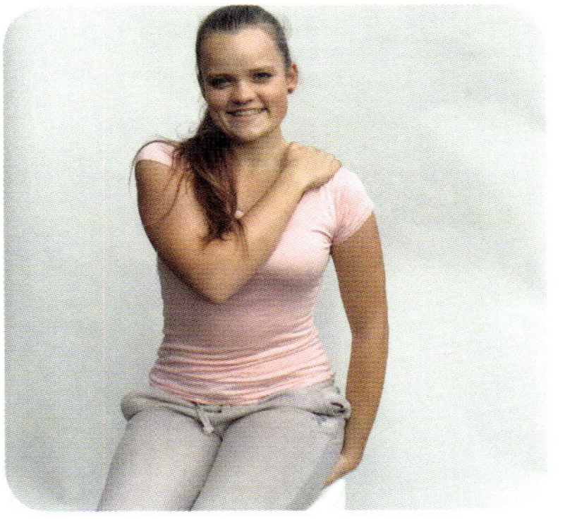

2. Schritt: Lassen Sie die rechte Hand auf dem linken SES 11, und legen Sie die linke Hand auf das linke SES 15.

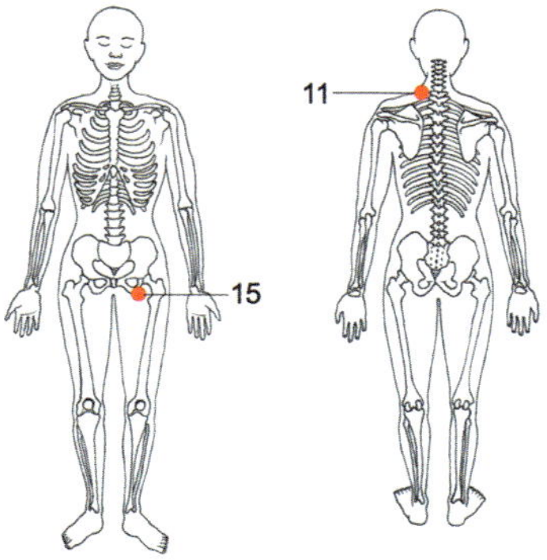

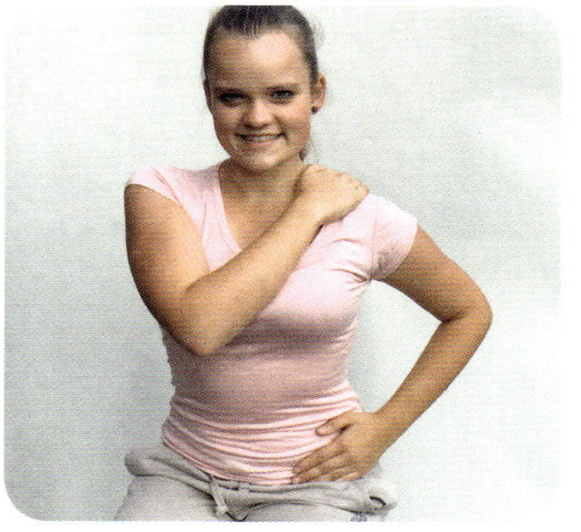

Für den rechten Betreuerstrom:

1. Schritt: Legen Sie die linke Hand auf das rechte SES 11 und die rechte Hand auf das rechte SES 25.
2. Schritt: Lassen Sie die linke Hand auf dem rechten SES 11, und legen Sie die rechte Hand auf das rechte SES 15.

Die Vermittlerströme – Leben ist Bewegung und Wandel

Die Vermittlerströme harmonisieren den Energiehaushalt und gleichen Spannungen und Stress aus. Sie vermitteln zwischen den beiden Betreuerströmen, wenn die Energie nicht gleichmäßig verteilt ist, verweben die beiden Körperseiten miteinander und gleichen aus, wenn auf einer Körperseite zu wenig oder zu viel Energie ist.

Die Vermittlerströme sind immer dann dienlich, wenn etwas erstarrt ist – körperlich, seelisch oder geistig. Sie helfen, mit Veränderungen und Wandel umzugehen, unterstützen die Verarbeitung unguter Erlebnisse und Traumen, bringen in die Handlung und stärken die Handlungsfähigkeit. Sie lassen einen wieder frei durchatmen, auch tiefe Traurigkeit und Depression können sich lösen. Die Vermittlerströme können Sie mit einem einfachen Griff harmonisieren:

Für den linken Vermittlerstrom:

Legen Sie die rechte Hand auf das **linke SES 3,** also hinter die linke Schulter, sodass die Fingerspitzen zwischen dem oberen Ende des Schulterblattes und der Wirbelsäule liegen. Mit der linken Hand bilden Sie einen **Ring aus Daumen und Ringfinger,** indem Sie die Daumenspitze auf den Ringfingernagel legen. Bringen Sie zusätzlich die **Knie** zusammen.

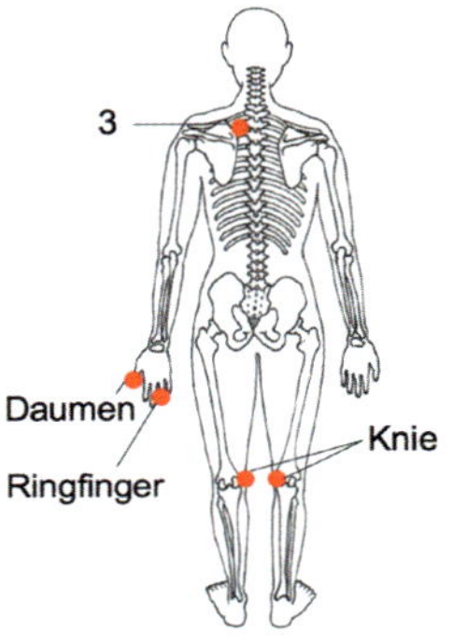

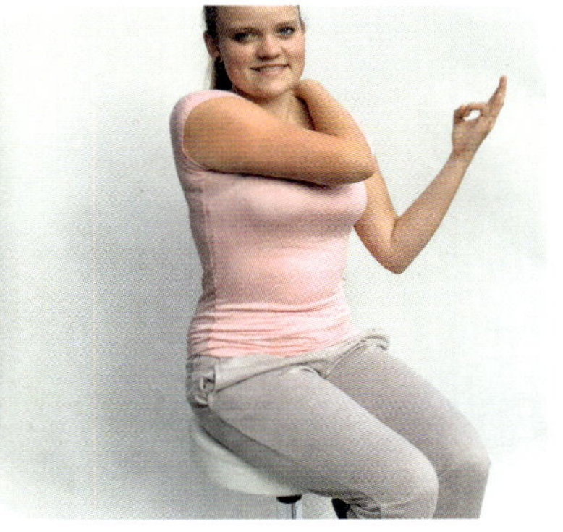

Für den rechten Vermittlerstrom:

Legen Sie die linke Hand auf das **rechte SES 3,** und bilden Sie mit der rechten Hand einen **Ring aus Daumen und Ringfinger,** indem Sie die Daumenspitze auf den Ringfingernagel legen. Bringen Sie die **Knie** zusammen.

Wenn Ihnen der Strom im Sitzen zu anstrengend ist – oft ist es schwierig, die Knie entspannt zusammenzuhalten –, können Sie ihn auch im Liegen praktizieren: Wenn Sie auf der Seite liegen und die Knie anziehen, liegen diese von selbst aneinander.

Der Milzstrom – die persönliche Sonnenbank

Der Milzstrom wird auch die »persönliche Sonnenbank« oder die »Miniauszeit« genannt. Er bringt die Mundwinkel nach oben, die Gefühle ins Gleichgewicht und schenkt Freude und Leichtigkeit.
Er fließt an der Vorderseite des Körpers von den Zehen nach oben, verleiht neue Energie, öffnet den Solarplexus und nährt alle anderen Ströme.

Der Milzstrom

- verleiht Ruhe und Ausgeglichenheit
- schenkt tiefes Vertrauen ins Leben,
- bringt Freude, Enthusiasmus, Vitalität und neuen Schwung,
- hilft bei Müdigkeit und Energielosigkeit,
- löst Ängste,
- schenkt (Ur-)Vertrauen,
- hilft, Altes, Unbrauchbares – auch alte Muster – loszulassen, damit Neues entstehen kann,
- löst Mangeldenken und hilft, die Fülle zu sehen,
- löst Sorgen und Grübeleien,
- bringt Rhythmus ins Leben,
- löst Stress und Anspannung und wirkt harmonisierend bei allen Stresserkrankungen,
- unterstützt einen gesunden, erholsamen Schlaf, hilft auch bei Albträumen,
- hilft bei Überempfindlichkeiten, z. B. hinsichtlich Lärm, grellem Licht oder bestimmten Nahrungsmitteln, und bei geringer Frustrationstoleranz,
- harmonisiert das Nervensystem, das Hormonsystem, das Immunsystem, das Herz-Kreislauf-System und den Stoffwechsel,
- wirkt unterstützend bei Allergien, ist der wichtigste Strom bei Heuschnupfen,
- unterstützt die Aufnahme von Mineralstoffen,
- hilft bei allen Themen, die mit dem Sprechen, der Sprache, der Stimme und den Stimmbändern zu tun haben (verwaschene Sprache, sehr leise Stimme, Stottern etc.),
- hält die Organe an ihrem Platz (bei allen Senkungserscheinungen),
- stärkt die Fortpflanzungsorgane, ist ein wichtiger Strom bei unerfülltem Kinderwunsch,
- wirkt unterstützend bei Alzheimer, Demenz und Parkinson,
- dient der Krebsvorsorge,
- wirkt stärkend bei Chemotherapie,
- hilft den Nerven,
- unterstützt die Schilddrüse,
- hilft bei Verdauungsbeschwerden, Völlegefühl und Blähungen,
- reguliert das Gewicht,

- reguliert Essstörungen,
- harmonisiert die Menstruation (bei zu starker oder zu schwacher Blutung, Unregelmäßigkeiten, Krämpfen)
- und stärkt das Bindegewebe.

Für die linke Körperseite:

1. Schritt: Legen Sie die linke Hand auf das **linke SES 5** und die rechte Hand auf das **Steißbein.**

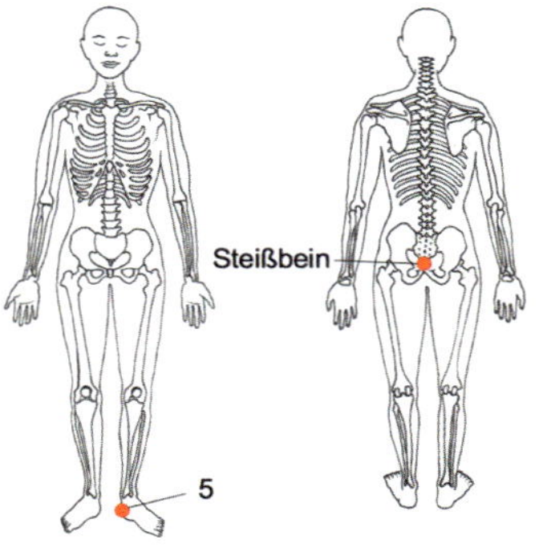

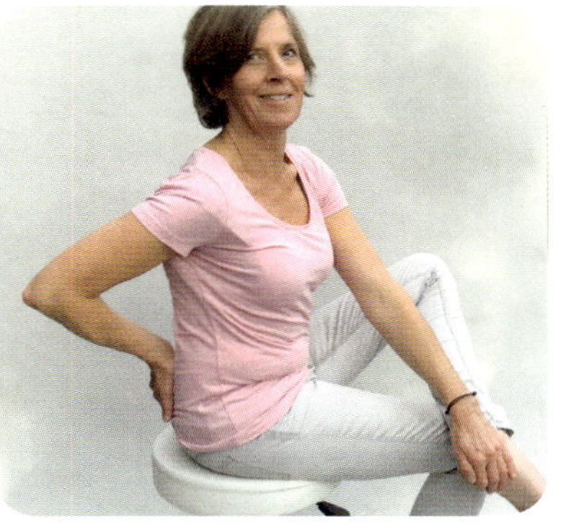

2. Schritt: Lassen Sie die rechte Hand auf dem **Steißbein,** und legen Sie die linke Hand auf das **rechte SES 14.**

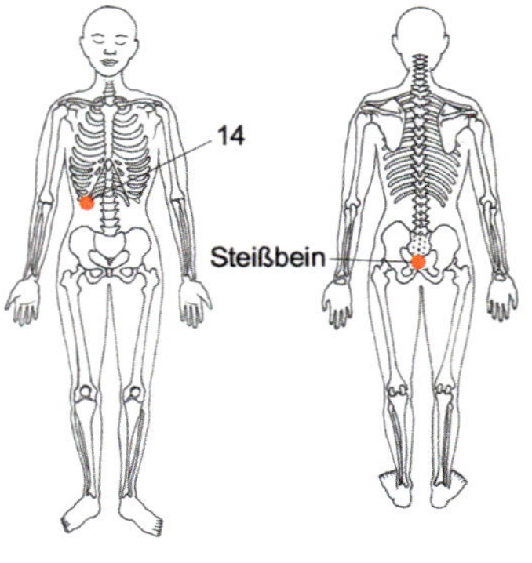

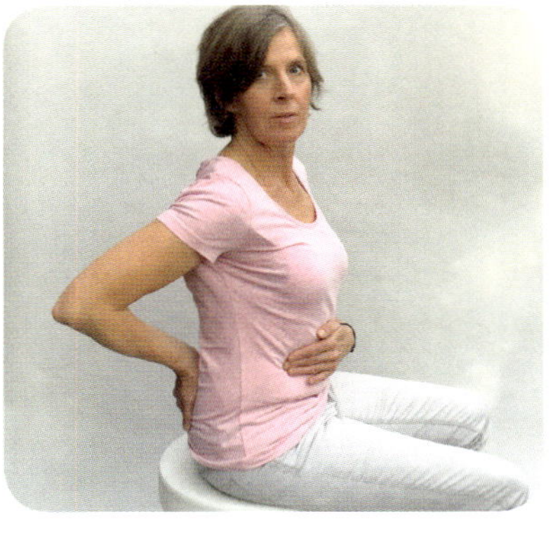

3. Schritt: Lassen Sie die linke Hand auf dem **rechten SES 14,** und legen Sie die rechte Hand auf das **linke SES 13.**

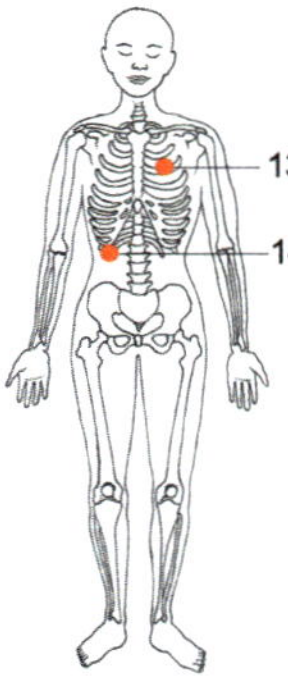

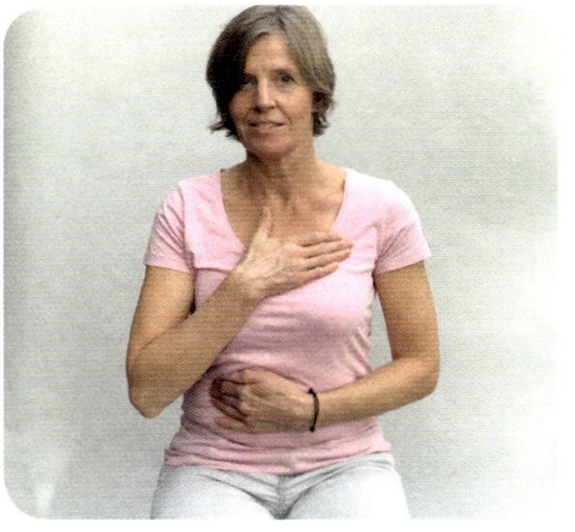

4. Schritt: Die linke Hand bleibt weiterhin auf dem **rechten SES 14,** während die rechte Hand auf das **rechte SES 22** geht.

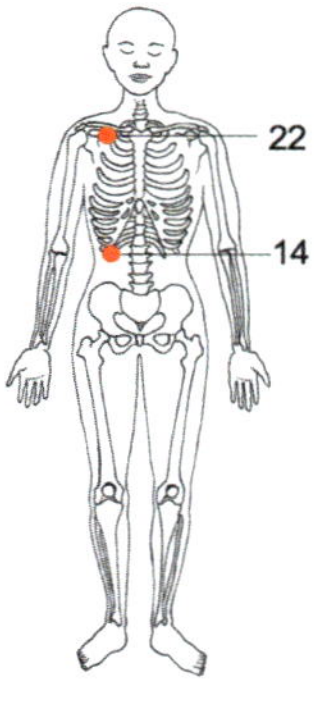

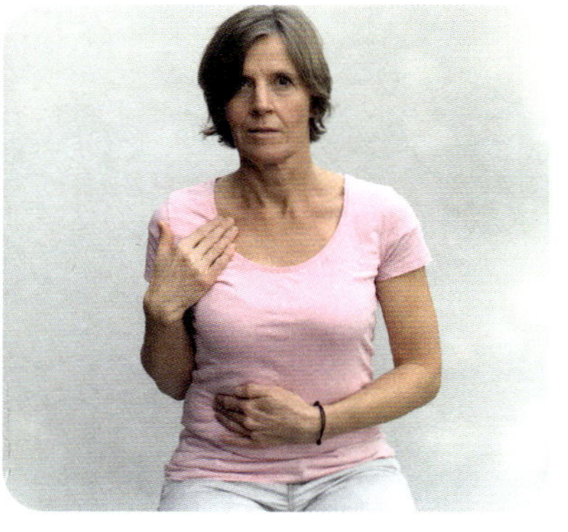

Für die rechte Körperseite:

1. Schritt: Legen Sie die rechte Hand auf das **rechte SES 5** und die linke Hand auf das **Steißbein.**

2. Schritt: Lassen Sie die linke Hand auf dem **Steißbein,** und legen Sie die rechte Hand auf das **linke SES 14.**

3. Schritt: Lassen Sie die rechte Hand auf dem **linken SES 14,** und legen Sie die linke Hand auf das **rechte SES 13.**

4. Schritt: Die rechte Hand bleibt weiterhin auf dem **linken SES 14,** während die linke Hand auf das **linke SES 22** geht.

Kurzgriff: Machen Sie den 1. Schritt vom Milzstrom.
Oder halten Sie **beide SES 22** überkreuz.

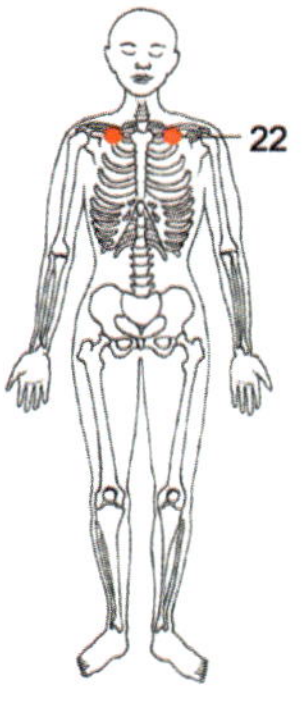

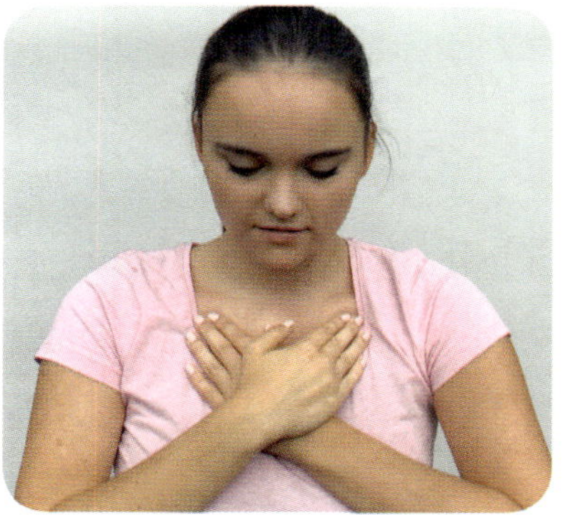

Zugehöriger Finger: Daumen (S. 39)

Der Magenstrom – der Scheibenwischer für den Kopf

Der Magenstrom fließt vom Kopf bis in die Zehen und harmonisiert so von Kopf bis Fuß. Er klärt die Gedanken und macht den Kopf frei. Er öffnet die Mitte, sodass die Energie ungehindert hinunter- und wieder hinauffließen kann.

Der Magenstrom

- klärt die Gedanken und stoppt das Gedankenkarussell,
- befreit von Sorgen und Grübeleien,
- hilft, sich selbst zu lieben und sich geliebt zu fühlen,
- hilft, alles zu verdauen – körperlich, geistig und emotional,
- löst Minderwertigkeitskomplexe,
- harmonisiert Neid, Eifersucht, Gier und die Angst, zu kurz zu kommen,
- löst Stress und hilft bei dem Gefühl des Gehetztseins,
- harmonisiert jede Art von Sucht,
- ist hilfreich, wenn man zu viel Süßes isst,
- hilft, Verantwortung zu übernehmen,
- verleiht Mut und offenbart neue Perspektiven,
- ist wichtig für alle Bereiche des Kopfes: Zähne, Zahnfleisch, Kiefer, Nebenhöhlen, Nase und Ohren,
- befreit von Kopfschmerzen,
- harmonisiert Durchfall, Verstopfung und Blähungen,
- hilft bei immer wiederkehrenden Mandelentzündungen,
- ist ein wichtiger Strom für die Haut, hilft z. B. bei Akne, Ausschlägen, Hautallergien, trockener oder fettiger Haut, spröden, aufgesprungenen Lippen,
- wirkt Haarausfall und frühzeitigem Ergrauen der Haare entgegen,
- unterstützt die Schilddrüse und gleicht den Hormonhaushalt aus,
- harmonisiert den Muskeltonus
- und unterstützt die Knie.

Für die linke Körperseite:

1. Schritt: Legen Sie die rechte Hand auf das **linke SES 21,** wo sie bis zum Ende des Stromes bleibt, und die linke Hand auf das **linke SES 22.**

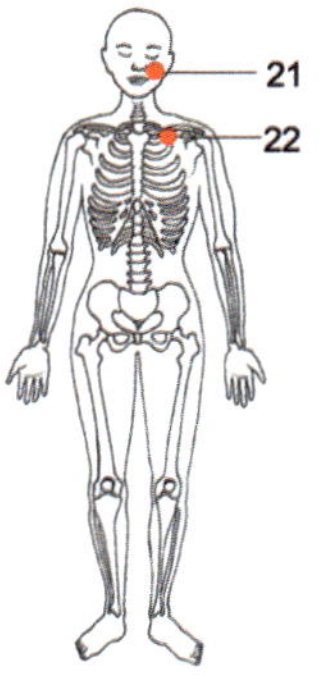

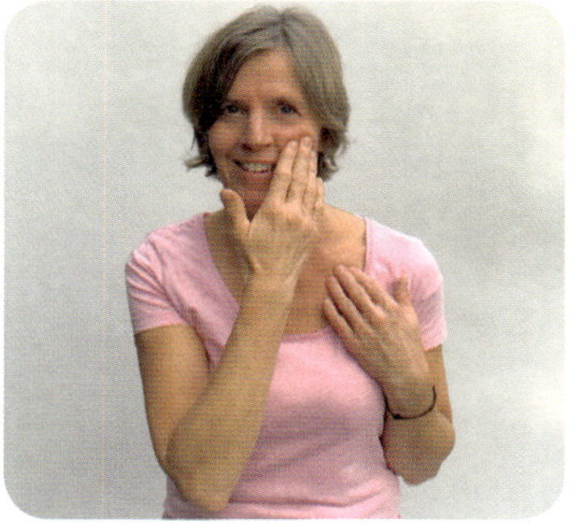

2. Schritt: Legen Sie die linke Hand auf das **rechte SES 14.**

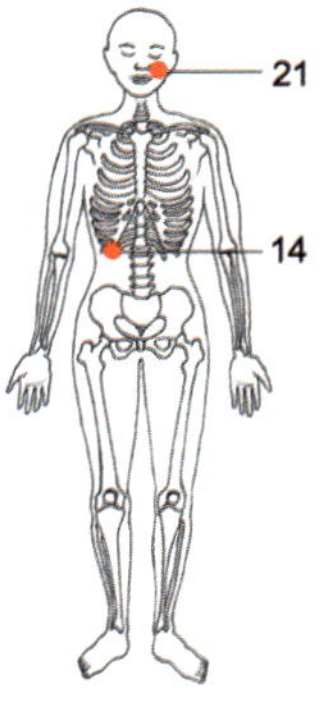

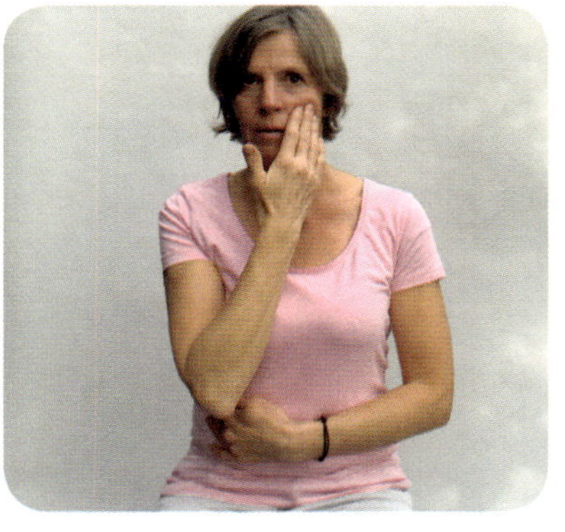

3. Schritt: Legen Sie die linke Hand auf das **rechte SES 23.** Wenn es für Sie einfacher ist, können Sie das SES 23 auch mit dem Handrücken halten.

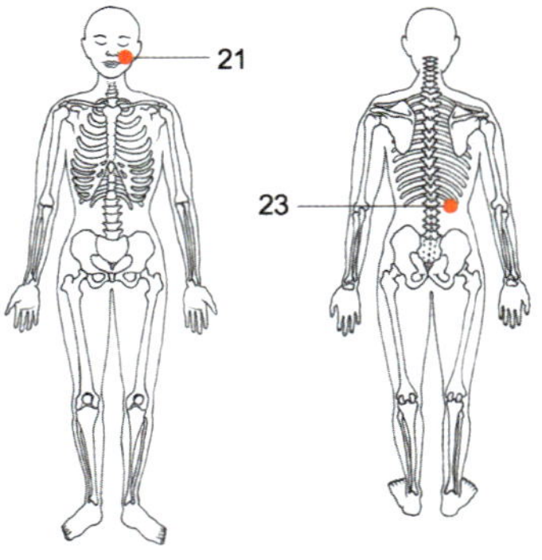

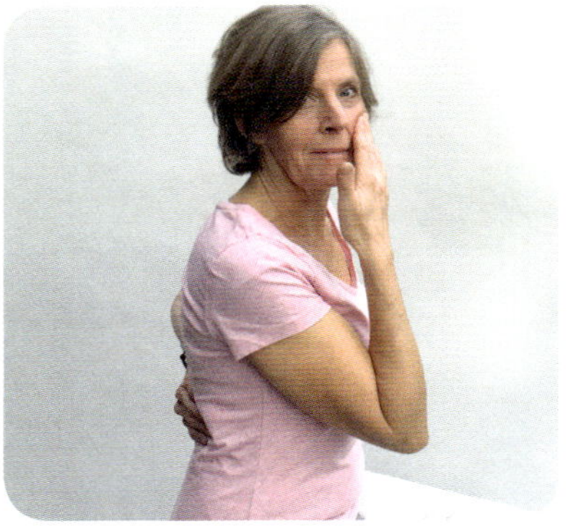

4. Schritt: Legen Sie die linke Hand auf das **linke SES 14.**

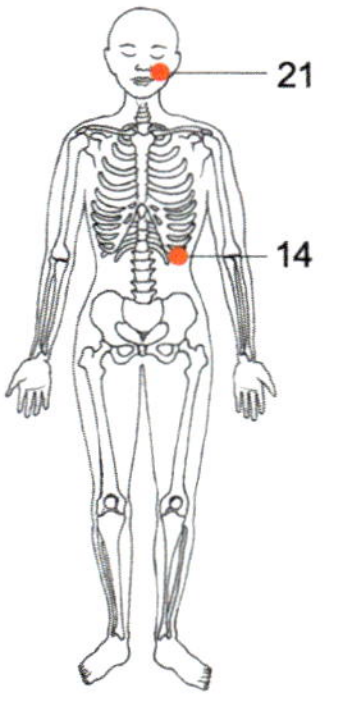

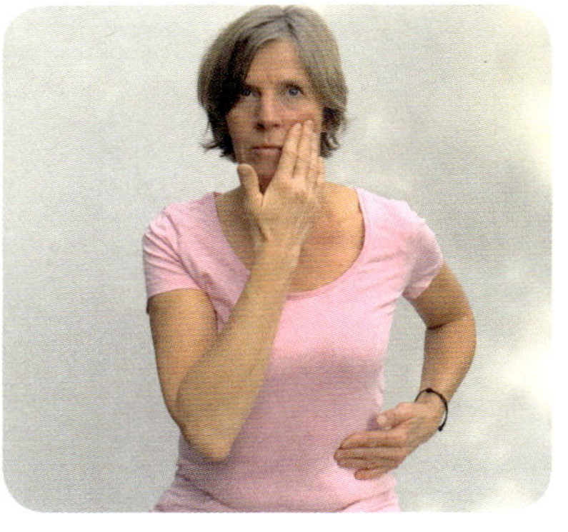

5. Schritt: Legen Sie die linke Hand auf das **rechte hohe SES 1** (Innenseite Oberschenkel ca. eine Handbreit oberhalb des Knies).

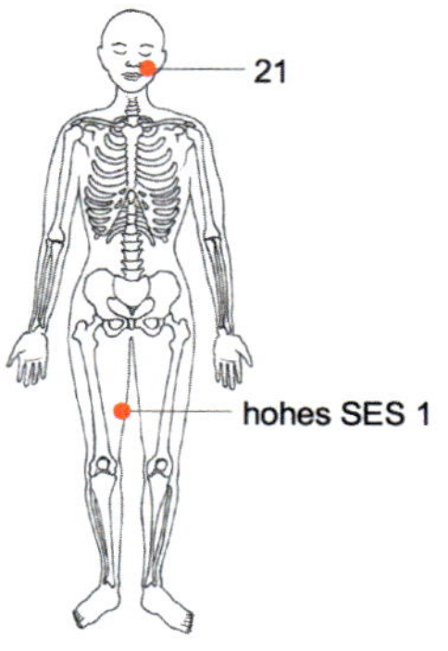

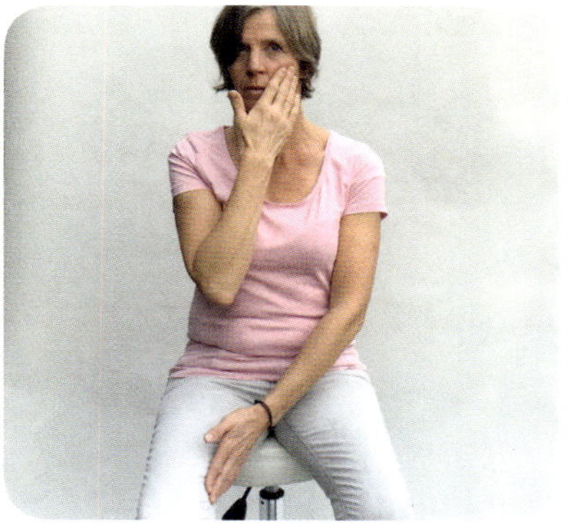

6. Schritt: Legen Sie die linke Hand auf das **rechte tiefe SES 8** (Außenseite Wade ca. eine Handbreit unterhalb der Kniekehle).

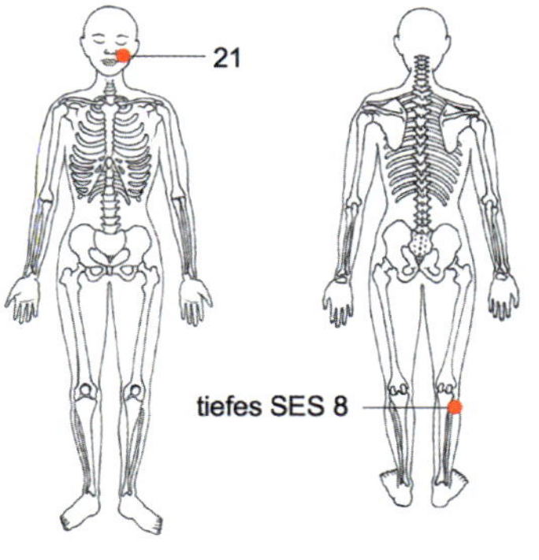

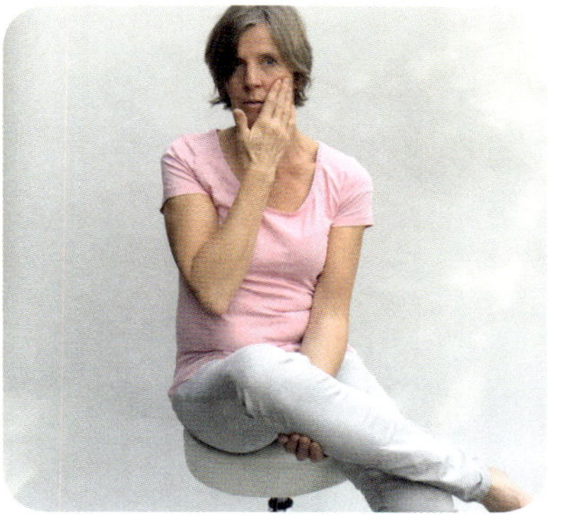

7. Schritt: Halten Sie mit der linken Hand den **rechten mittleren Zeh.**

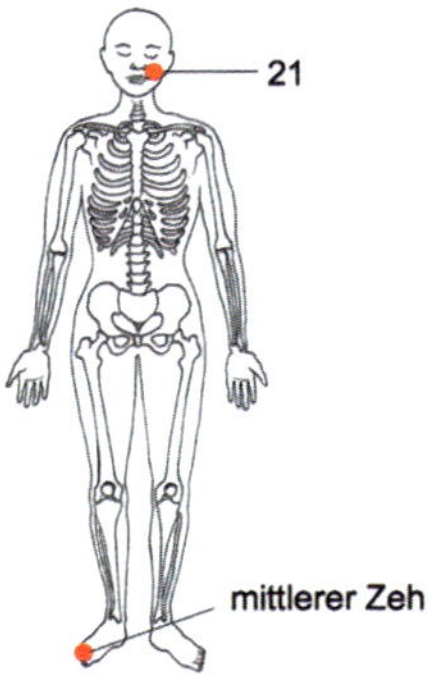

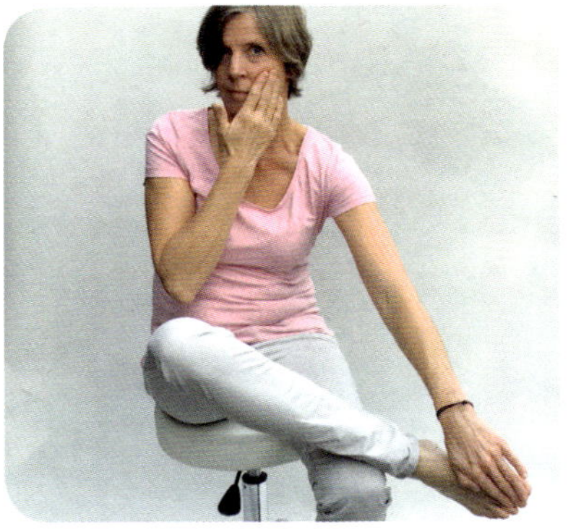

Für die rechte Körperseite:

1. Schritt: Legen Sie die linke Hand auf das **rechte SES 21,** wo sie bis zum Ende des Stromes bleibt, und die rechte Hand auf das **rechte SES 22.**

2. Schritt: Legen Sie die rechte Hand auf das **linke SES 14.**

3. Schritt: Legen Sie die rechte Hand auf das **linke SES 23.**

4. Schritt: Legen Sie die rechte Hand auf das **rechte SES 14.**

5. Schritt: Legen Sie die rechte Hand auf das **linke hohe SES 1** (Innenseite Oberschenkel ca. eine Handbreit oberhalb des Knies).

6. Schritt: Legen Sie die rechte Hand auf das **linke tiefe SES 8** (Außenseite Wade ca. eine Handbreit unterhalb der Kniekehle).

7. Schritt: Halten Sie mit der rechten Hand den **linken mittleren Zeh.**

Kurzgriff: Machen Sie den 1. Schritt vom Magenstrom.

Zugehöriger Finger: Daumen (S. 39)

Der Blasenstrom – der Ausgleicher und Beschützer

Der Blasenstrom stärkt das Vertrauen, gibt tiefe innere Sicherheit und Gelassenheit und hilft, wieder ins Gleichgewicht zu kommen.

Der Blasenstrom

- hilft bei Ängsten, Panikattacken und Phobien,
- wirkt harmonisierend und ausgleichend,
- macht Probleme zu Chancen und hilft, wenn die Last zu groß ist,
- löst Arroganz und Halsstarrigkeit,
- unterstützt, im Augenblick zu leben,
- ist hilfreich bei Blasenentzündung, Blasenschwäche und Bettnässen,
- hilft bei unkontrolliertem Tränenfluss und Verstopfung des Tränenkanals,
- hilft bei Wasseransammlungen (Ödemen),
- hilft bei Ohrenschmerzen, Tinnitus und Hörsturz,
- hilft bei Arthrose, Arthritis und bei rheumatischen Erkrankungen,
- lindert Beschwerden im Bereich des oberen Kopfes, Hinterkopfes, Nackens und Rückens (auch bei Bandscheibenvorfall)
- und unterstützt die Entgiftung und Entsäuerung.

Für die linke Körperseite:

1. Schritt: Legen Sie die rechte Hand auf das **linke SES 12,** wo sie bis zum Ende des Stromes bleibt, und die linke Hand auf das **Steißbein.**

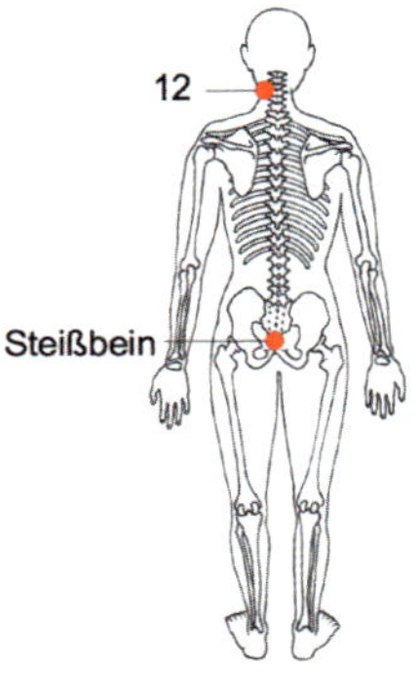

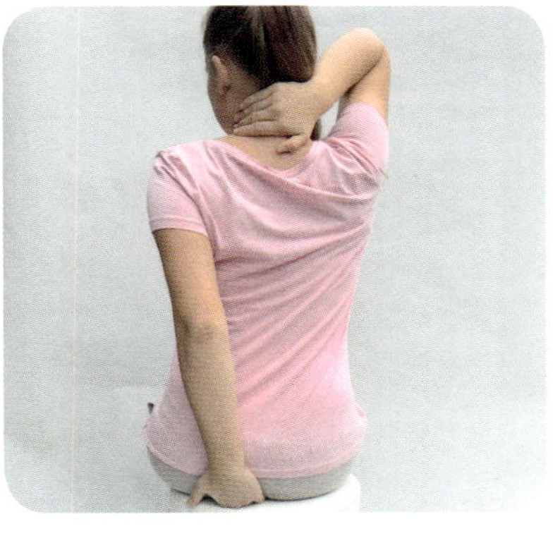

2. Schritt: Legen Sie die linke Hand in die linke Kniekehle.

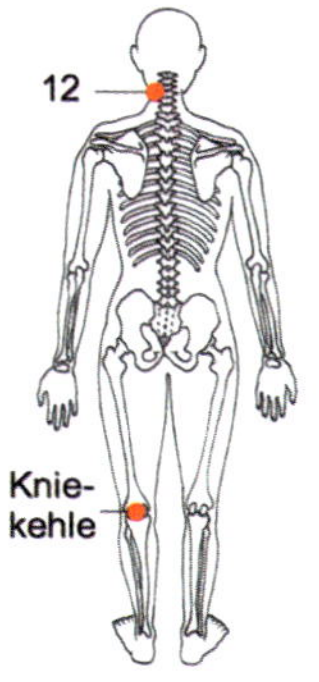

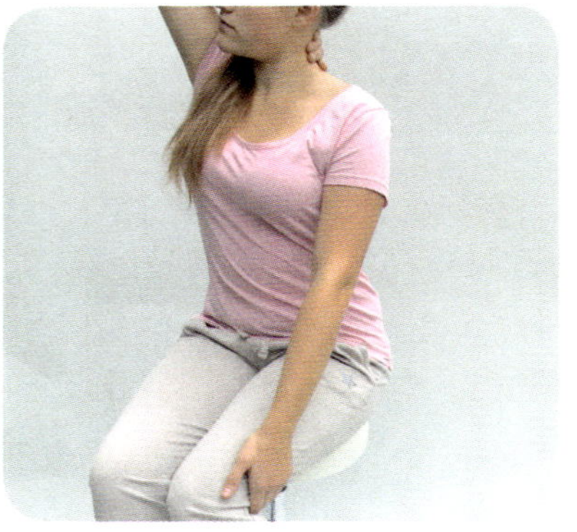

3. Schritt: Legen Sie die linke Hand auf das linke SES 16.

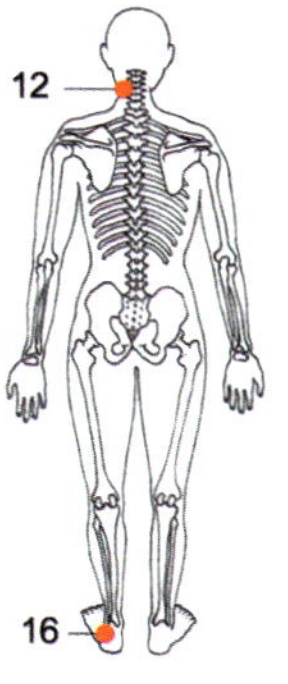

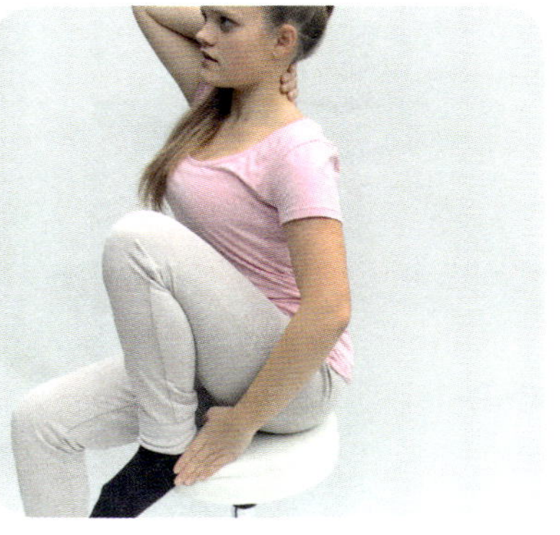

4. Schritt: Halten Sie mit der linken Hand den linken kleinen Zeh.

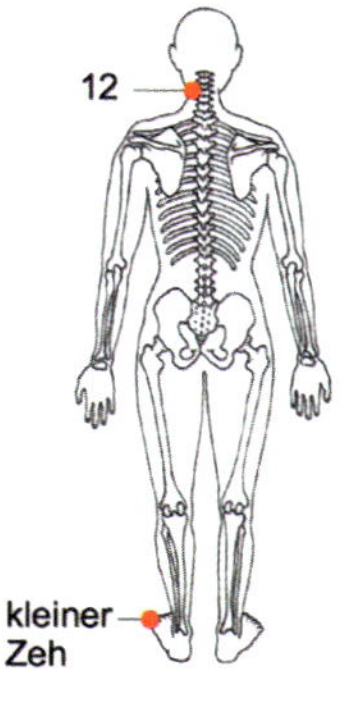

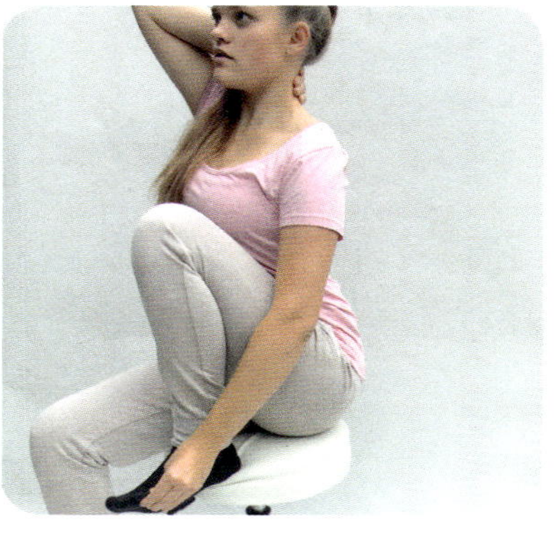

Für die rechte Körperseite:

1. Schritt: Legen Sie die linke Hand auf das **rechte SES 12,** wo sie bis zum Ende des Stromes bleibt, und die rechte Hand auf das **Steißbein.**

2. Schritt: Legen Sie die rechte Hand in die **rechte Kniekehle.**

3. Schritt: Legen Sie die rechte Hand auf das **rechte SES 16.**

4. Schritt: Halten Sie mit der rechten Hand den **rechten kleinen Zeh.**

Kurzgriff: Machen Sie den 1. Schritt vom Blasenstrom.
Oder legen Sie die Hände einfach in die **Kniekehlen.**

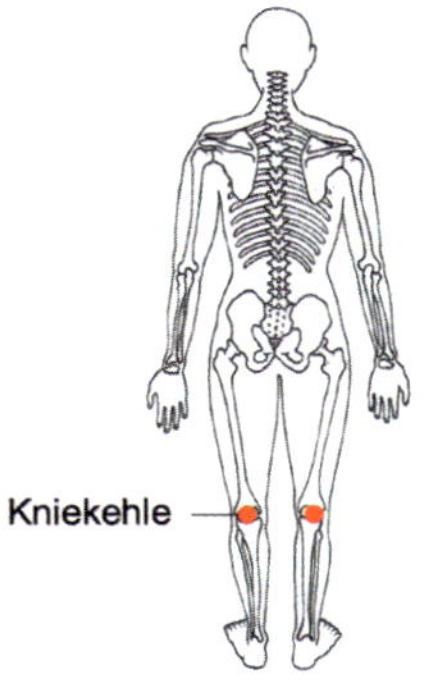

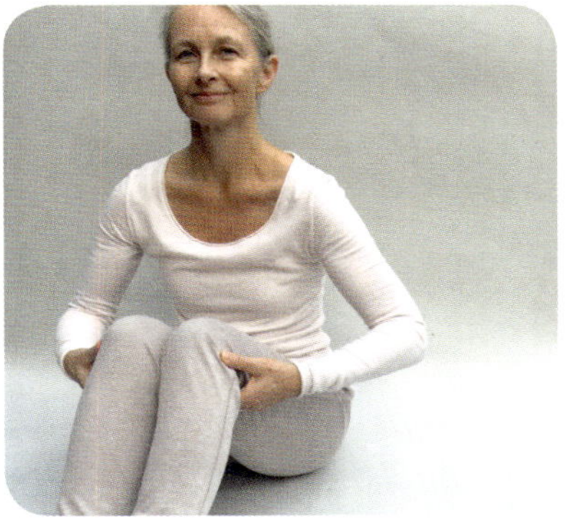

Zugehöriger Finger: Zeigefinger (S. 40)

Kopf

Augen

Ein Strömgriff zur allgemeinen Stärkung der Augen und bei sämtlichen Augenproblemen (Entzündung, Fehlsichtigkeit, Gerstenkorn …) ist folgender:
Legen Sie eine Hand auf das SES 20 der Körperseite des betroffenen Auges und die andere Hand auf das SES 4 der anderen Körperseite.

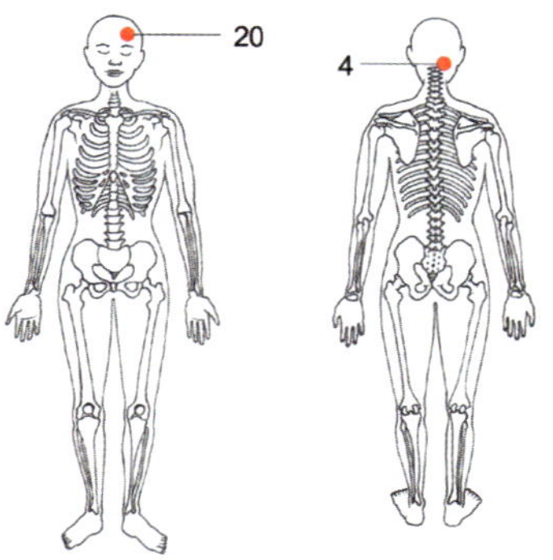

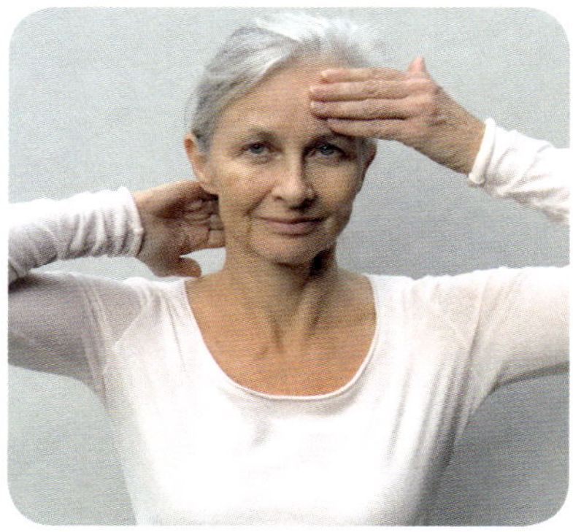

Oder legen Sie eine Hand in die Achselhöhle der einen, die andere Hand auf das hohe SES 19 der anderen Körperseite.

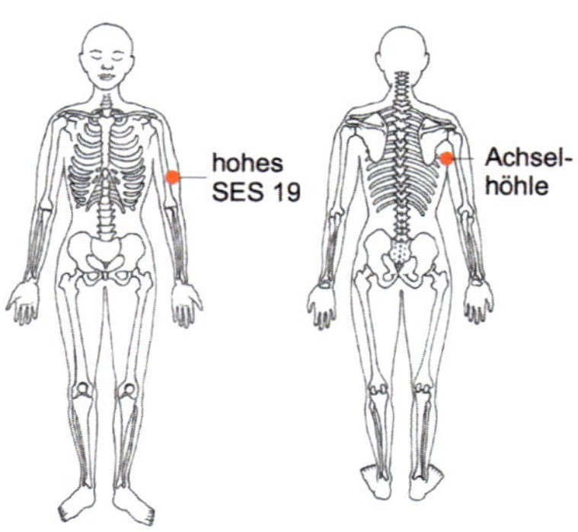

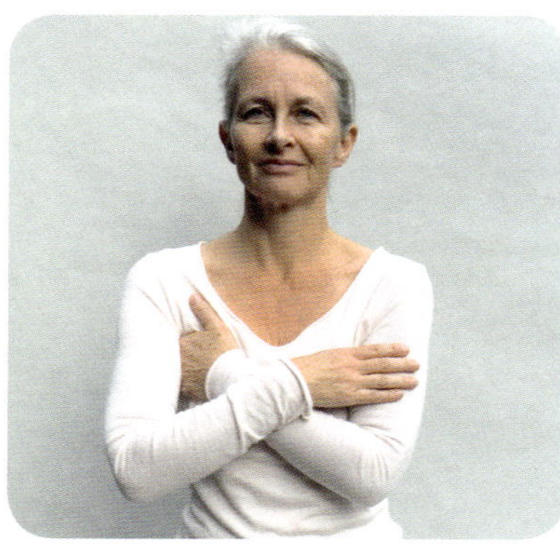

Augenentzündung

Machen Sie den **Griff zur allgemeinen Stärkung der Augen** (S. 66).

Oder strömen Sie mit einer Hand das **SES 4 der Körperseite des betroffenen Auges** und mit der anderen Hand das **SES 22 der anderen Körperseite.**

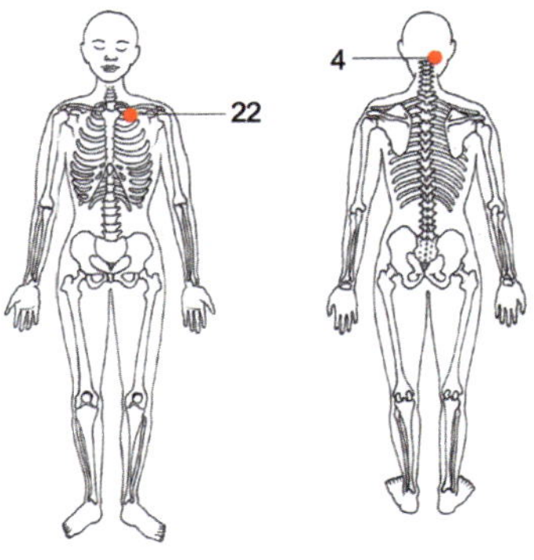

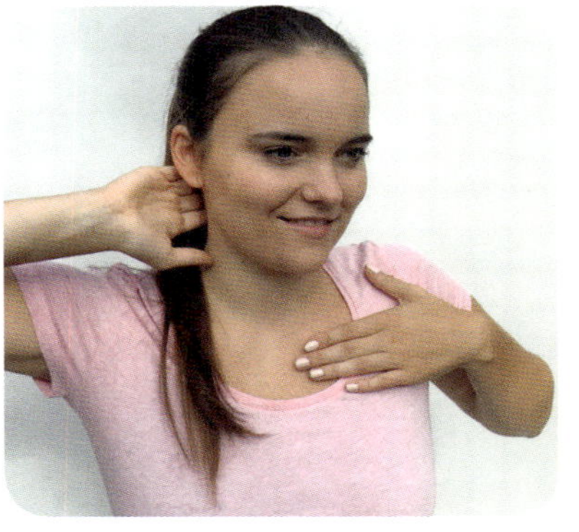

Verbesserung und Stärkung der Sehfähigkeit

Machen Sie den **Griff zur allgemeinen Stärkung der Augen** (S. 66).

Oder legen Sie eine Hand in den Nacken auf **beide SES 4** und die andere Hand auf die Brust auf **beide SES 13.**

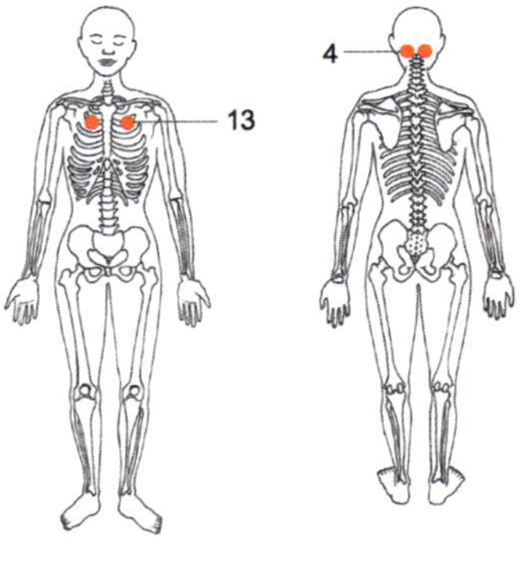

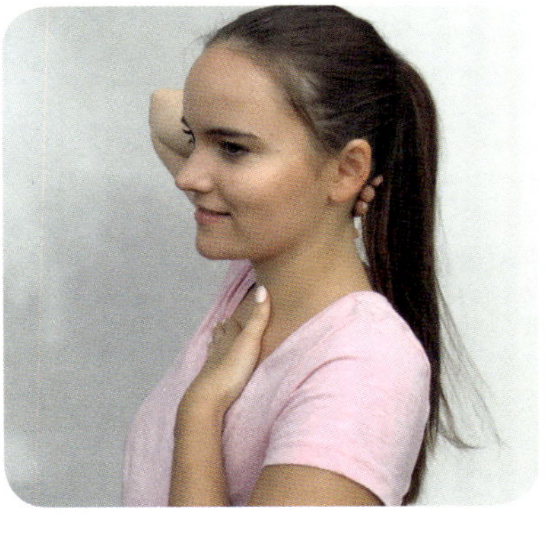

Halten Sie immer wieder den **Mittelfinger** (S. 41).

Fremdkörper im Auge

Legen Sie die linke Hand sanft auf das **betroffene Auge** und die rechte Hand auf die **linke Hand.**

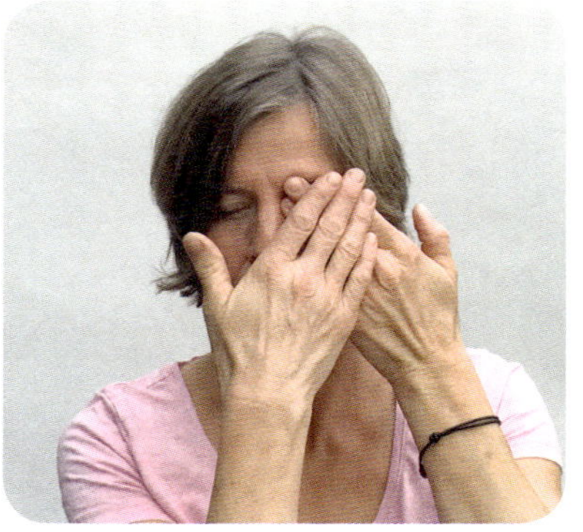

Oder strömen Sie **beide SES 1.**

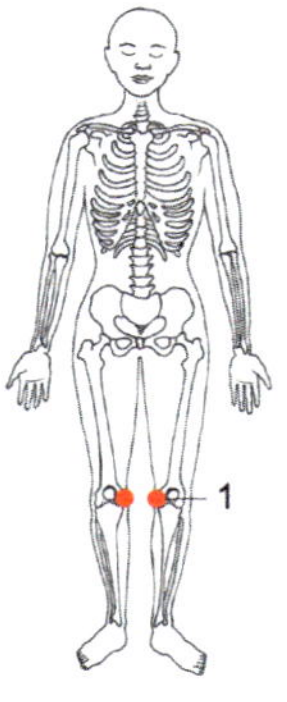

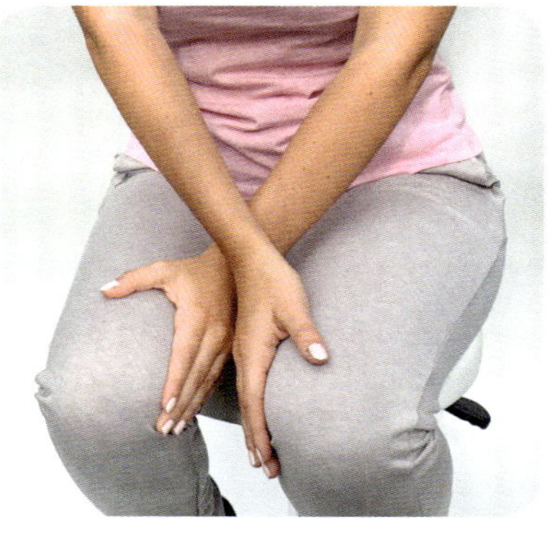

Verklebung des Tränenkanals

Länger andauernder einseitiger oder beidseitiger Tränenfluss kann ein Hinweis darauf sein, dass der Tränenkanal verklebt ist, das ist z. B. bei Babys oft der Fall. Um den Tränenkanal wieder zu öffnen, legen Sie eine Hand in den Nacken zwischen **beide SES 12** und die andere Hand auf das **Steißbein.**

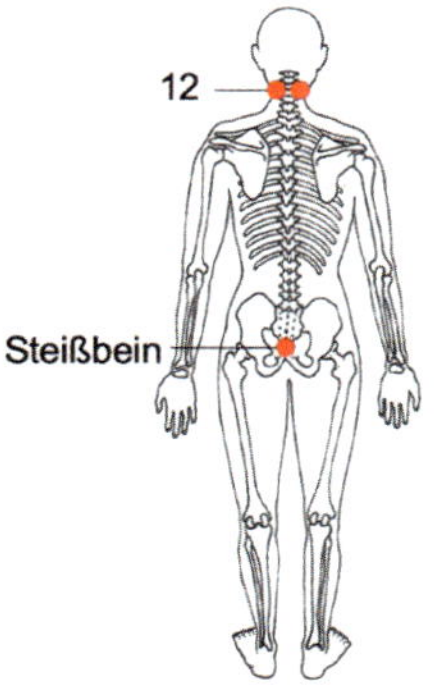

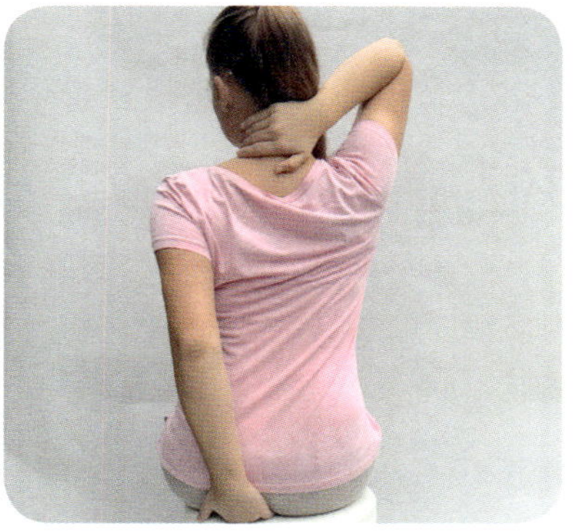

Sie können auch den Blasenstrom (S. 63) oder den 1. Schritt davon praktizieren.

Ohren

Der Blasenstrom (S. 63) wirkt unterstützend bei allen Themen, die mit den Ohren und dem Gehör zu tun haben.
Als Kurzgriff können Sie auch eine Hand in den Nacken auf beide SES 12 und die andere Hand auf das Steißbein legen.

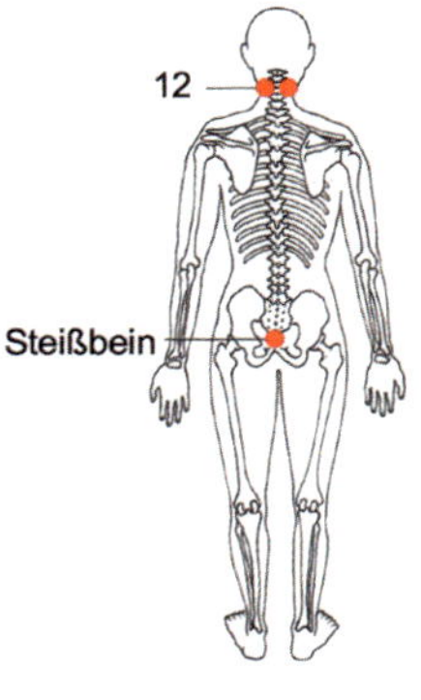

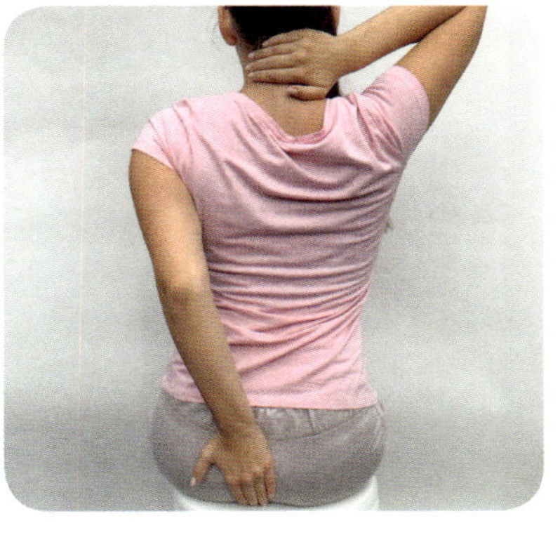

Oder halten Sie den Zeigefinger (S. 40).

Ohrenentzündung

Um bei Ohrenentzündungen die Schmerzen zu lindern, halten Sie das SES 5 zusammen mit dem SES 16 auf der Körperseite des betroffenen Ohres.

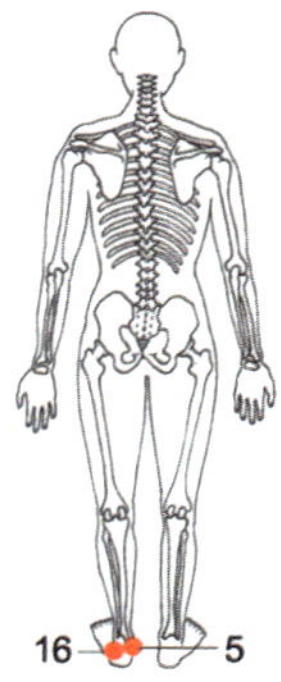

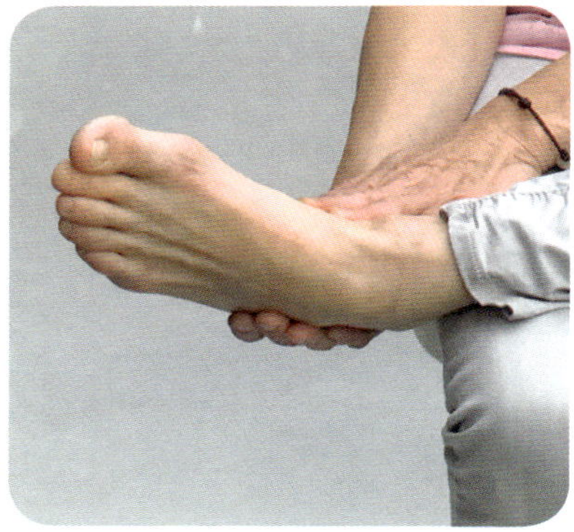

Sind beide Ohren entzündet, können Sie auch beide Körperseiten zusammen strömen, indem Sie in jede Hand eine Ferse nehmen, also beide SES 5 zusammen mit beiden SES 16 halten. Wenn Ihnen das schwerfällt, können Sie sich von einer anderen Person strömen lassen.

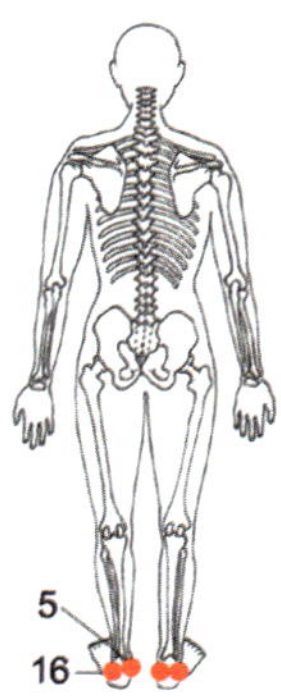

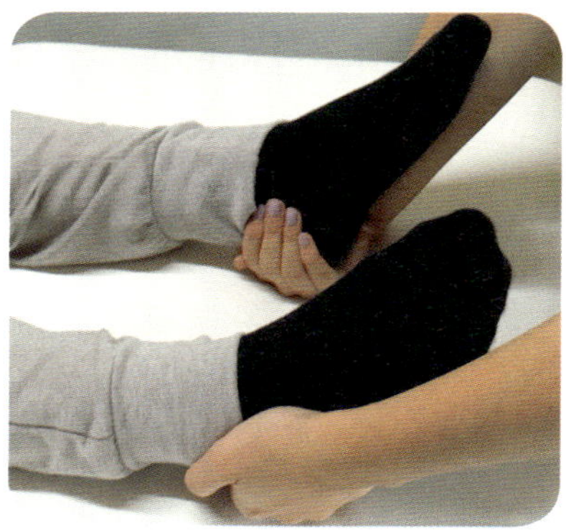

Oder legen Sie eine Hand auf das SES 13 und die andere Hand auf das SES 25 der Körperseite des betroffenen Ohres.

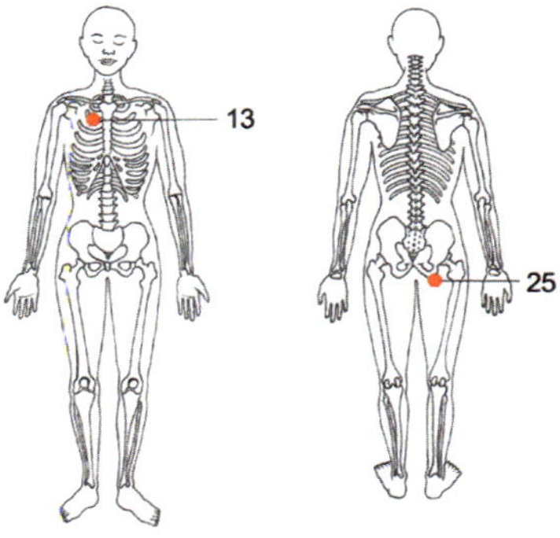

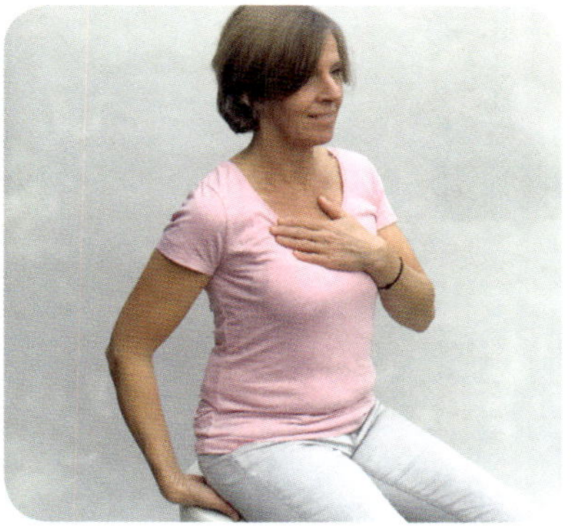

Bei Entzündungen aller Art können Sie auch immer wieder das SES 3 strömen, am besten zusammen mit dem SES 15.

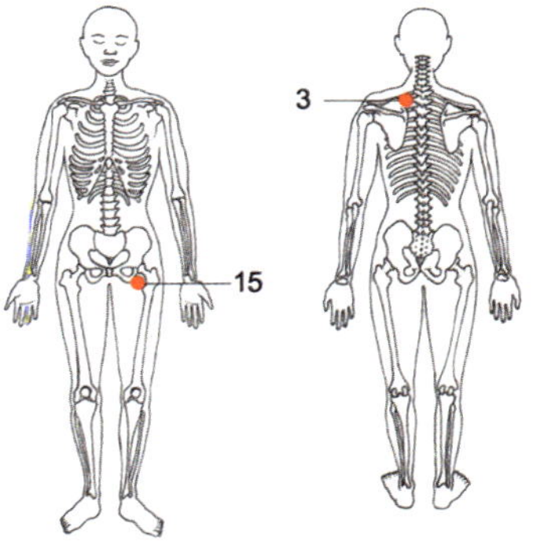

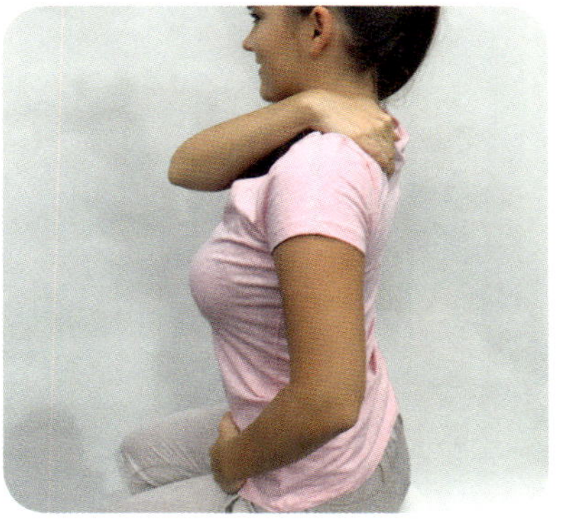

Gehör

Bei Beeinträchtigungen des Gehörs können Sie folgende Strömgriffe anwenden:

Für das rechte Ohr:

Legen Sie die rechte Hand auf das linke SES 11 und die linke Hand auf das rechte SES 13.

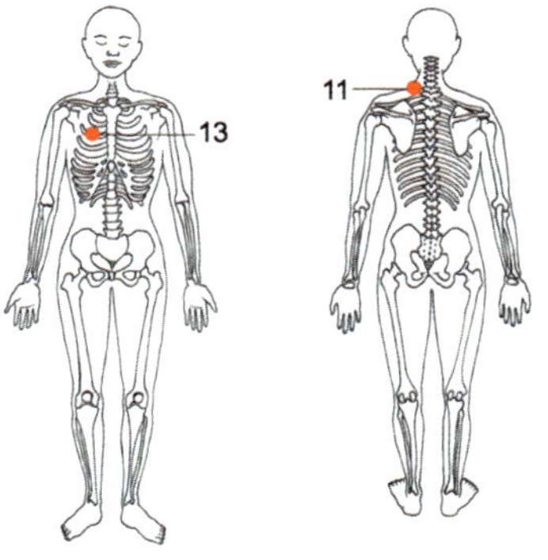

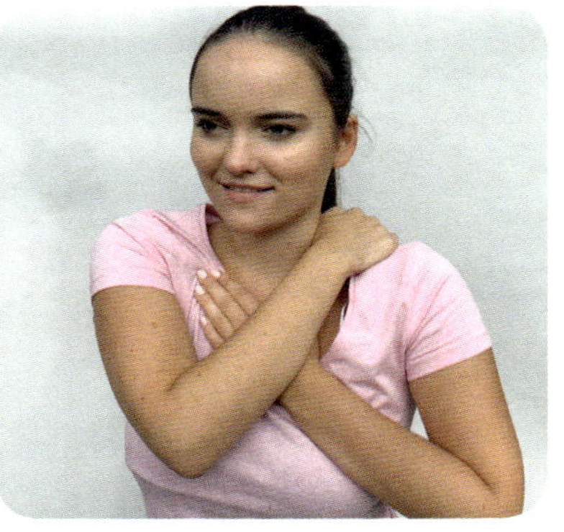

Für das linke Ohr:

Legen Sie die linke Hand auf das rechte SES 11 und die rechte Hand auf das linke SES 13.

Oder Sie legen eine Hand auf das Schambein und halten mit der anderen Hand den kleinen Zeh auf der Körperseite des betroffenen Ohres.

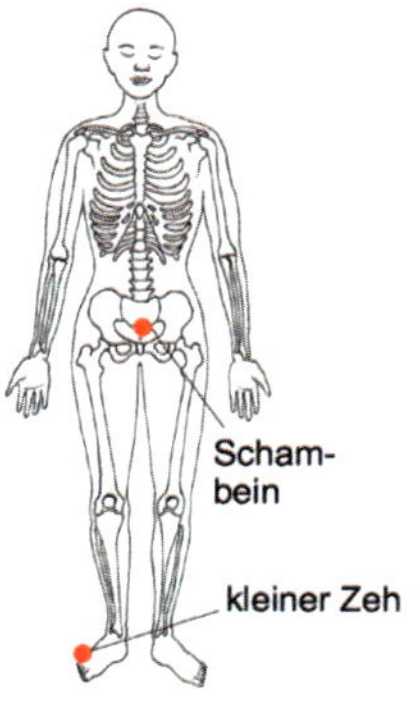

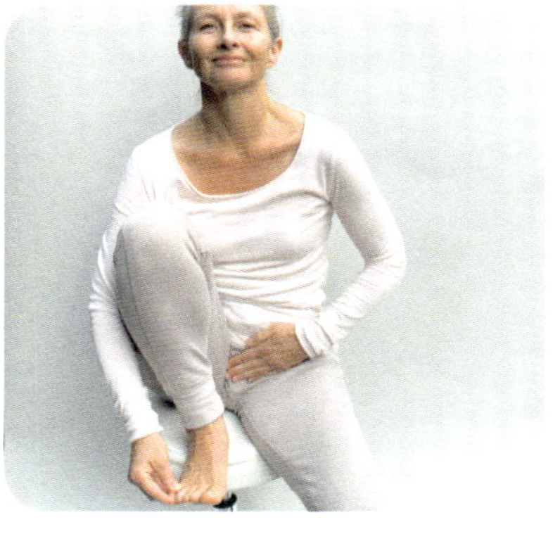

Hörsturz

Bei einem Hörsturz ist der **Blasenstrom** (S. 63) hilfreich.

Praktizieren Sie auch den **Zentralstrom** (S. 46). Er hilft Ihnen, zur Ruhe zu kommen, wieder bei Ihnen selbst anzukommen und zu entspannen. Er schenkt Ihnen Vertrauen und Gelassenheit.

Oder Sie legen eine Hand auf das **Schambein** und halten mit der anderen Hand nacheinander **beide kleine Zehen.**

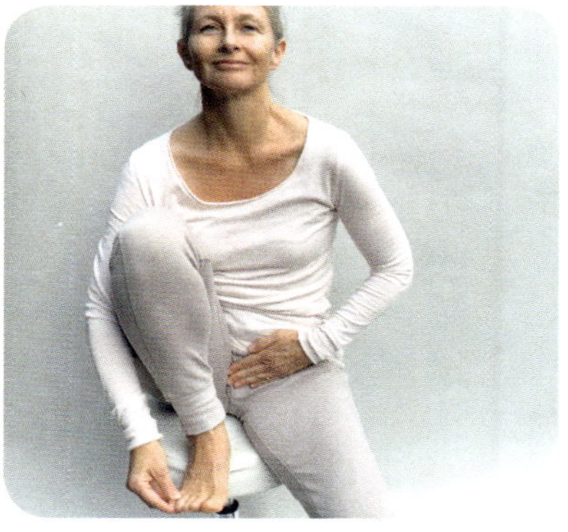

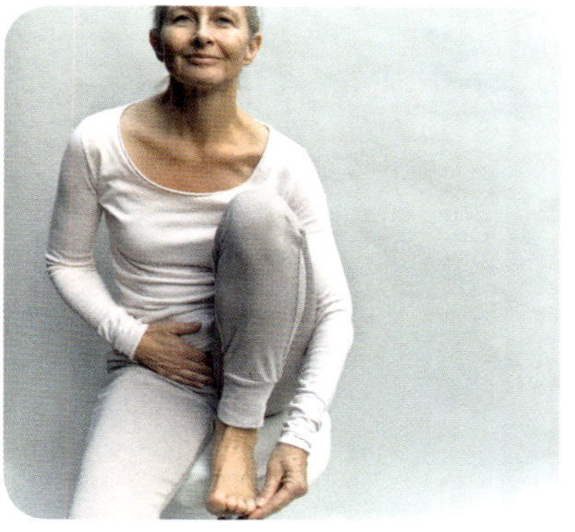

Sie können auch **beide hohe SES 1** strömen.

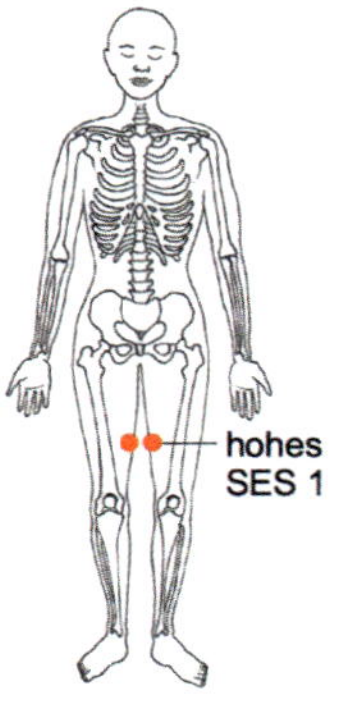

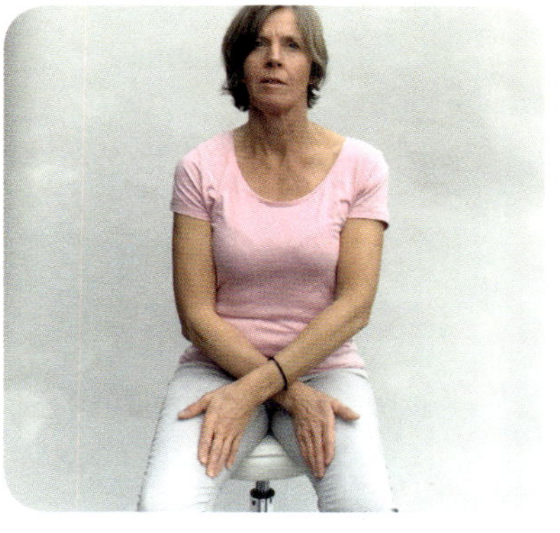

Oder legen Sie eine Hand auf die Stirn auf beide SES 20, die andere Hand in den Nacken in den Bereich von beiden SES 4 und SES 12.

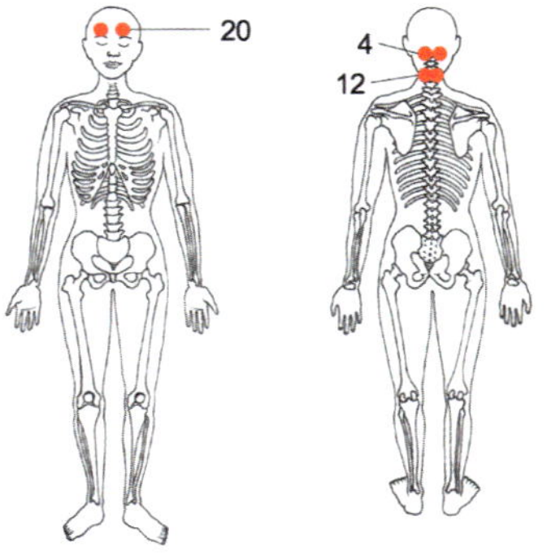

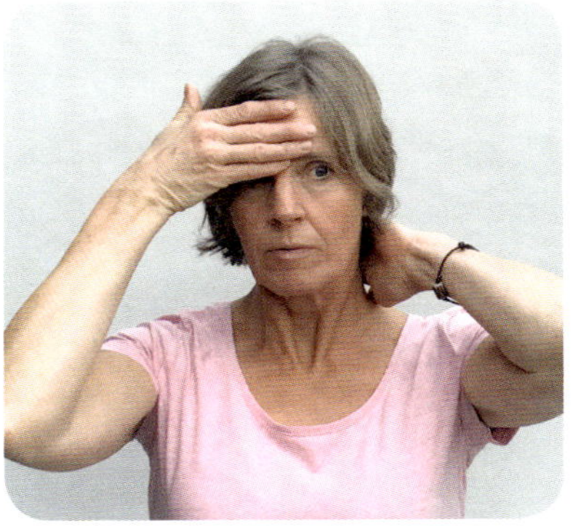

Tinnitus

Tinnitus ist ein weitverbreitetes Thema, das sehr belastend sein kann. Um sich insgesamt zu stärken und auch zu entspannen, praktizieren Sie regelmäßig den Zentralstrom (S. 46).
Halten Sie auch immer wieder beide hohe SES 19.

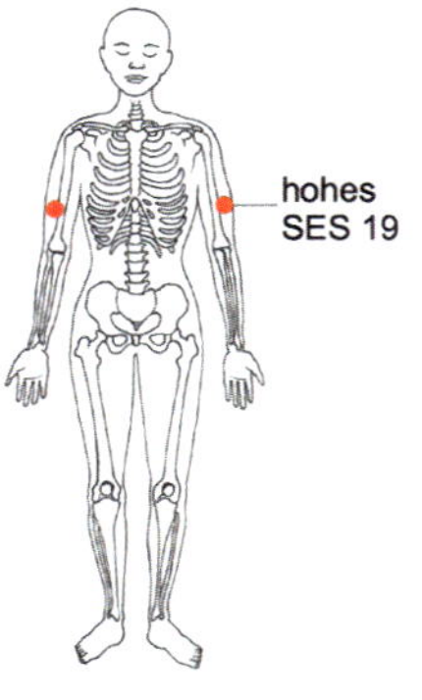

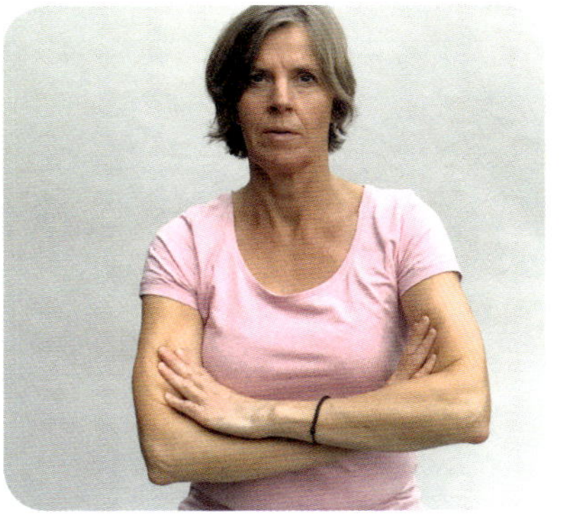

Sie können auch das SES 5 zusammen mit dem SES 15 auf der Körperseite des betroffenen Ohres strömen.

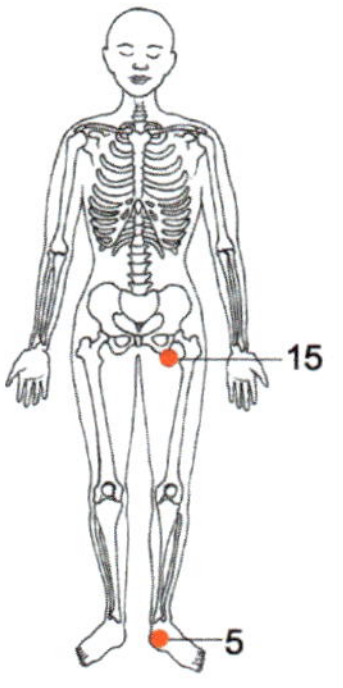

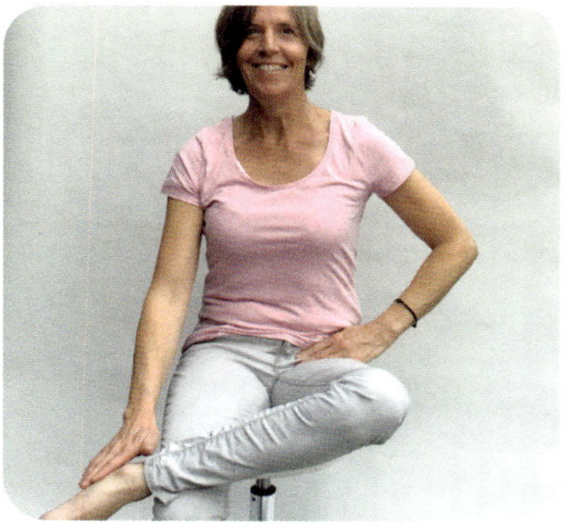

Oder legen Sie eine Hand auf das Schambein, und halten Sie mit der anderen Hand nacheinander beide kleine Zehen (S. 72).

Für das rechte Ohr:

Legen Sie die rechte Hand auf das linke SES 11 und die linke Hand auf das rechte SES 13 (S. 72).

Für das linke Ohr:

Legen Sie die linke Hand auf das rechte SES 11 und die rechte Hand auf das linke SES 13.

Mund und Zähne

Bei allem, was mit dem Mund, den Zähnen, dem Zahnfleisch und dem Kiefer zu tun hat, eignet sich der Magenstrom (S. 59).

Karies

Um Karies vorzubeugen, ist eine gesunde Ernährung natürlich Voraussetzung. Folgende Griffe können Sie zur Stärkung der Zähne anwenden:

Legen Sie eine Hand auf das SES 21 und die andere Hand auf das SES 22 der betroffenen Körperseite.

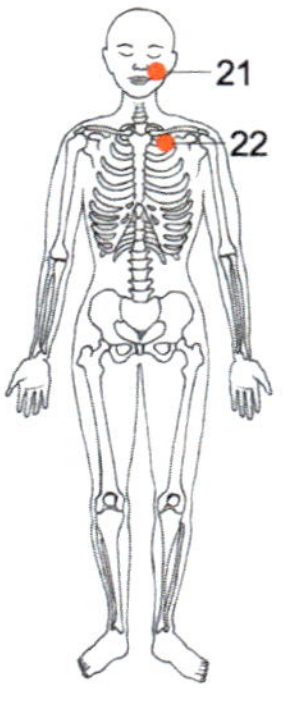

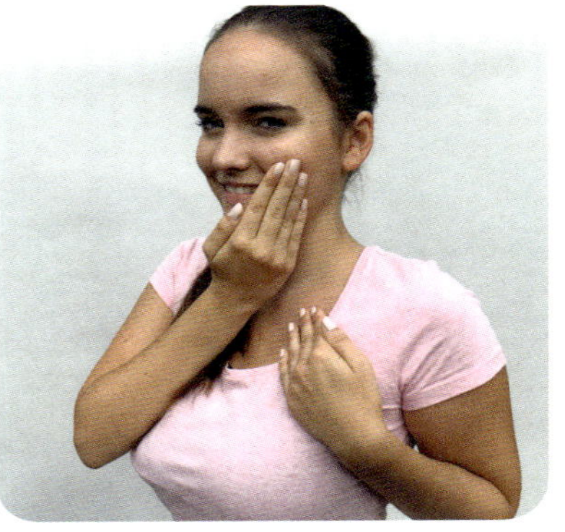

Oder halten Sie das SES 16 zusammen mit dem tiefen SES 8 der nicht betroffenen Körperseite.

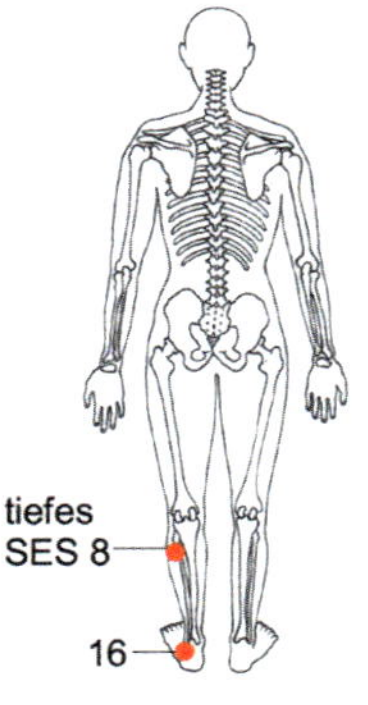

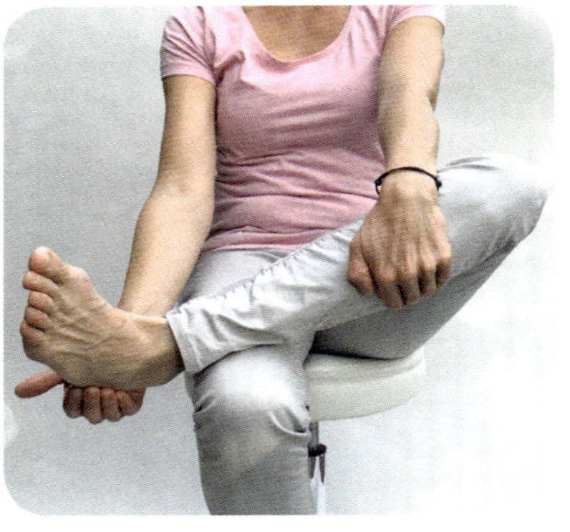

Zahnschmerzen

Um die Zeit bis zum Zahnarzttermin zu überbrücken, können Sie die Griffe unter »Karies« (S. 75) anwenden und die Schmerzen lindern, indem Sie das SES 5 zusammen mit dem SES 16 (S. 18) strömen.

Zahnfleischprobleme

Praktizieren Sie regelmäßig den Magenstrom (S. 59) oder den 1. Schritt davon. Oder halten Sie mit einer Hand das SES 5 und das SES 16 und mit der anderen Hand das tiefe SES 8 – beide Griffe auf der nicht betroffenen Körperseite.

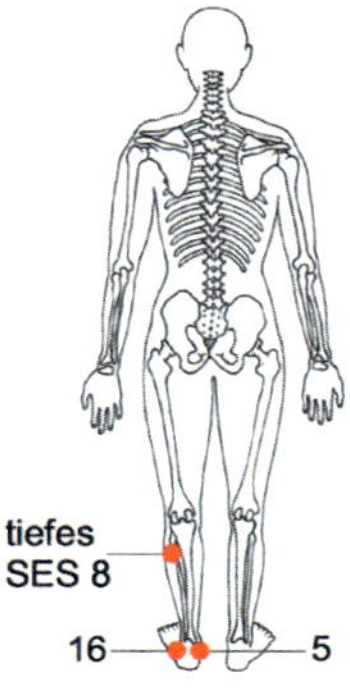

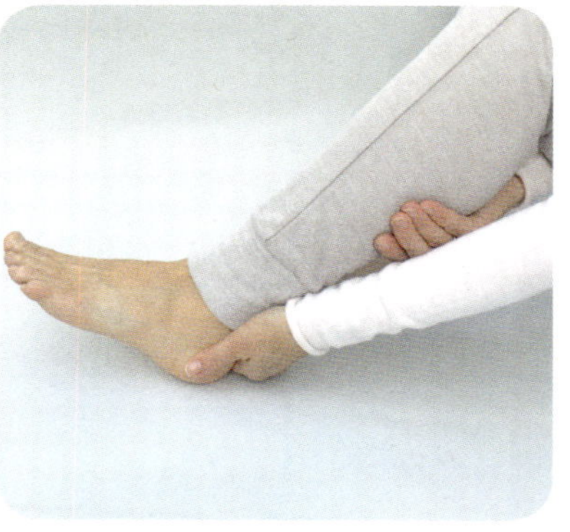

Zahnwurzelentzündung

Legen Sie eine Hand über die entzündete Stelle, und strömen Sie mit der anderen Hand das SES 5 und das SES 16 der anderen Körperseite.

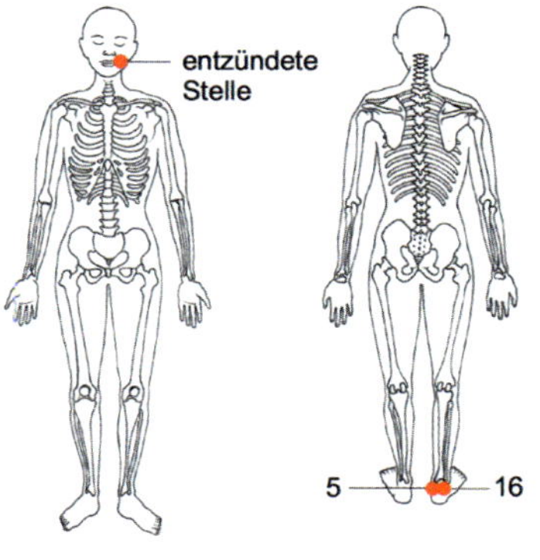

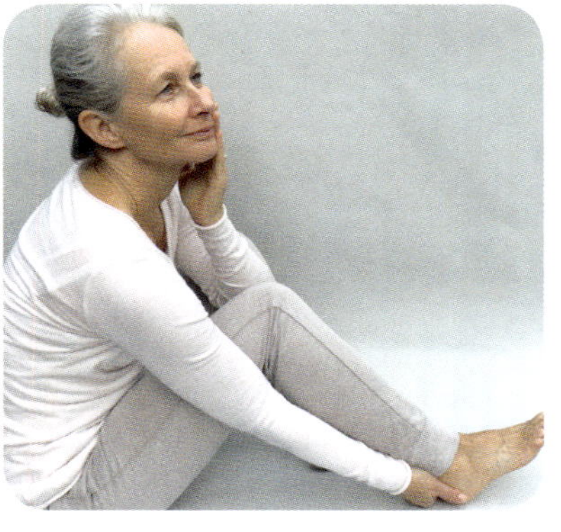

Zähneknirschen

Strömen Sie beide SES 14 überkreuz.

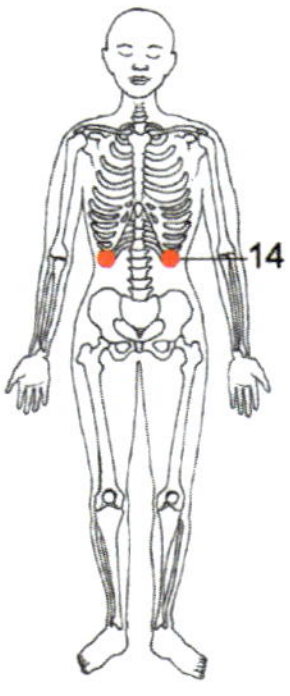

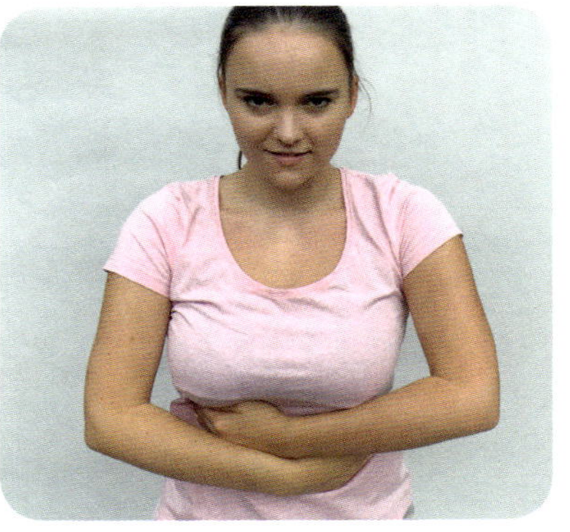

Oder halten Sie das SES 14 zusammen mit dem SES 12.

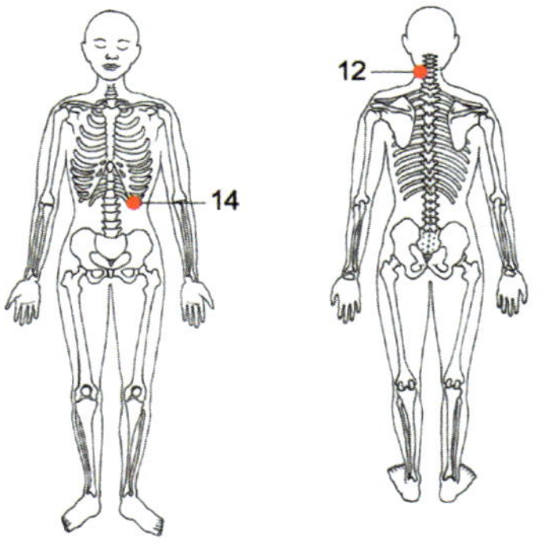

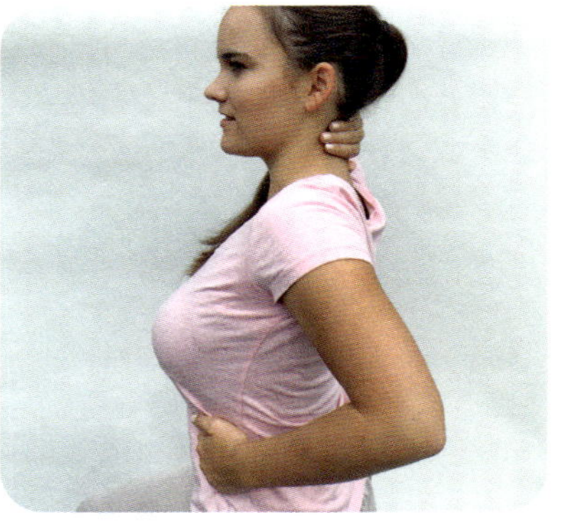

Zahnen

Für die linke Körperseite:

Halten Sie mit einer Hand das linke SES 5, das linke SES 16 und das linke tiefe SES 8.

Für die rechte Körperseite:

Halten Sie mit einer Hand das rechte SES 5, das rechte SES 16 und das rechte tiefe SES 8.

Sie können beide Seiten nacheinander oder gleichzeitig strömen.

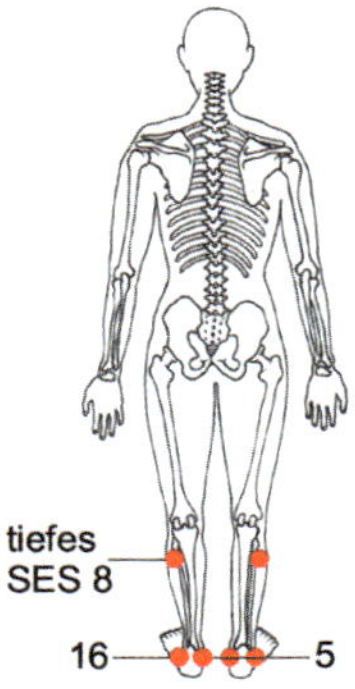

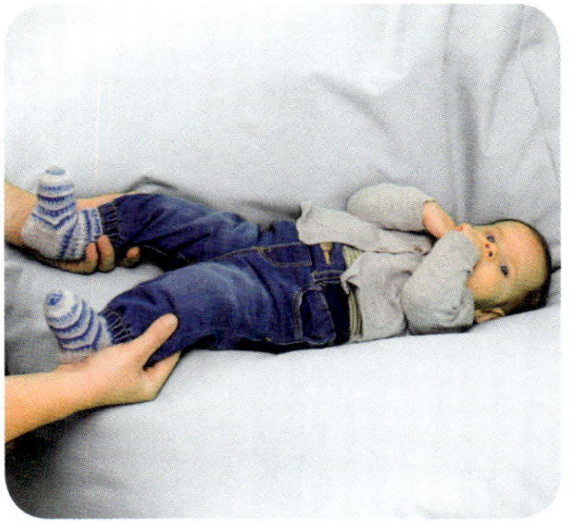

Gehirn

Hirnhautentzündung

Eine Hirnhautentzündung ist eine ernste Erkrankung und gehört auf jeden Fall in ärztliche Behandlung. Sie können die Heilung mit Jin Shin Jyutsu unterstützen, indem Sie folgende Strömsequenz anwenden:

1. Schritt: Halten Sie mit einer Hand das SES 5 und das SES 16 und mit der anderen Hand das SES 7 an der Unterseite des großen Zehs.

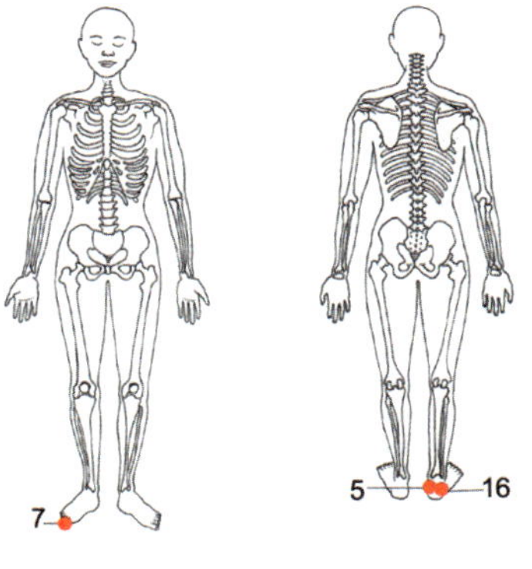

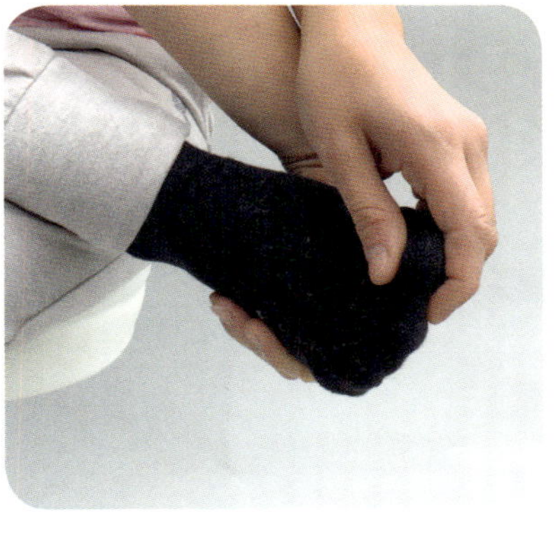

2. Schritt: Die eine Hand bleibt auf dem SES 5 und dem SES 16, mit der anderen Hand halten Sie das SES 3.

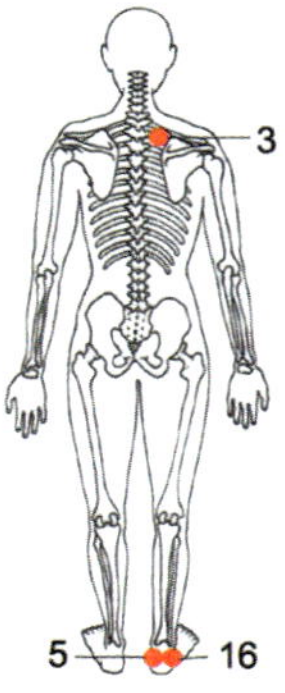

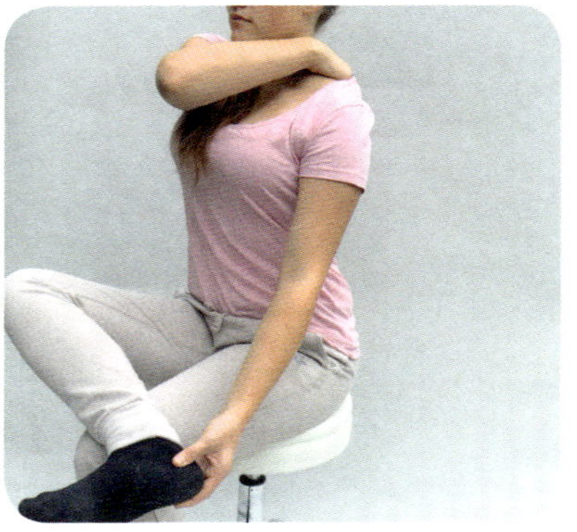

Machen Sie die Griffe erst auf der einen, dann auf der anderen Körperseite.

Schlaganfall

Zur Rehabilitierung nach einem Schlaganfall ist das tägliche Praktizieren des Finger-Zehen-Stroms (S. 45) sehr wertvoll. Wenn Sie selbst betroffen sind, lassen Sie sich von jemandem strömen.
Halten Sie auch möglichst oft das SES 7 oder das SES 7 zusammen mit dem SES 6.

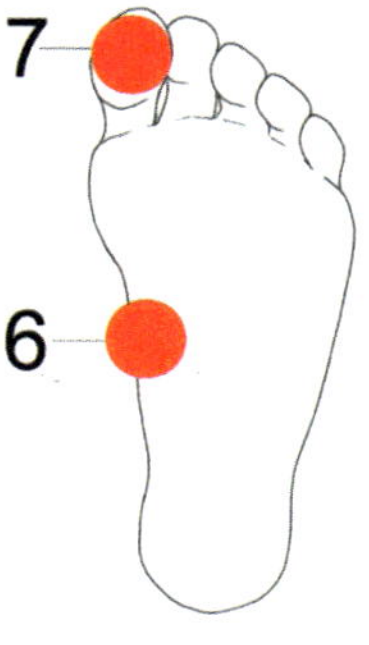

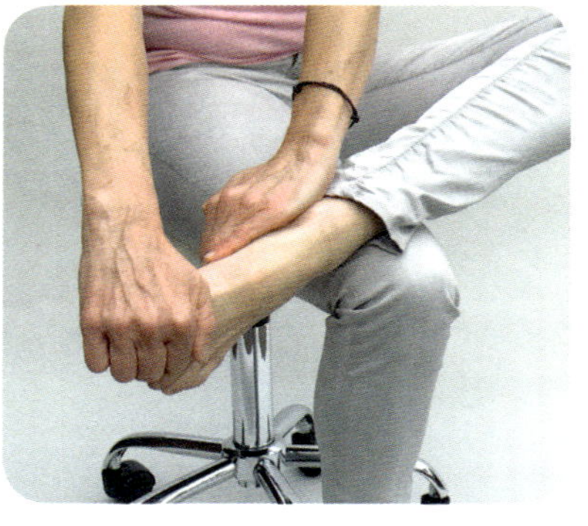

Folgende Strömsequenz ist ebenfalls sehr unterstützend:
Halten Sie auf der nicht betroffenen Körperseite folgende SES in der angegebenen Reihenfolge:

1. Schritt: SES 5 und SES 16.

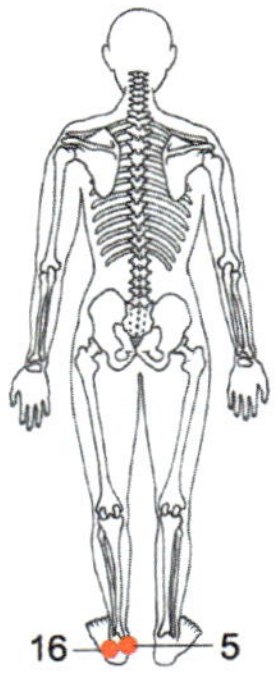

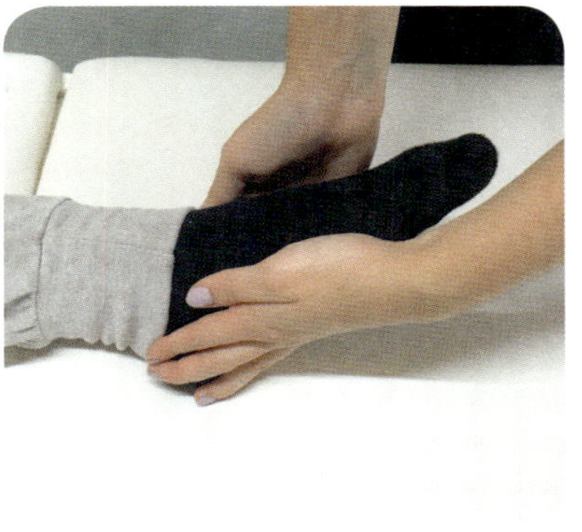

2. Schritt: SES 5 und SES 15.

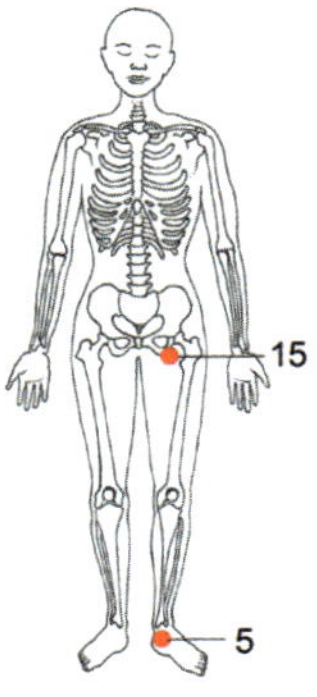

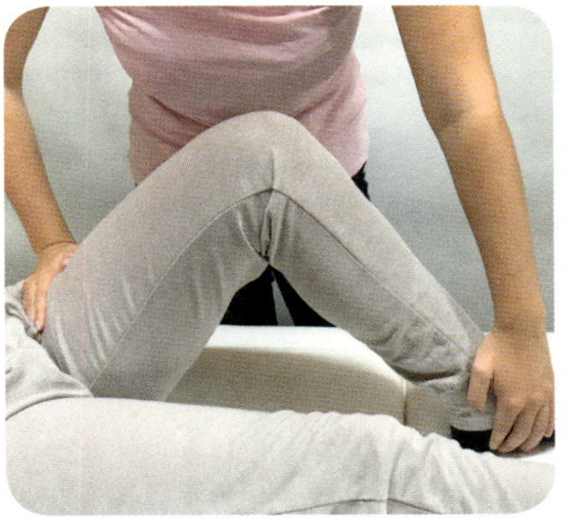

3. Schritt: SES 5 und SES 23.

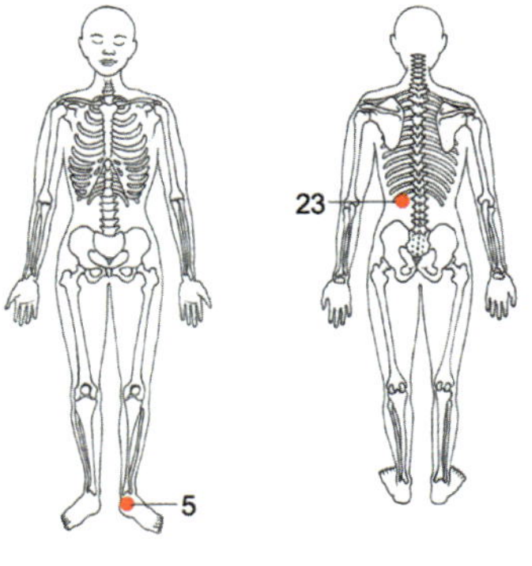

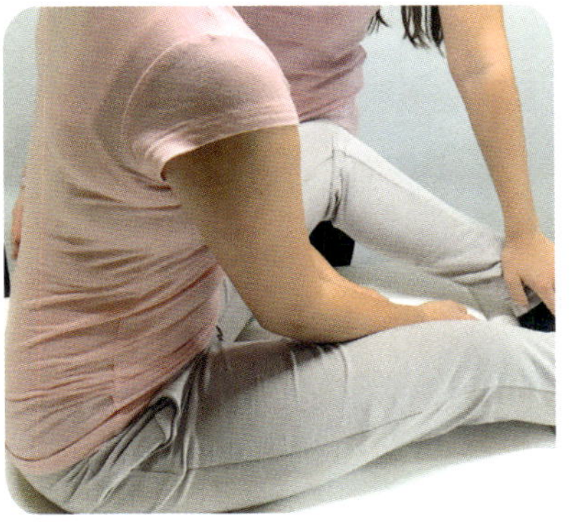

Kopfschmerzen und Migräne

Kopfschmerzen und Migräne können verschiedene Auslöser haben. Vor allem dann, wenn sie häufiger auftreten, ist es wichtig, zu schauen, was das zugrunde liegende Thema sein könnte, und dementsprechend zu strömen.

Direkte Strömhilfen sind folgende:
Halten Sie Ihre Fersen, oder lassen Sie sie halten: SES 5 zusammen mit SES 16 ist ein sehr hilfreicher Griff bei allen Arten von Schmerzen.

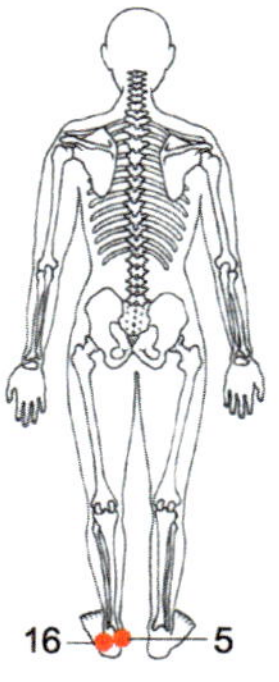

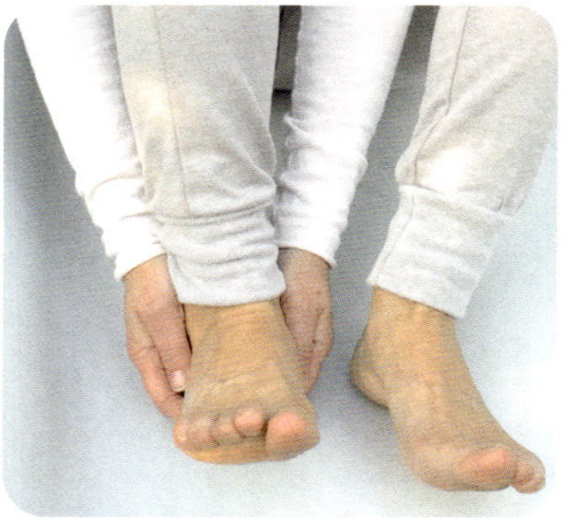

Halten Sie beide SES 7 an der Unterseite der großen Zehen (S. 20).

Auch das SES 1 kann Kopfschmerzen lösen (S. 15).

Strömen Sie beide SES 20 (S. 30), oder legen Sie eine Hand auf die Stirn auf beide SES 20 und die andere Hand in den Nacken auf beide SES 4 (S. 86).

Praktizieren Sie den Magenstrom (S. 59) oder den entsprechenden Kurzgriff – dadurch wird die im Kopf angestaute Energie gelöst und nach unten abgeleitet.

Bei Schmerzen im Hinterkopf praktizieren Sie den Blasenstrom (S. 63), den entsprechenden Kurzgriff, oder strömen Sie das SES 18 (S. 28).

Atemwege

Obere Atemwege

Erkältung, Grippe und Fieber

Ein wichtiges Energieschloss bei allen Themen, die mit Viren oder Bakterien zu tun haben, ist das SES 3. Es ist sozusagen die Tür, die aufschwingt, um alte, verbrauchte Energie zu entlassen und neue, gereinigte Energie zu empfangen. Viren und Bakterien sind immer da. Ist die Tür zu, können sie nicht mehr aus dem Körper heraus und setzen sich fest.

Ein wichtiger Griff bei allen grippalen Infekten ist folgender:
Legen Sie eine Hand auf das SES 3, die andere Hand auf das SES 15 – erst auf der einen und dann auf der anderen Körperseite.

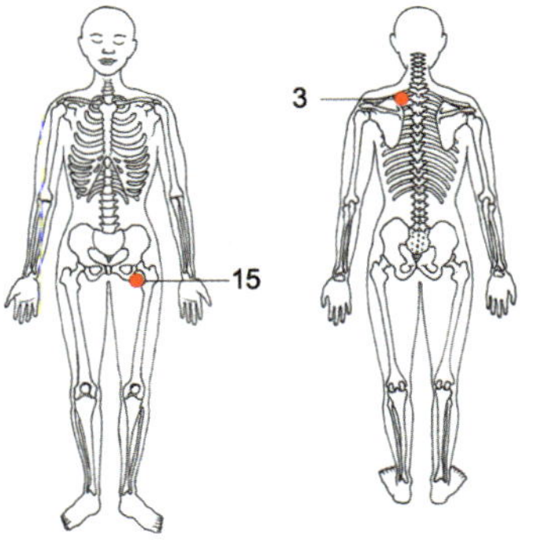

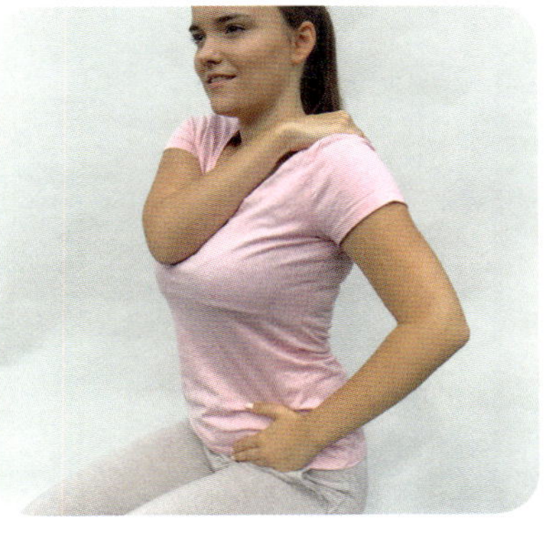

Probieren Sie auch folgende Strömsequenz – oft können Sie damit bei den ersten Anzeichen einer Erkältung diese im Keim ersticken, sodass sie gar nicht erst ausbricht:

Legen Sie eine Hand auf das SES 3, und bilden Sie mit der anderen Hand zuerst einen Ring aus Daumen und Zeigefinger, indem Sie die Daumenspitze auf den Zeigefingernagel legen, dann aus Daumen und Mittelfinger, aus Daumen und Ringfinger und schließlich aus Daumen und kleinem Finger.

Bei Fieber können Sie auch zusätzlich die Waden halten – das sind dann sozusagen Strömwadenwickel.

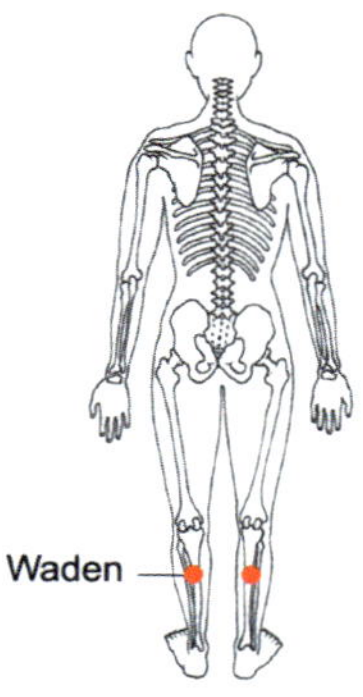

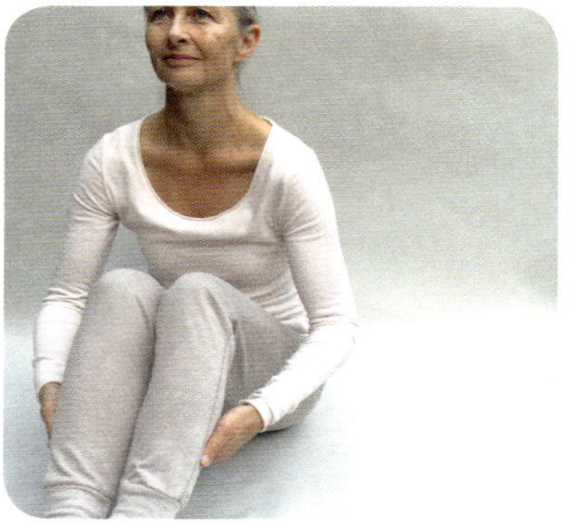

Schnupfen

Legen Sie eine Hand auf das SES 11 und das SES 3 und die andere Hand auf das SES 15.

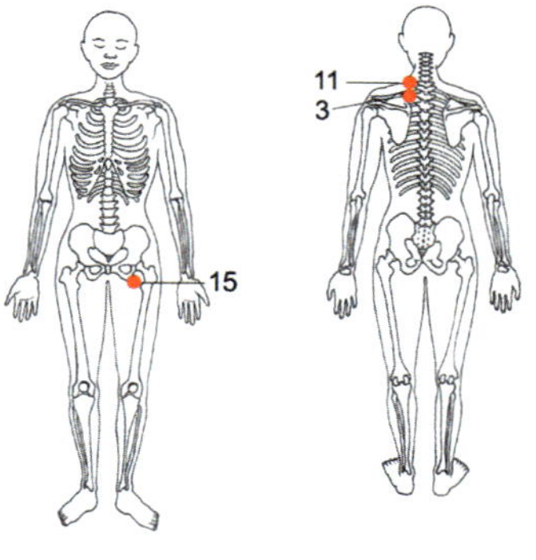

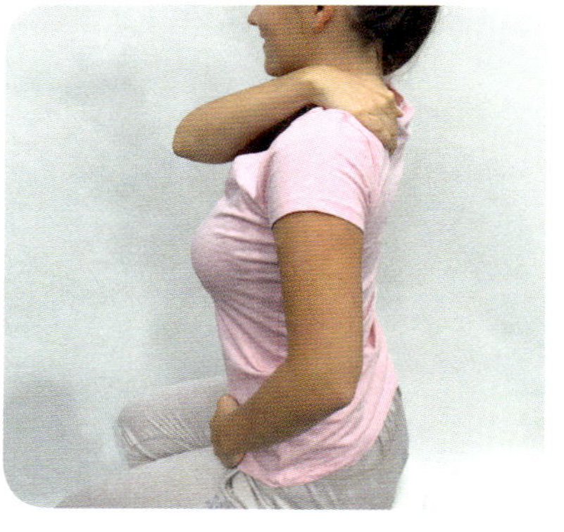

Oder halten Sie **beide SES 21,** indem Sie die Hände unter die Wangenknochen legen.

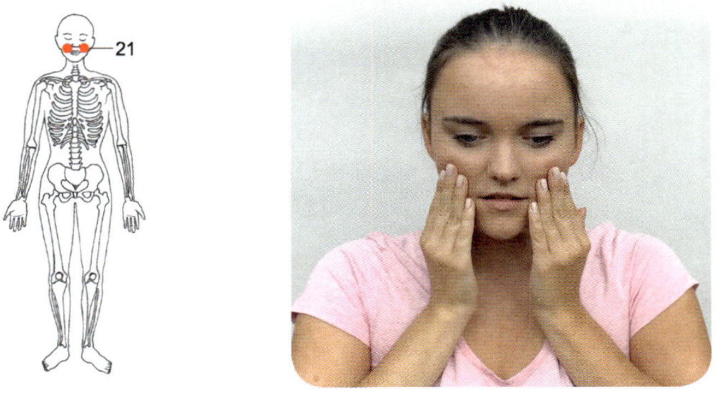

Auch das Strömen von SES 21 zusammen mit dem SES 2 befreit die Atemwege.

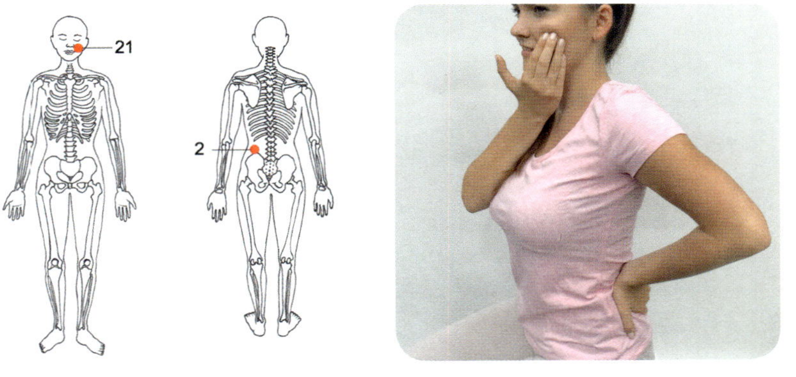

Nebenhöhlenentzündung

Halten Sie das SES 21 und das SES 22 der betroffenen Körperseite.

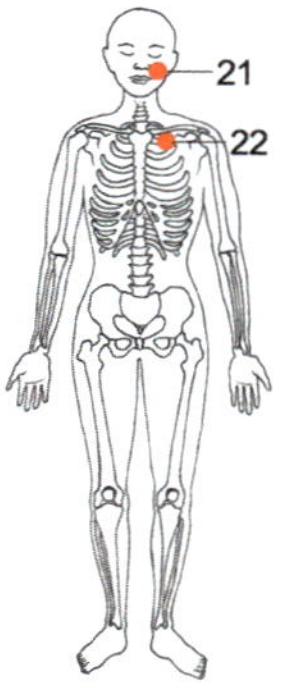

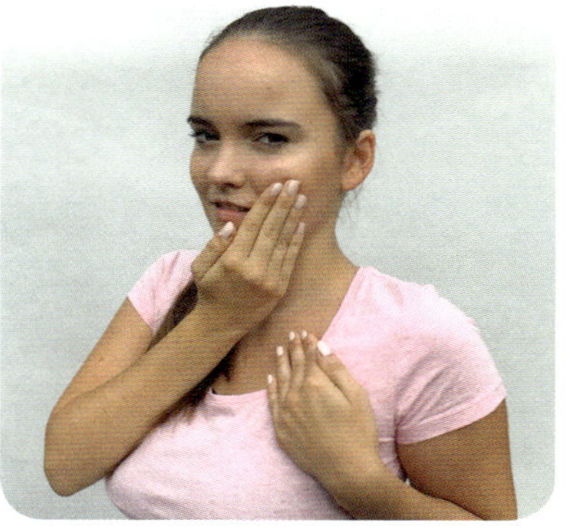

Oder legen Sie eine Hand auf die Stirn auf beide SES 20, die andere Hand in den Nacken auf beide SES 4.

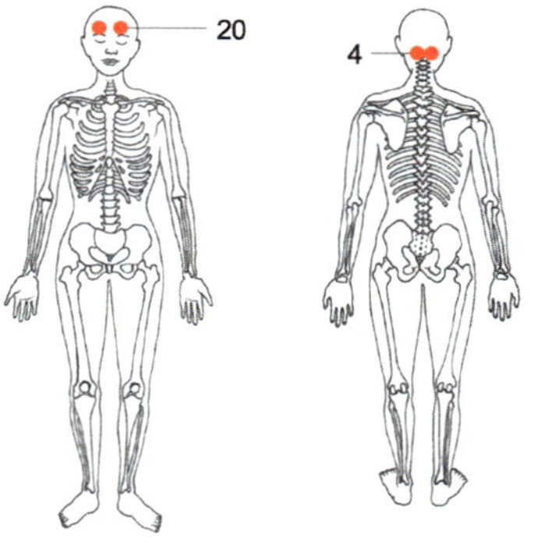

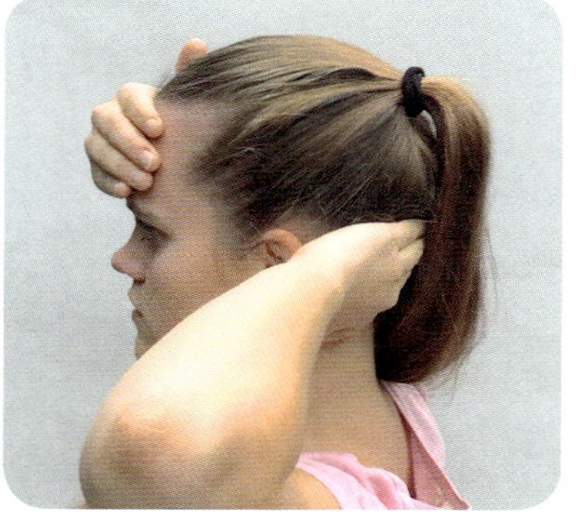

Oder praktizieren Sie den Magenstrom (S. 59).

Hals

Halsentzündung und Heiserkeit

Legen Sie eine Hand auf das SES 11 der einen und die andere Hand auf das SES 13 der anderen Körperseite.

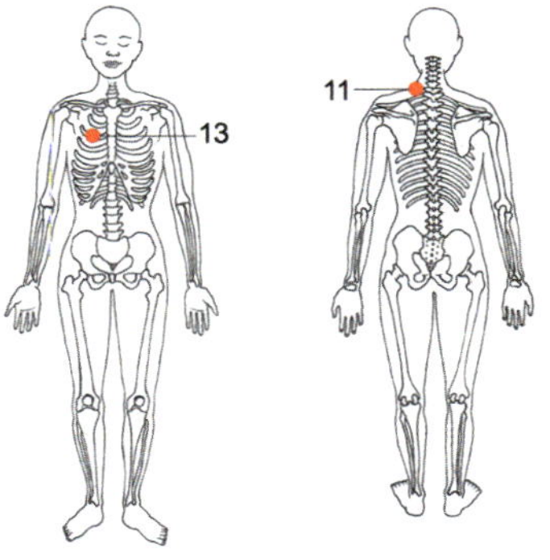

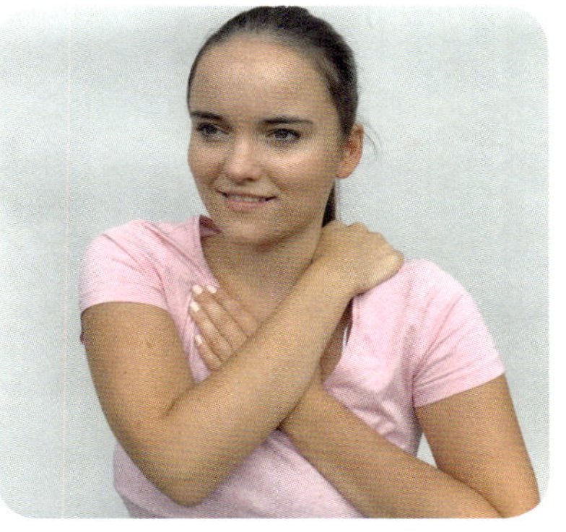

Oder strömen Sie mit einer Hand das SES 11 und das SES 3, und bilden Sie mit der anderen Hand einen Ring aus Daumen und Zeigefinger, indem Sie die Daumenspitze auf den Zeigefingernagel legen.

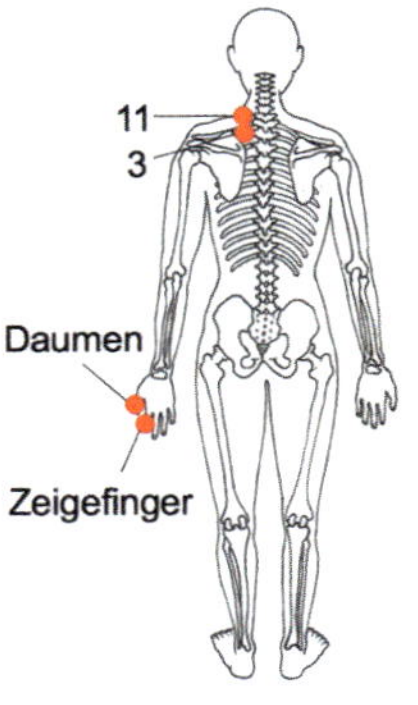

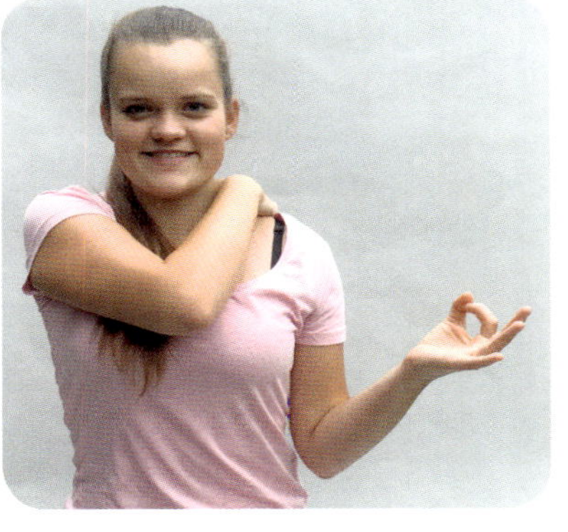

Oder praktizieren Sie den Magenstrom (S. 59).

Untere Atemwege

Husten und Bronchitis

Halten Sie das hohe SES 19 der einen und das SES 22 der anderen Körperseite.

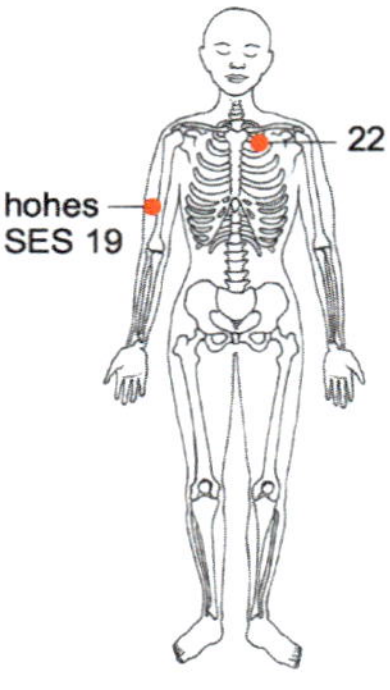

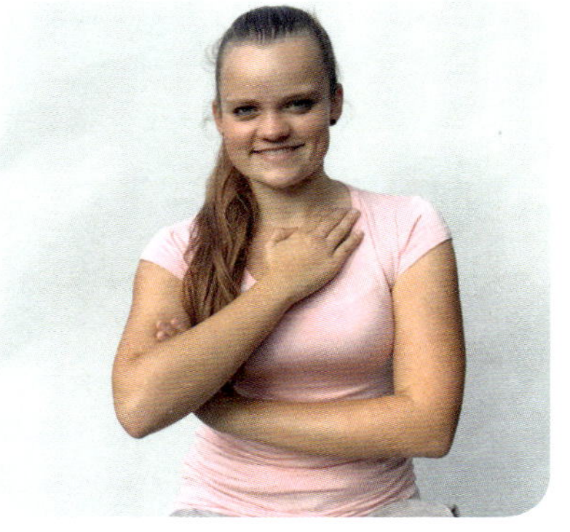

Oder strömen Sie beide SES 19.

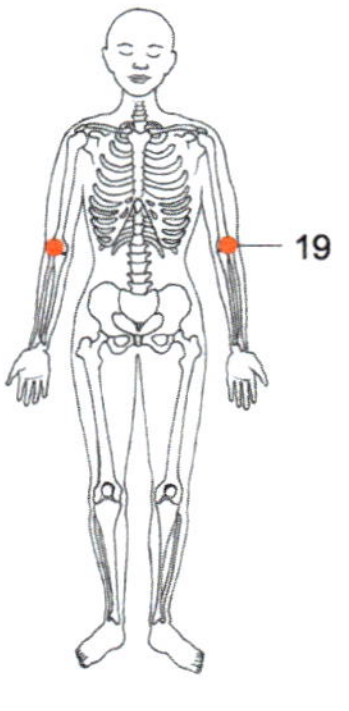

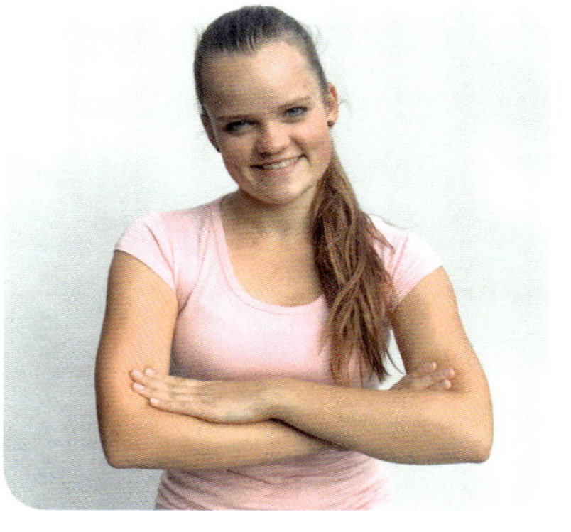

Reizhusten

Reizhusten können Sie lindern, indem Sie **beide hohe SES 19** an der Rückseite der Arme halten.

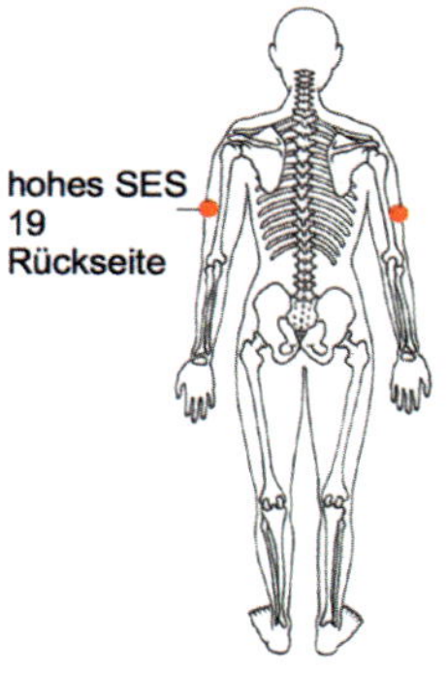

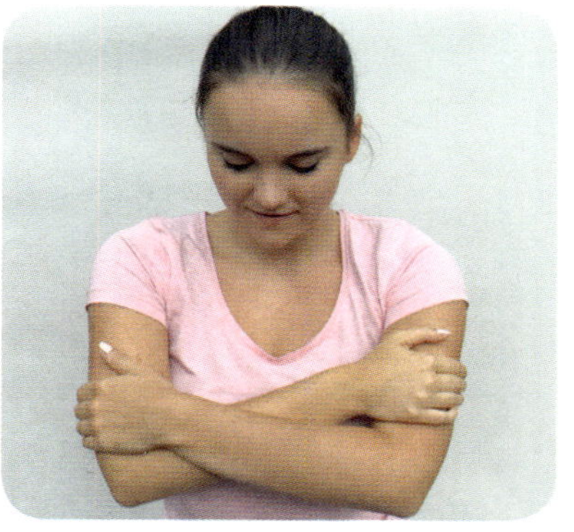

Lungenentzündung

Mit einer Lungenentzündung ist nicht zu spaßen, lassen Sie es ärztlich abklären. Um die Lunge zu stärken, können Sie das SES 14 zusammen mit dem SES 22 halten.

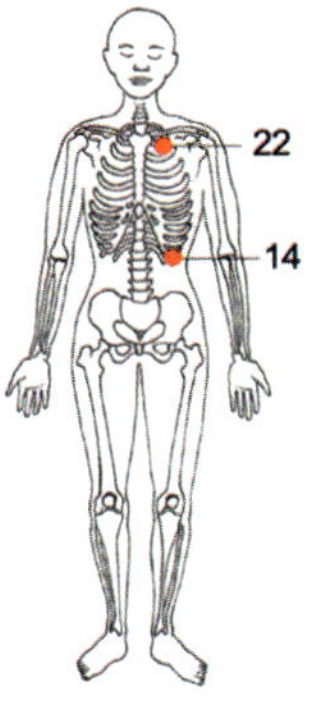

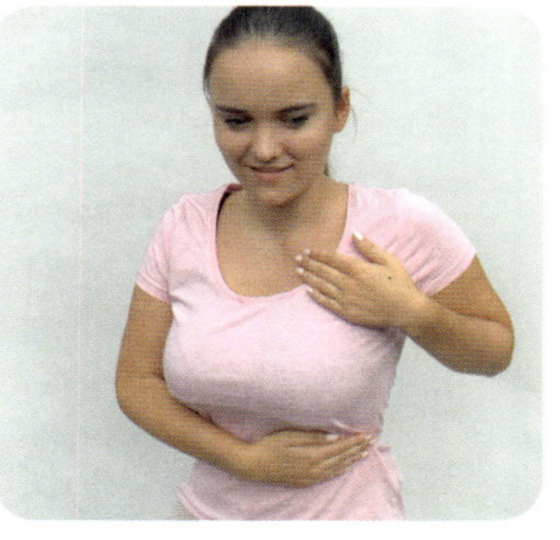

Oder strömen Sie das SES 3 (das sogenannte Ström-Antibiotikum) zusammen mit dem SES 15 (S. 17).
Halten Sie auch möglichst oft den **Ringfinger** (S. 42).

Atemprobleme

Das SES 1 unterstützt das Ausatmen und das SES 2 das Einatmen.
Um die Atmung zu harmonisieren, strömen Sie das **SES 1** zusammen mit dem **SES 2.**

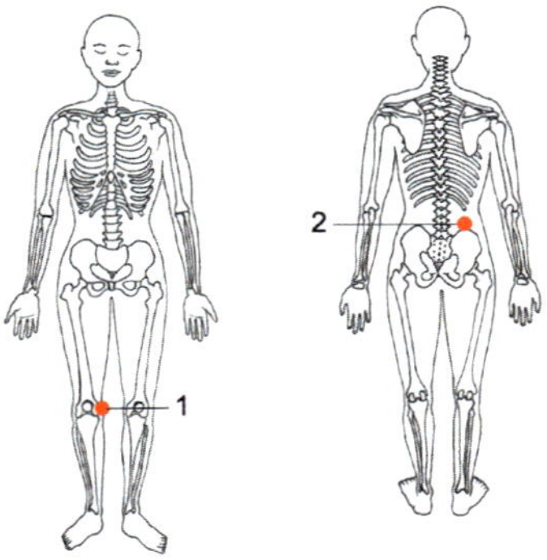

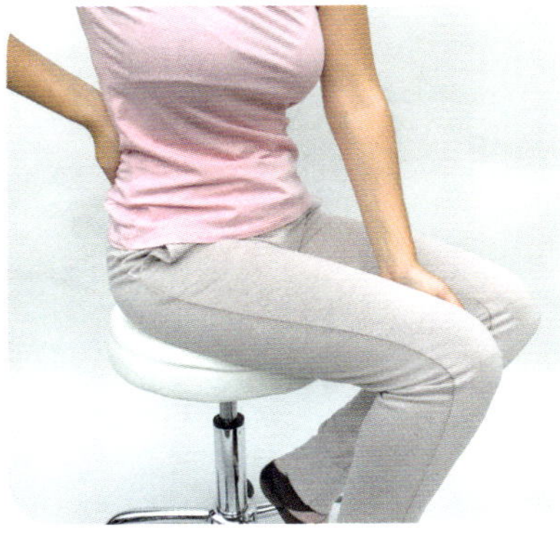

Oder halten Sie das **hohe SES 1 der einen** und das **hohe SES 19 der anderen Körperseite.**

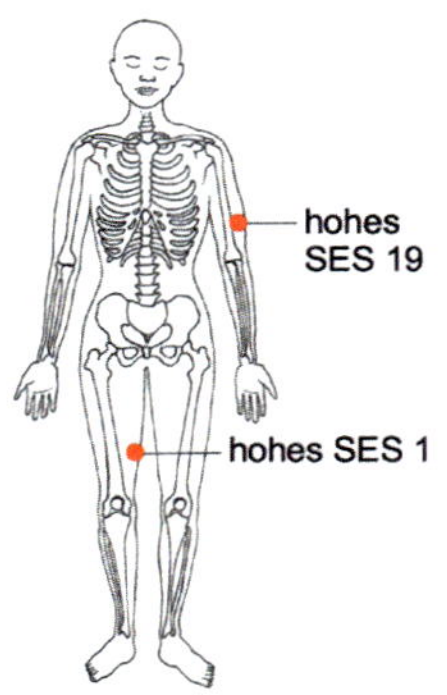

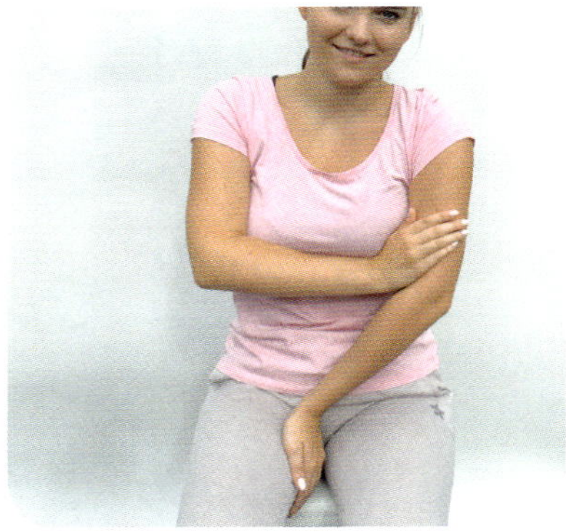

Auch die **große Umarmung** (S. 35) und die **Betreuerströme** (S. 51) bringen die Atmung wieder in Harmonie.

Plötzliche Atemnot

Legen Sie eine Hand auf das **Brustbein** und die andere Hand auf die obere Mitte des **Kopfes.**

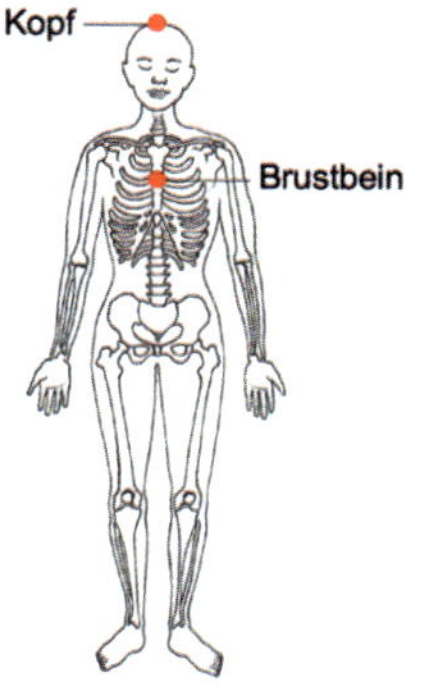

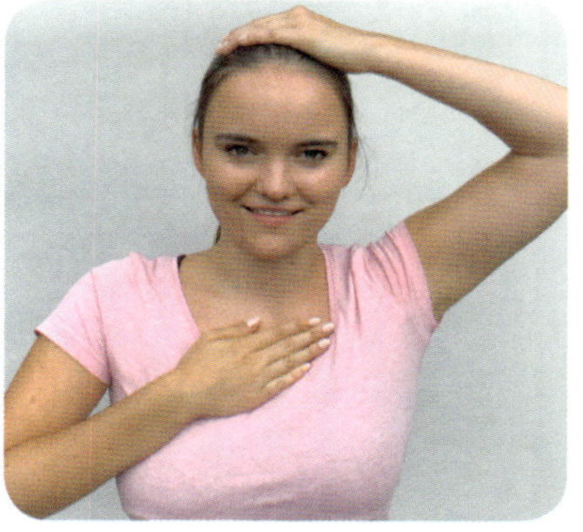

Oder legen Sie eine Hand in den Nacken auf **beide SES 4,** und bilden Sie mit der anderen Hand einen **Ring aus Daumen und Ringfinger,** indem Sie die Daumenspitze auf den Ringfingernagel legen.

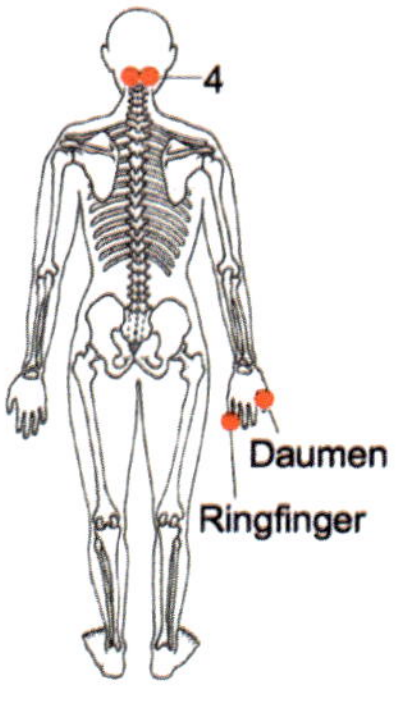

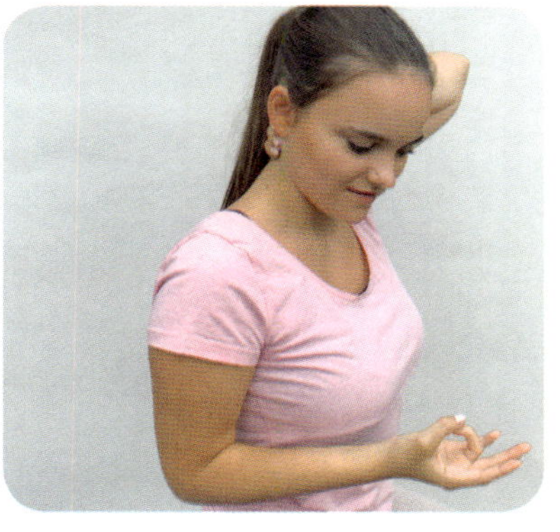

Verdauungsorgane

Magen

Bei allen Themen, die mit dem Magen zu tun haben, eignet sich der Magenstrom (S. 59).

Magenschmerzen

Zusätzlich zum Magenstrom (S. 59) können Sie beide SES 1 halten.

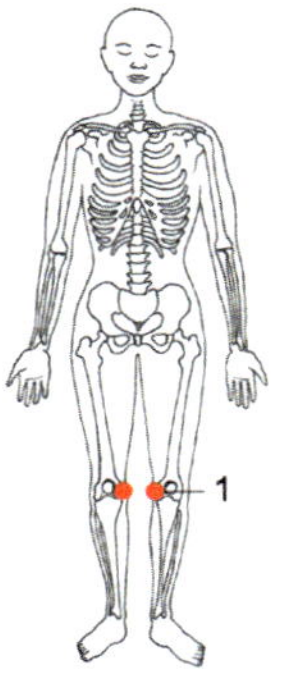

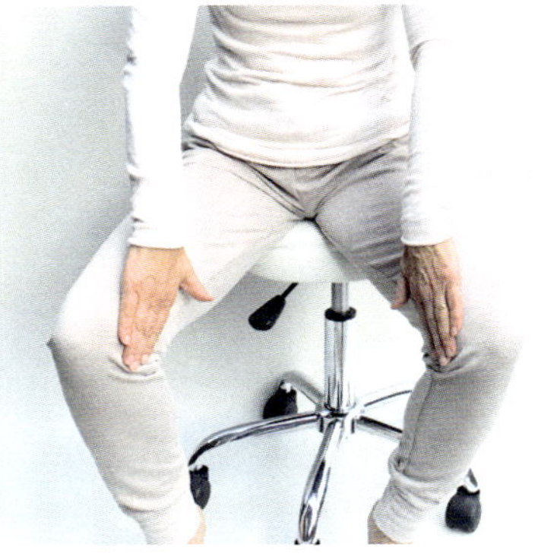

Oder strömen Sie das hohe SES 1 zusammen mit dem tiefen SES 8.

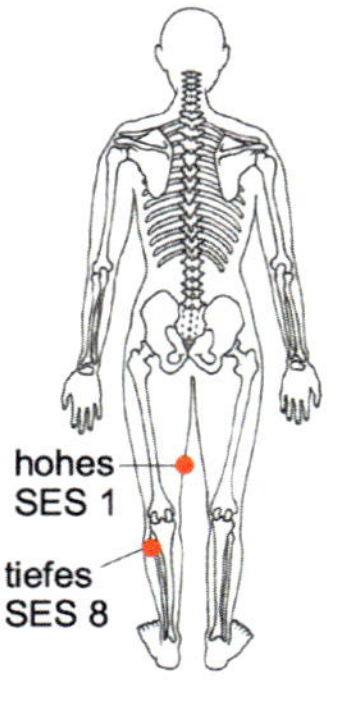

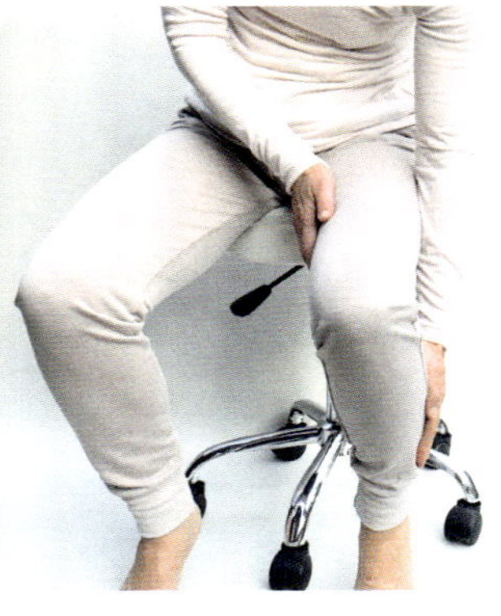

Übelkeit und Erbrechen

Strömen Sie beide SES 1 (S. 92).

Oder legen Sie eine Hand auf das SES 1 der einen und die andere Hand auf das SES 14 der anderen Körperseite.

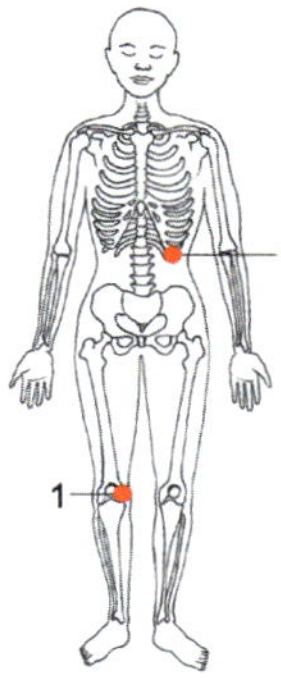

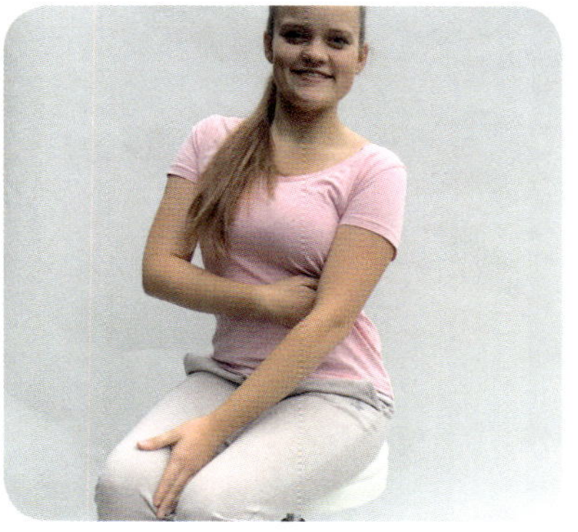

Sodbrennen

Für die linke Körperseite:

Legen Sie die rechte Hand auf das linke SES 21 und die linke Hand auf das linke SES 22.

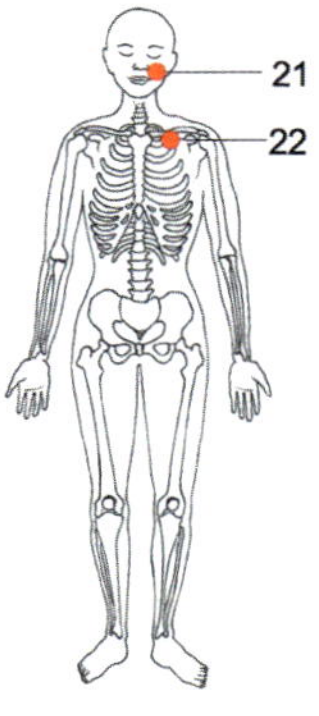

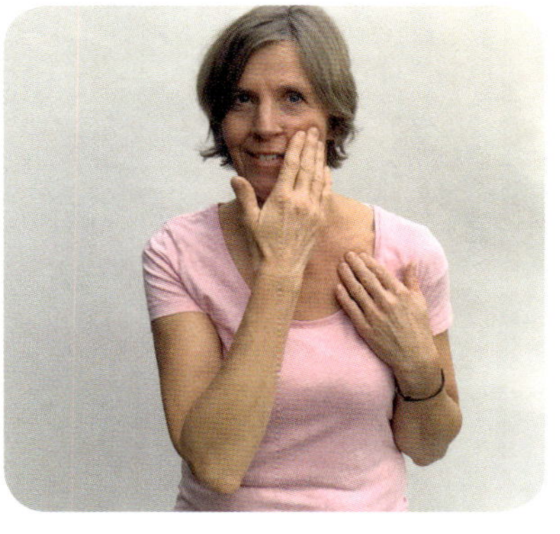

Für die rechte Körperseite:

Legen Sie die linke Hand auf das rechte SES 21 und die rechte Hand auf das rechte SES 22.

Sie können auch beide SES 14 (S. 26) strömen.
Oder legen Sie eine Hand auf das SES 14 der einen und die andere Hand auf das hohe SES 1 der anderen Körperseite.

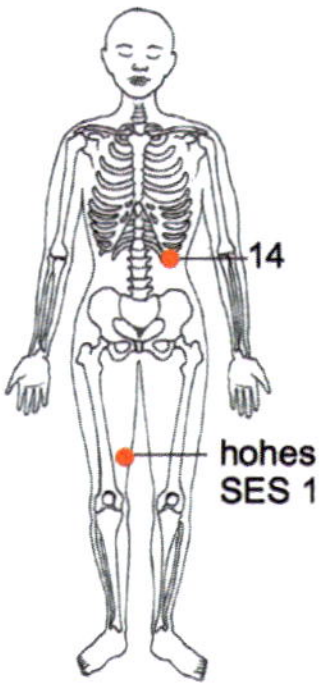

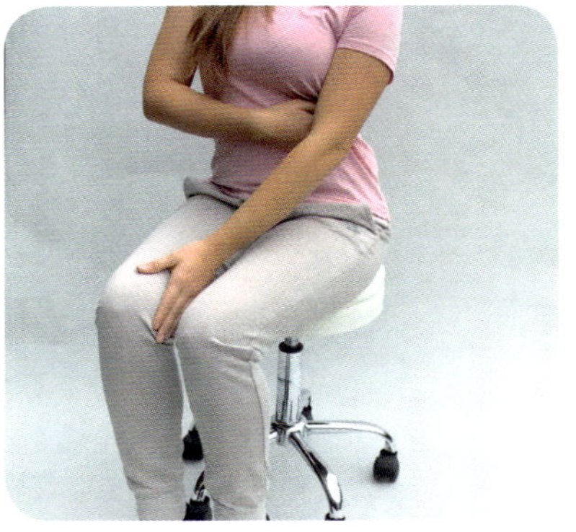

Appetit- und Essstörung

Der Milzstrom (S. 55) harmonisiert den Appetit und das Essverhalten. Sie können ihn bei Appetitlosigkeit, starken Gelüsten und bei Essstörungen anwenden.
Auch der Magenstrom (S. 59) bringt den Appetit und zudem das Gewicht in Balance.

Darm

Verstopfung

Bei Verstopfung ist es wichtig, genug Wasser zu trinken und sich ausreichend zu bewegen.
Strömen können Sie beide SES 1 (S. 15).
Oder bilden Sie einen Ring aus Daumen und Zeigefinger, indem Sie die Daumenspitze auf den Zeigefingernagel legen, und strömen Sie mit der anderen Hand das SES 11 (S. 96).

Durchfall

Länger andauernder Durchfall sollte ärztlich abgeklärt werden.

Bei Durchfall halten Sie beide SES 8.

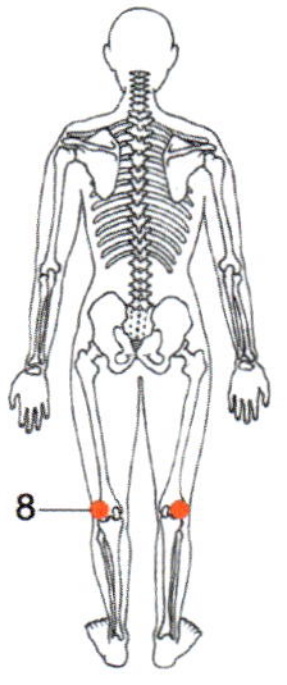

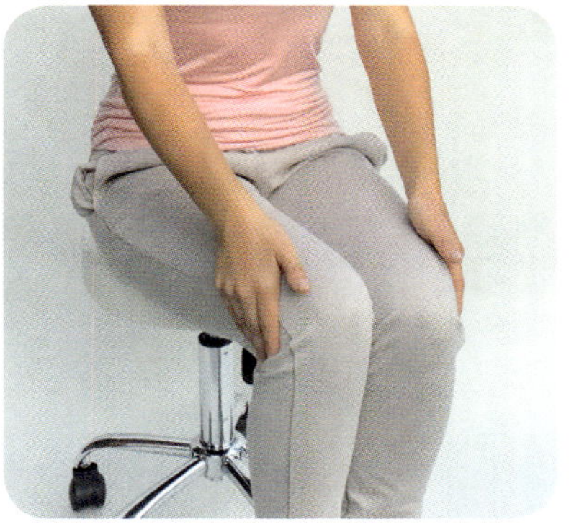

Oder legen Sie eine Hand auf das rechte hohe SES 1 und die andere Hand auf das rechte SES 8.

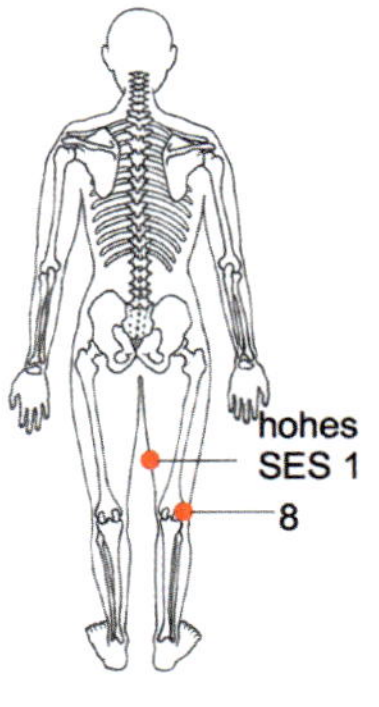

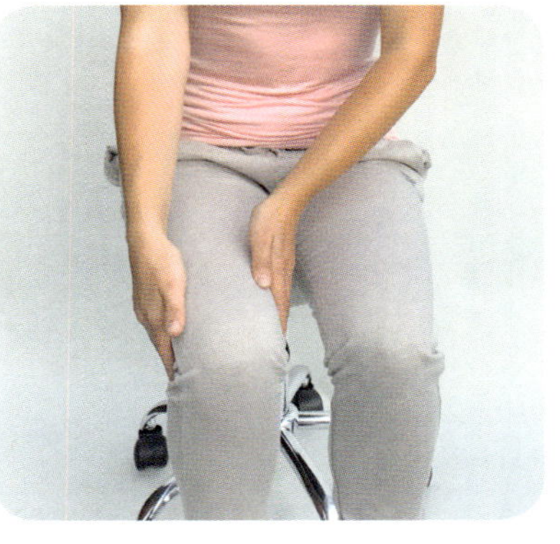

Reizdarm

Ein wichtiger Griff zur Beruhigung des Darmgewebes ist folgender:

Legen Sie eine Hand auf das **hohe SES 1 der einen** und die andere Hand auf das **hohe SES 19 der anderen Körperseite.**

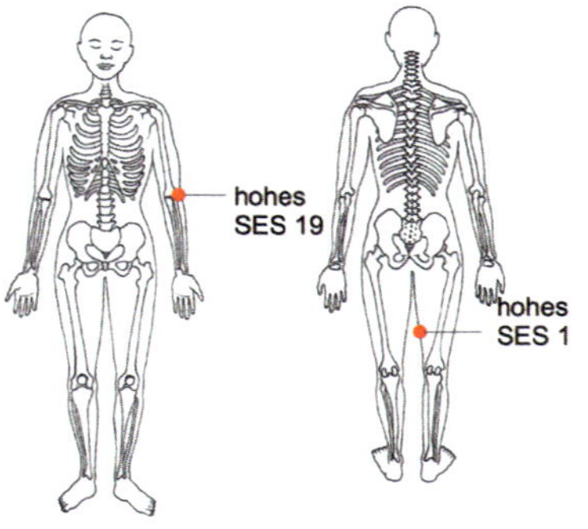

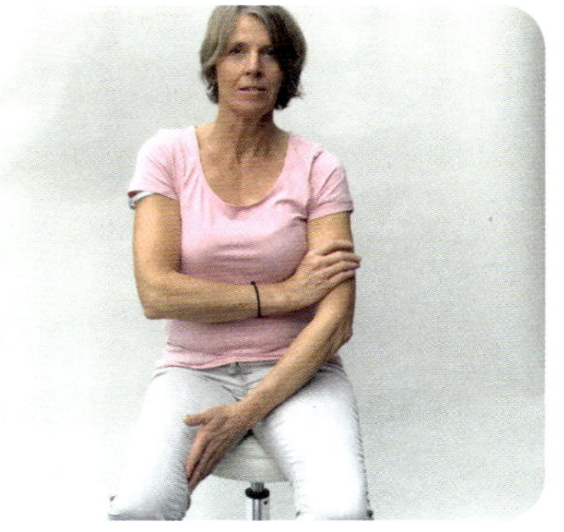

Oder bilden Sie einen **Ring aus Daumen und Zeigefinger,** indem Sie die Daumenspitze auf den Zeigefingernagel legen, und strömen Sie mit der anderen Hand das **SES 11.**

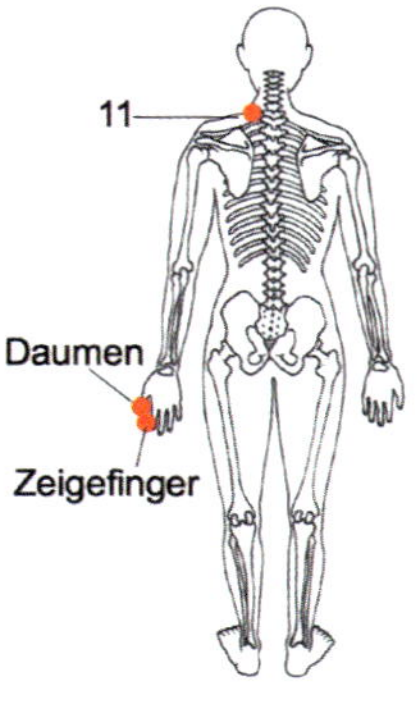

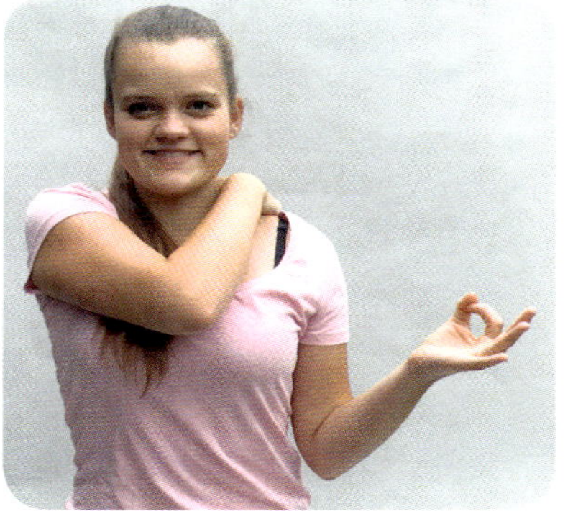

Hämorrhoiden

Legen Sie eine Hand an die Analregion und die andere Hand auf das SES 8 – erst auf der einen, dann auf der anderen Körperseite.

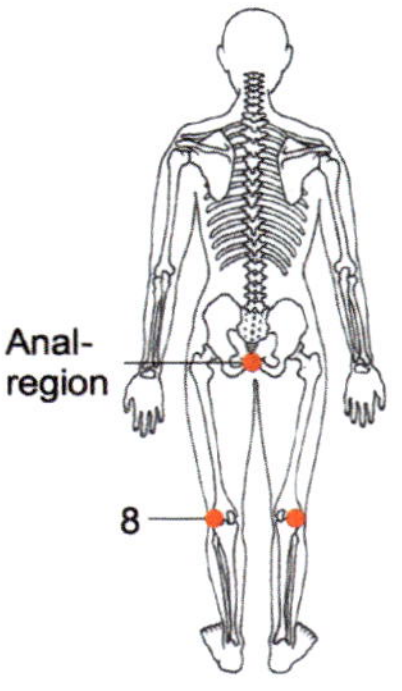

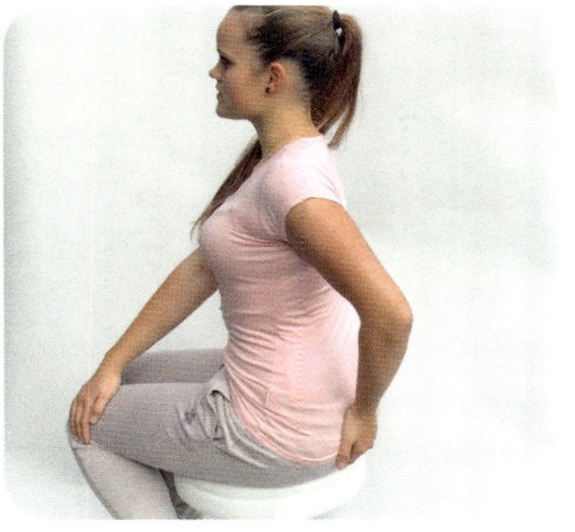

Oder strömen Sie das SES 14 zusammen mit dem SES 15.

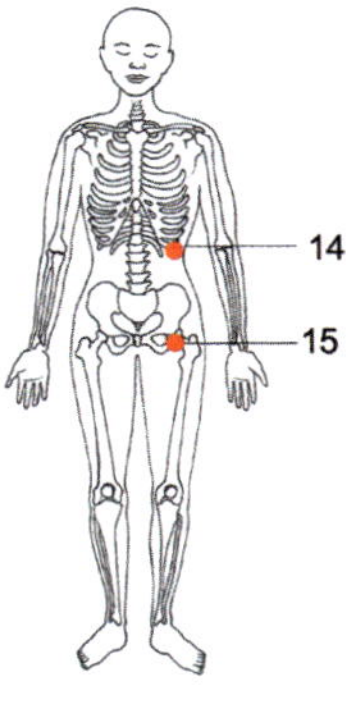

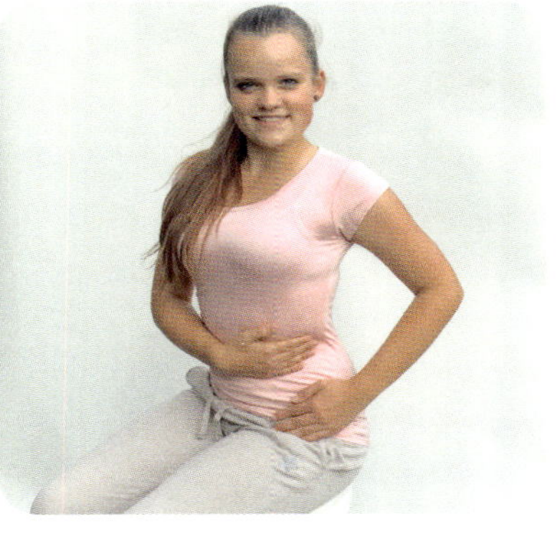

Parasiten

Bei aller Art von Parasiten halten Sie zur Unterstützung beide SES 19 (S. 29).

Bauchspeicheldrüse

Um die Bauchspeicheldrüse zu harmonisieren, halten Sie beide SES 14 (S. 26). Oder legen Sie eine Hand auf das linke SES 14 und die andere Hand auf das linke SES 22.

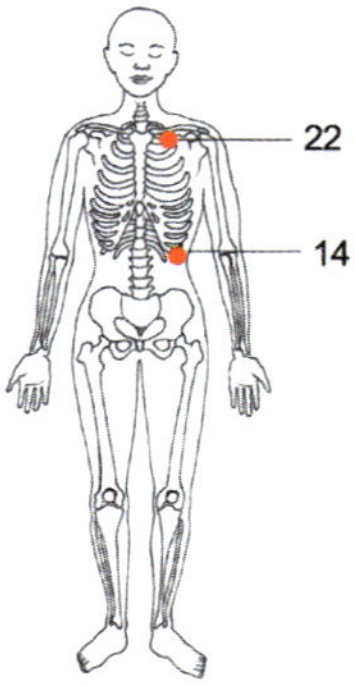

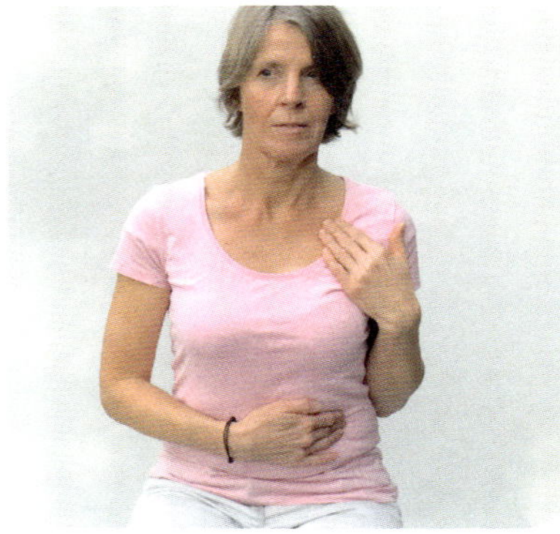

Leber und Galle

Um die Leber zu stärken, legen Sie eine Hand auf das linke SES 4 und die andere Hand auf das rechte SES 22.

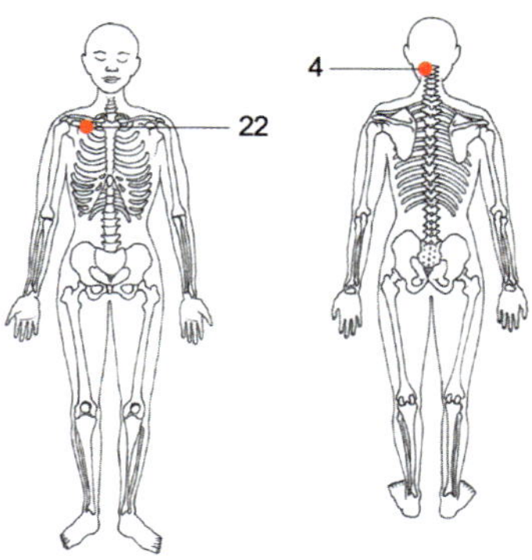

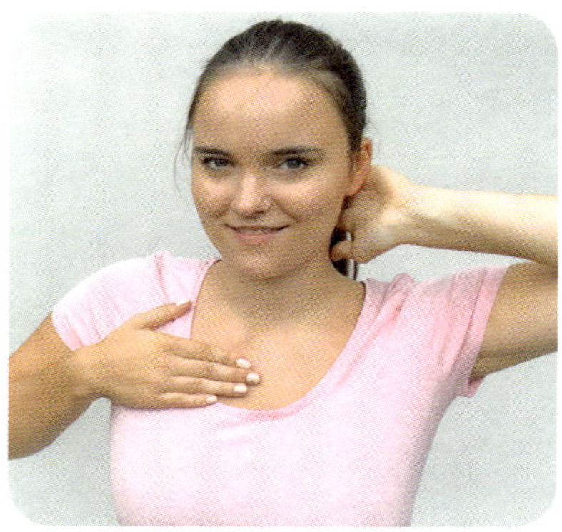

Um die Galle zu stärken, legen Sie die rechte Hand auf das rechte SES 12 und die linke Hand auf das linke SES 20.

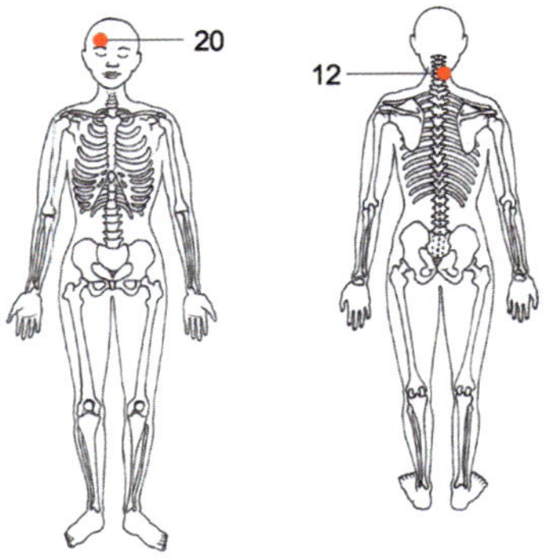

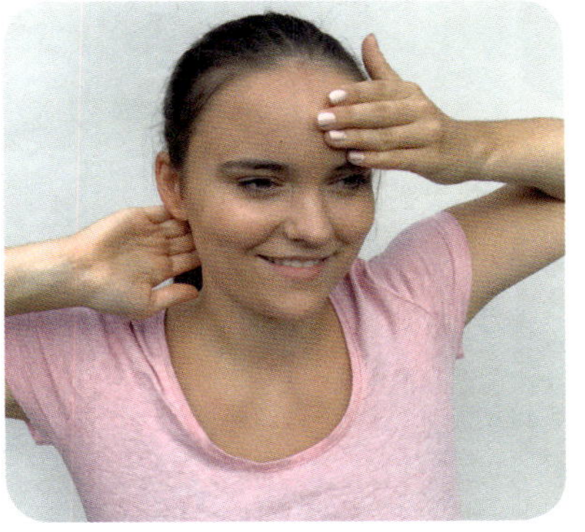

Zur Entgiftung und Entsäuerung legen Sie eine Hand auf das SES 12 und die andere Hand auf das SES 14.

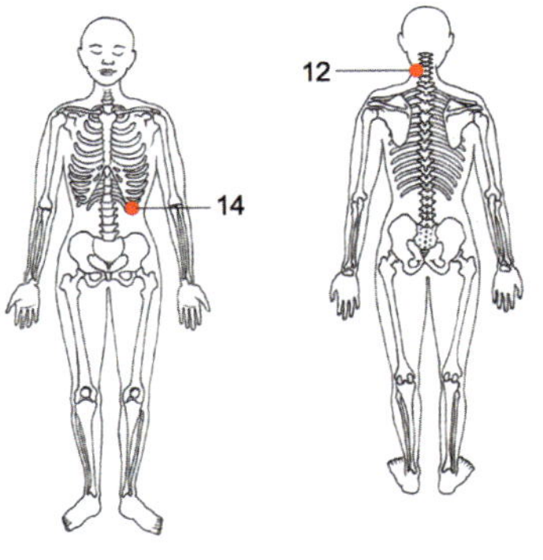

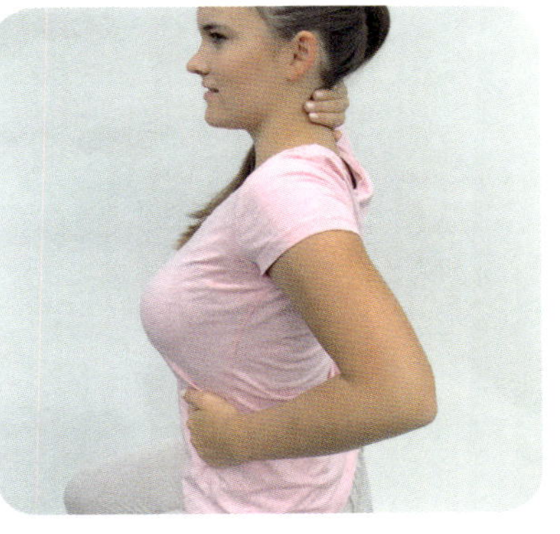

Oder strömen Sie das SES 23 zusammen mit dem SES 25.

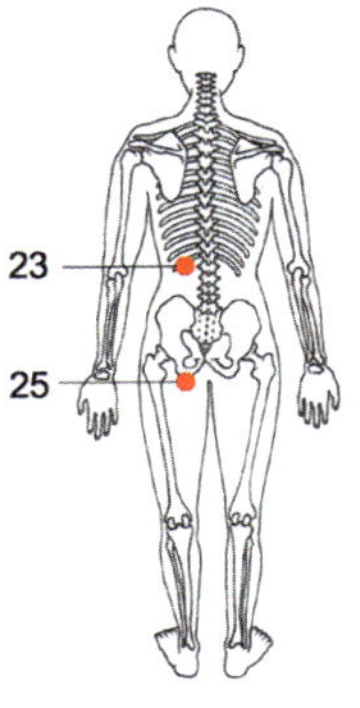

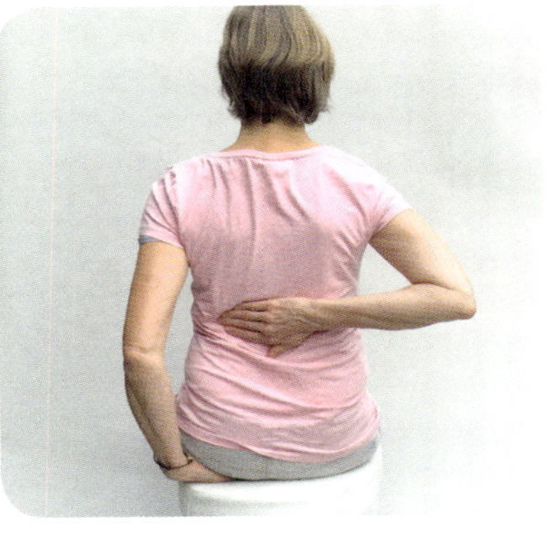

Bewegungsapparat

Rücken und Wirbelsäule

Wichtige Ströme für den Rücken sind der Blasenstrom (S. 63), der Zentralstrom (S. 46) und die Betreuerströme (S. 51).
Ihre persönlichen Ström-Chiropraktiker sind das SES 2 und das SES 6. Strömen Sie erst beide SES 2, dann beide SES 6.

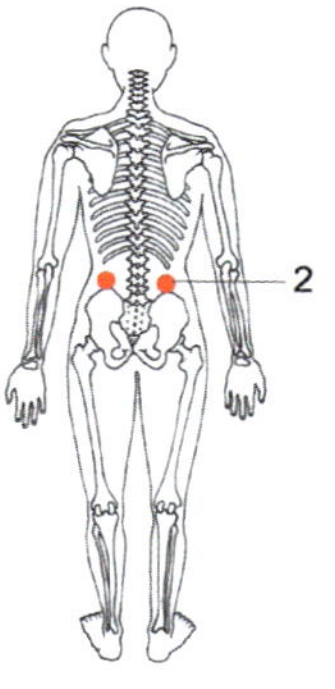

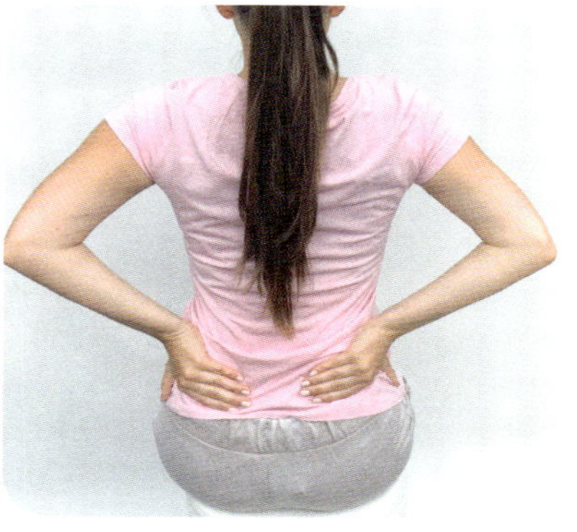
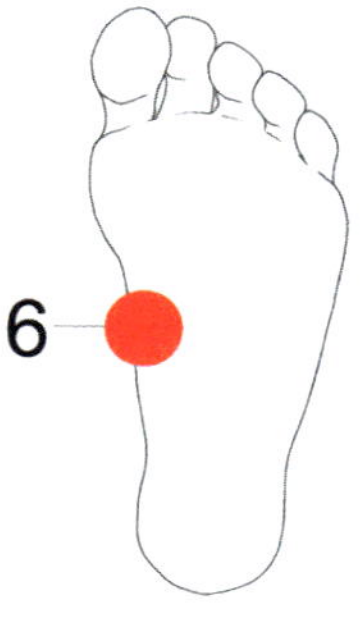

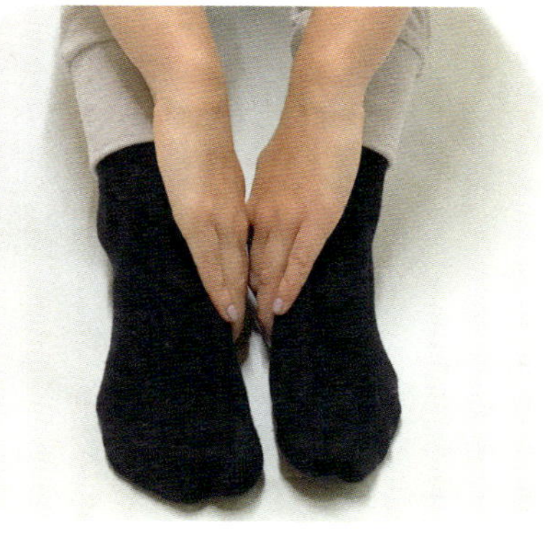

Oder halten Sie das SES 2 zusammen mit dem SES 6.

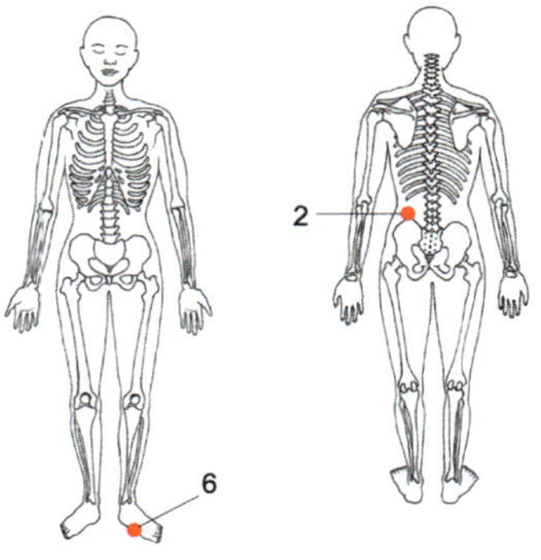

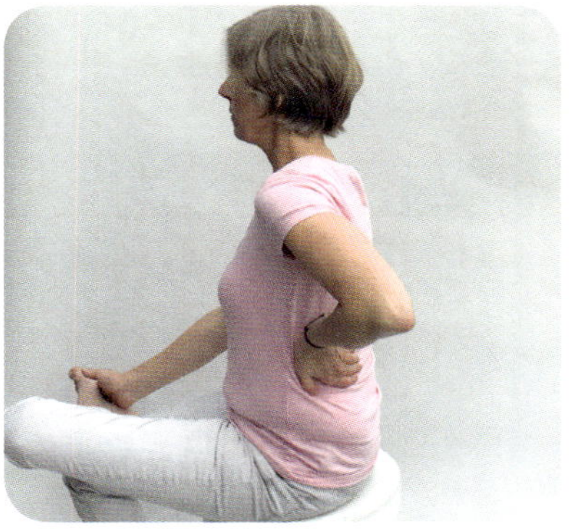

Auch das SES 2 zusammen mit dem SES 15 harmonisiert Rückenbeschwerden.

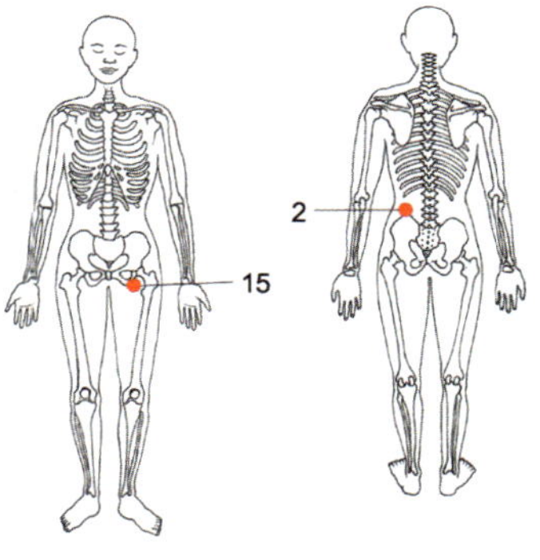

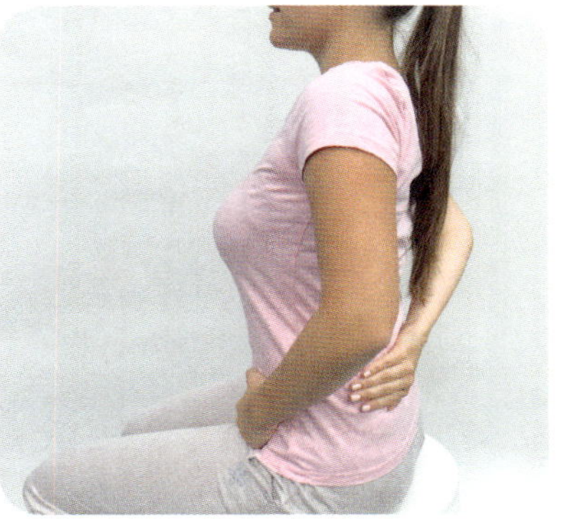

Die wahrscheinlich einfachste Variante ist folgende:
Legen Sie die Hände in die Leisten auf beide SES 15.

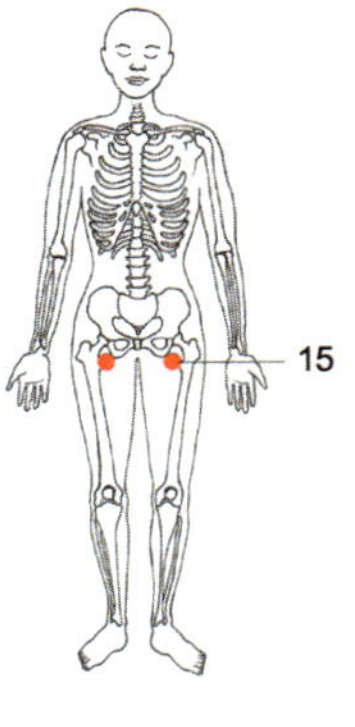

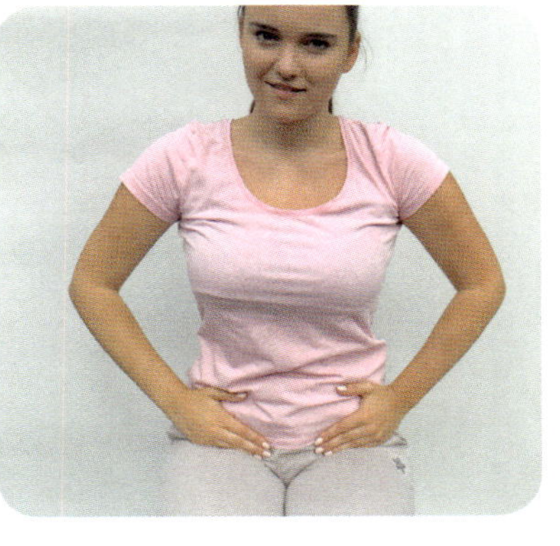

Bandscheibenbeschwerden

Ein wichtiger und sehr hilfreicher Strom bei allen Bandscheibenproblemen ist der **Finger-Zehen-Strom** (S. 45).

Um Stress abzubauen, praktizieren Sie regelmäßig den **Zentralstrom** (S. 46).

Halten Sie regelmäßig den **Zeigefinger** (S. 40), er unterstützt den gesamten Rücken, und den **Ringfinger** (S. 42), er unterstützt das Bindegewebe.

Harmonisieren Sie die **Betreuerströme** (S. 51).

Und strömen Sie, wenn es angenehm ist, immer wieder **beide SES 2** (S. 16).

Bei Bandscheibenvorfällen im Bereich des vierten und fünften Lendenwirbels machen Sie folgende Griffe:

Für die rechte Körperseite:

Halten Sie mit der linken Hand das **linke SES 12** und mit der rechten Hand das **rechte SES 20.**

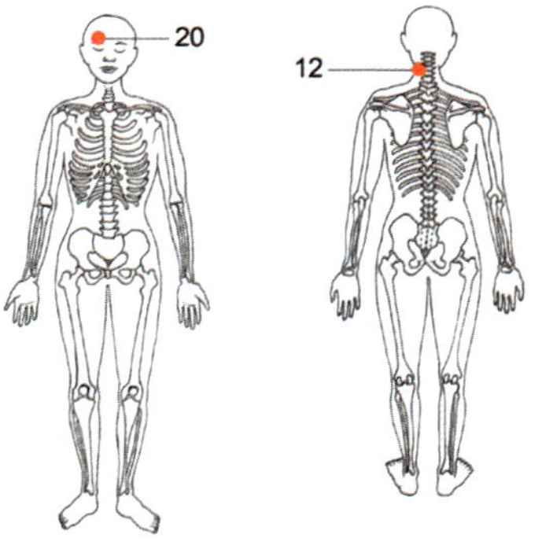

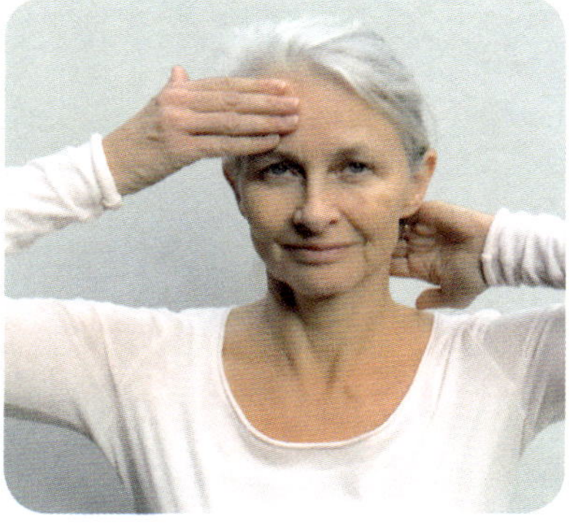

Für die linke Körperseite:

Halten Sie mit der rechten Hand das **rechte SES 12** und mit der linken Hand das **linke SES 20.**

Muskeln

Folgende Griffe unterstützen die Muskulatur und gleichen den Muskeltonus aus, helfen bei Überanstrengung, Zerrungen, Muskelschmerzen, Verspannungen und Muskelkater:

1. Schritt: Legen Sie beide Hände in die **Kniekehlen.**

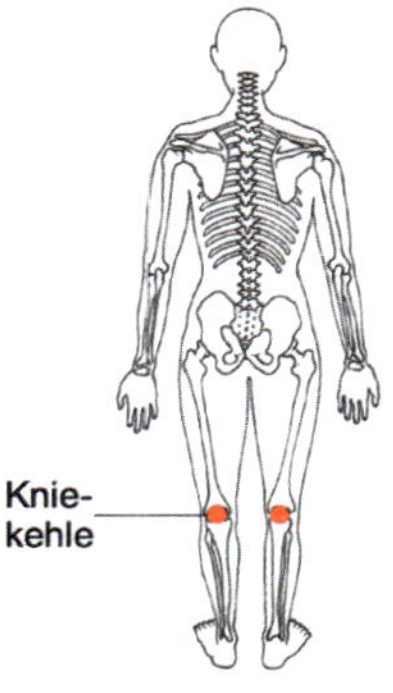

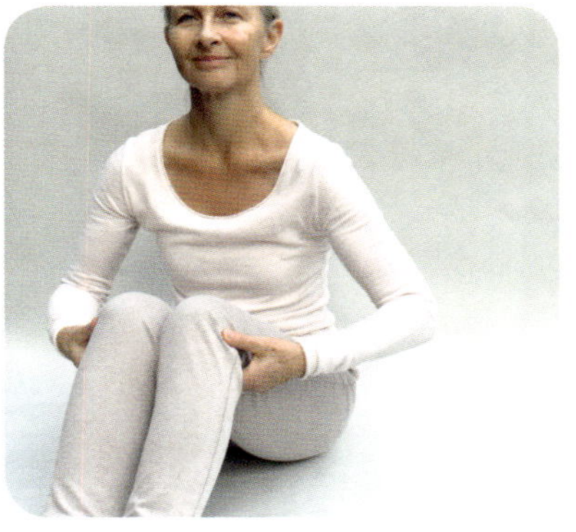

2. Schritt: Legen Sie beide Hände in den **oberen Bereich der Waden.**

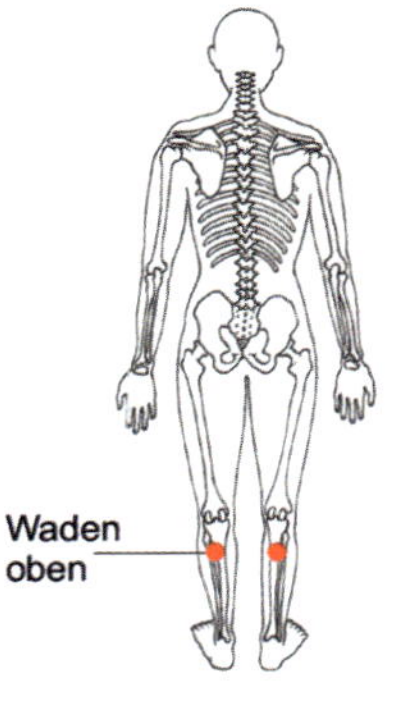

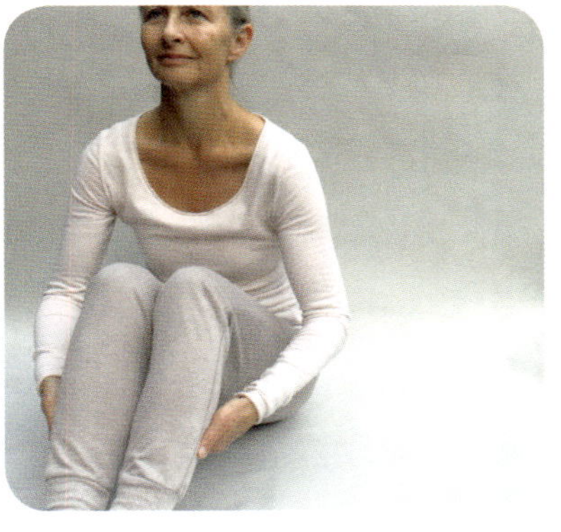

3. Schritt: Legen Sie beide Hände in den **unteren Bereich der Waden.**

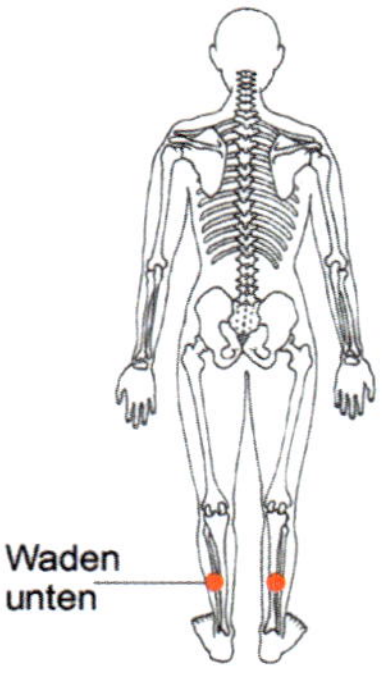

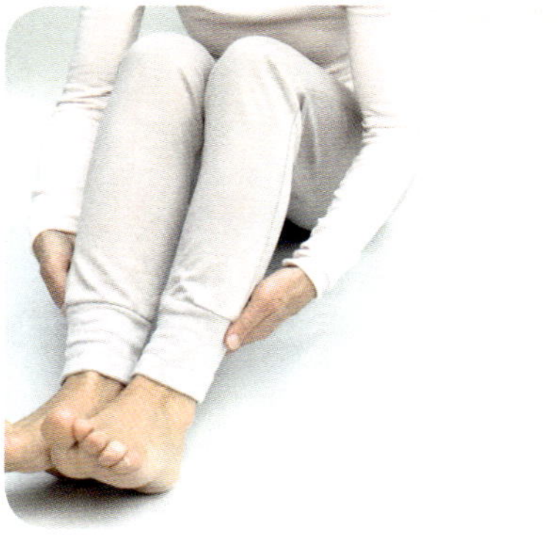

Oder halten Sie mit der einen Hand das **SES 5** und das **SES 16** und mit der anderen Hand das **SES 8.**

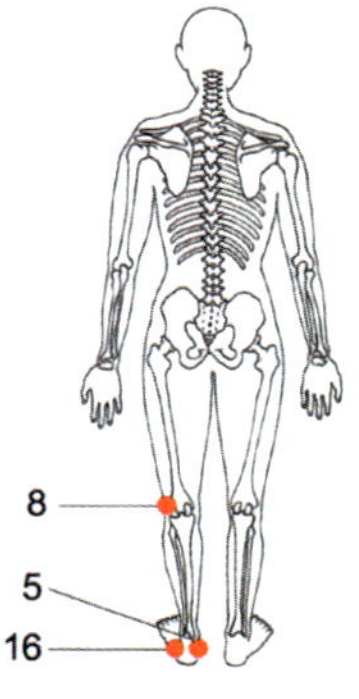

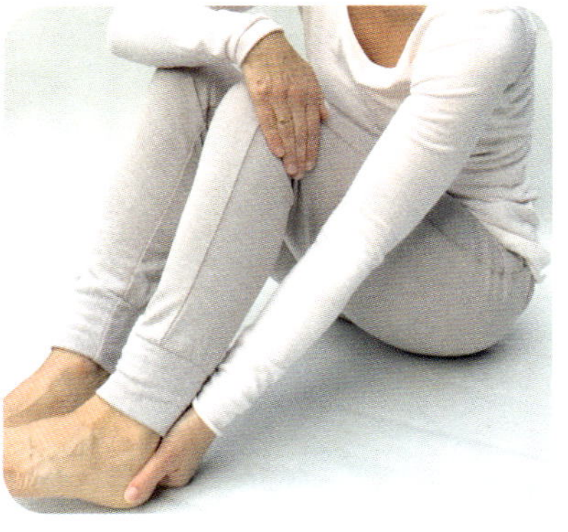

Zur Stärkung schwacher Muskeln strömen Sie das **SES 12 der einen** und das **SES 20 der anderen Körperseite** (S. 158).

Bänder, Sehnen und Gelenke

Bei einem verstauchten Knöchel halten Sie einfach das Handgelenk der anderen Körperseite.
Ansonsten legen Sie bei einer Verstauchung die eine Hand auf die betroffene Stelle und die andere Hand auf das SES 15 derselben Körperseite.

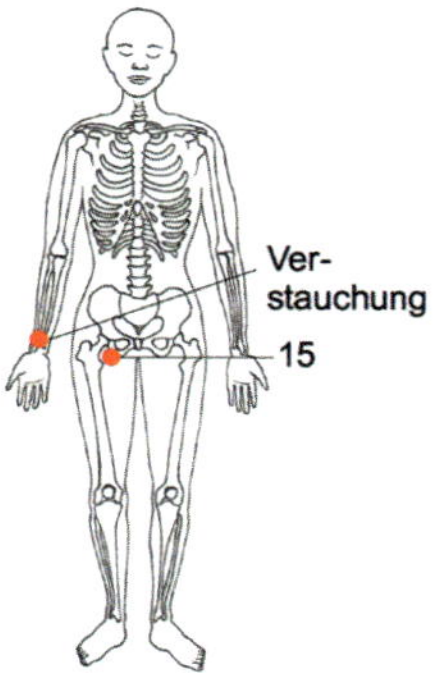

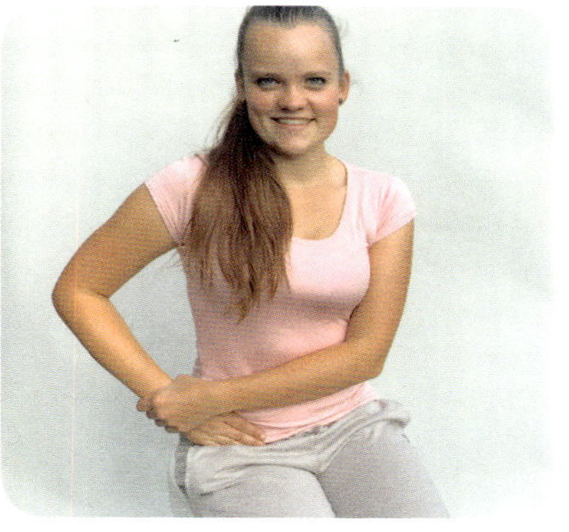

Zur Stärkung von Bändern und Sehnen strömen Sie das SES 12 der einen und das SES 20 der anderen Körperseite (S. 158).

Oder legen Sie eine Hand auf das SES 4, die andere Hand auf das SES 22 derselben Körperseite.

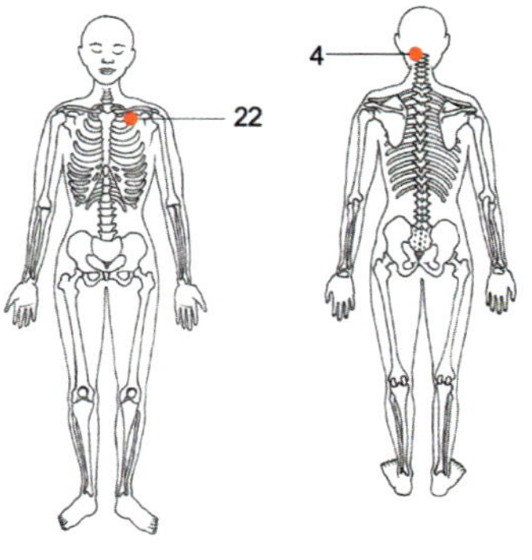

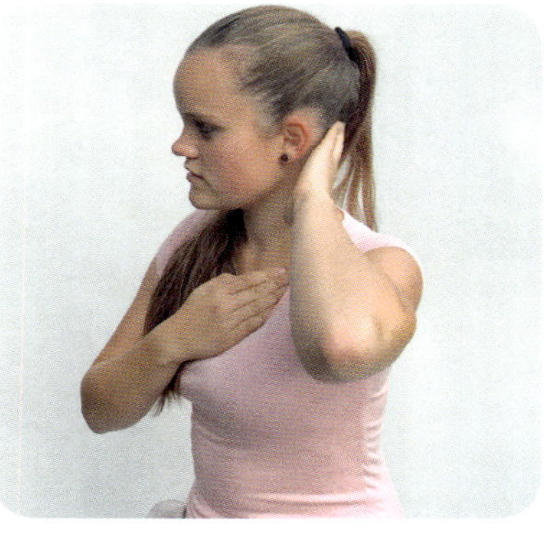

Gelenkentzündung (Arthritis)

Praktizieren Sie regelmäßig die beiden Entgiftungsgriffe (S. 99).

Um die Schmerzen zu lindern und die Entzündung zu heilen, halten Sie mit der einen Hand das SES 5 und das SES 16, und legen Sie die andere Hand auf das SES 3 – es spielt keine Rolle, ob auf der gleichen oder der anderen Körperseite.

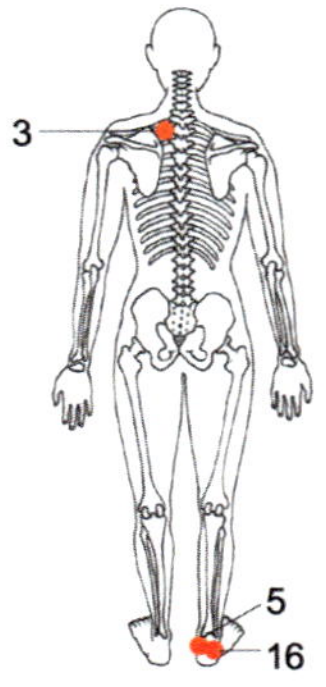

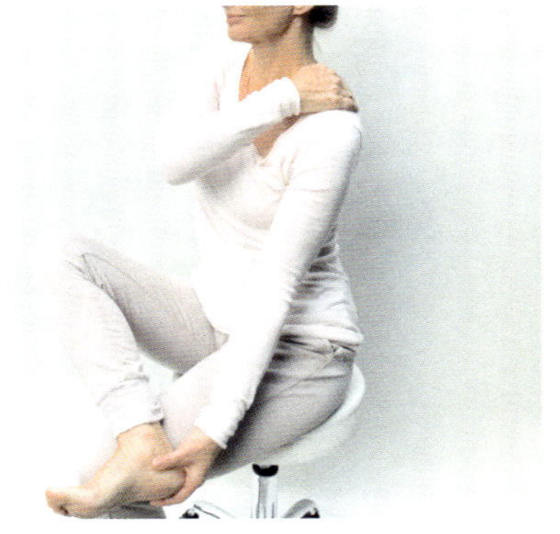

Gelenkabnutzung (Arthrose)

Strömen Sie das SES 13 zusammen mit dem SES 17.

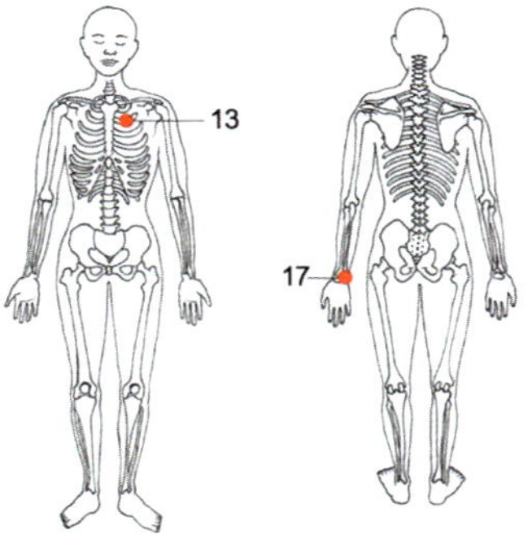

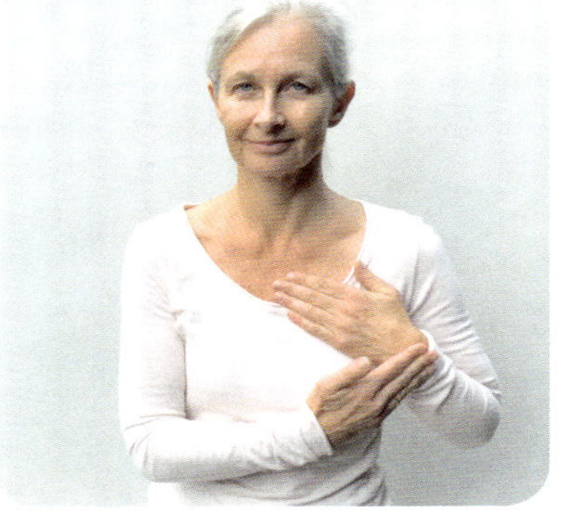

Das SES 1 bringt Bewegung und Beweglichkeit, Sie können also immer wieder einfach beide SES 1 (S. 15) halten.

Oder halten Sie das SES 1 der einen und das SES 19 der anderen Körperseite.

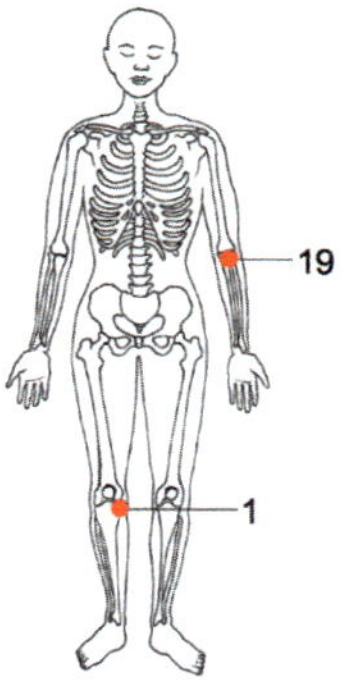

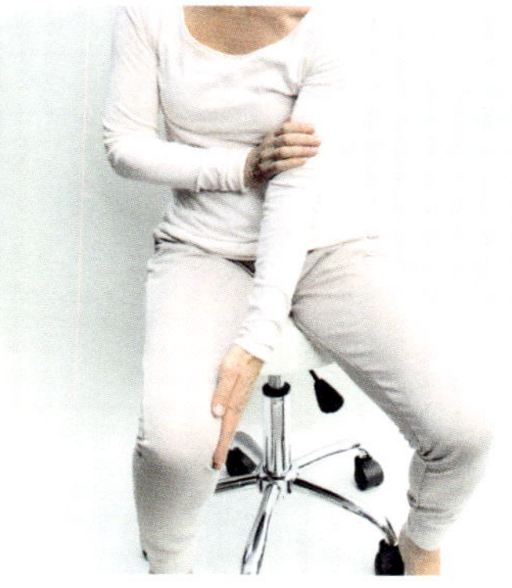

Hüftgelenkarthrose

Für die linke Hüfte:

Legen Sie die linke Hand auf das linke SES 12 und die rechte Hand auf das rechte SES 20.

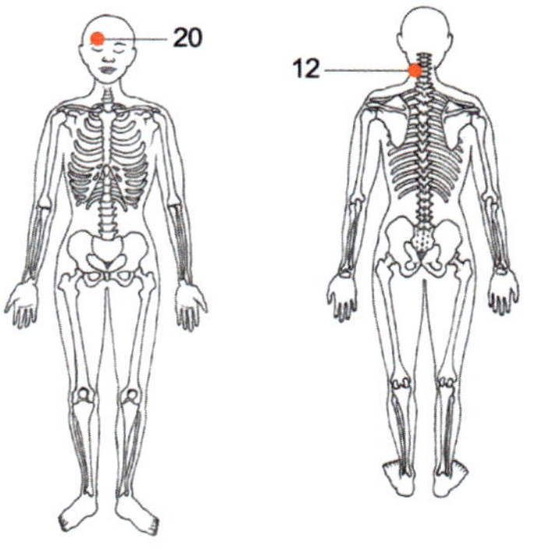

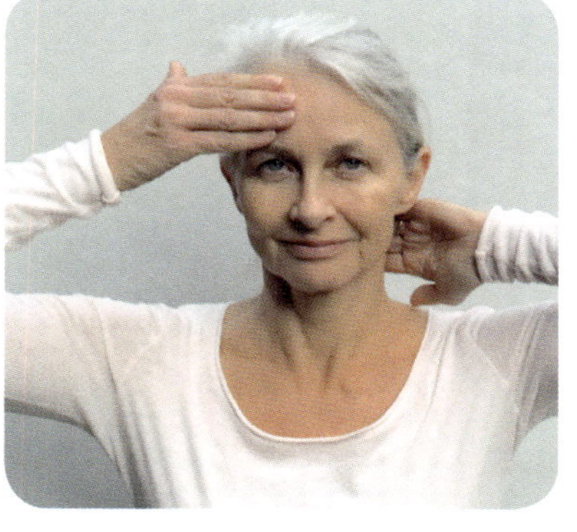

Für die rechte Hüfte:

Legen Sie die rechte Hand auf das rechte SES 12 und die linke Hand auf das linke SES 20.

Knochen

Knochenbrüche

Zur Heilungsunterstützung bei Knochenbrüchen halten Sie **beide SES 15** (S. 26), indem Sie die Hände in die Leisten legen.

Oder strömen Sie das **SES 15** zusammen mit dem **SES 3 der betroffenen Körperseite.**

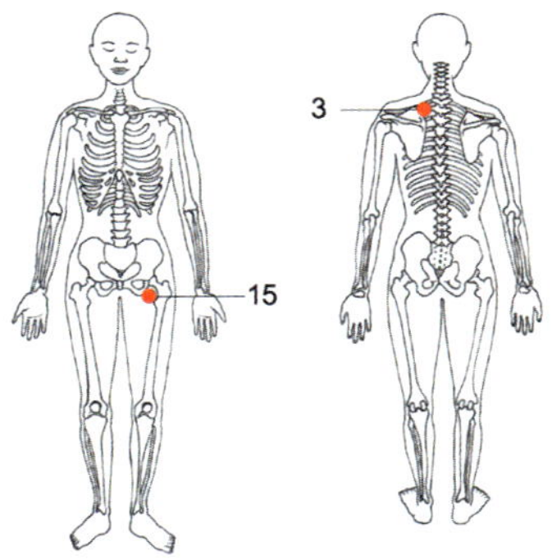

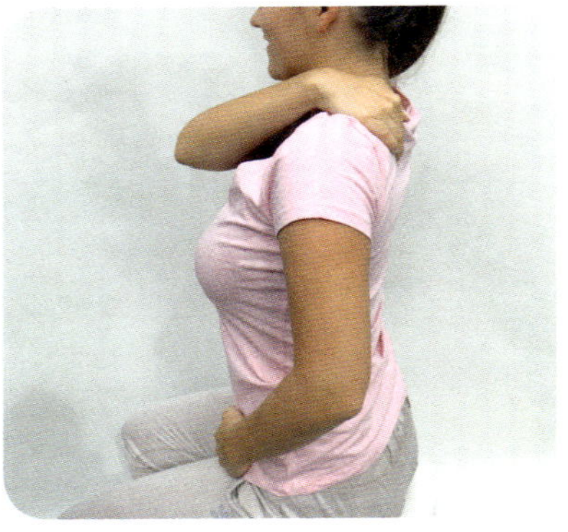

Stärkung der Knochen

Um die Knochen grundsätzlich zu stärken, halten Sie das **SES 11 der einen** und das **SES 13 der anderen Körperseite.**

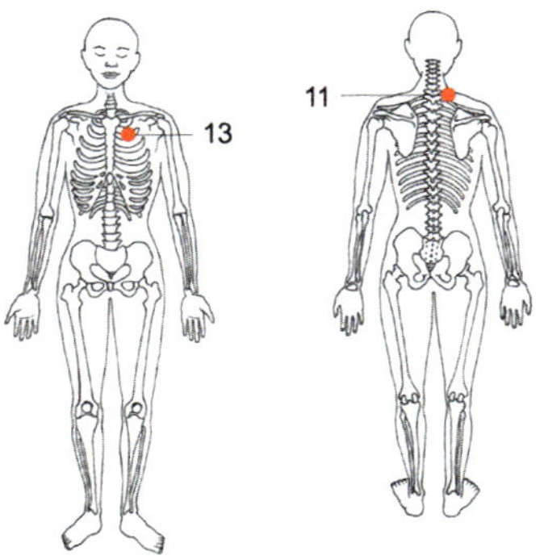

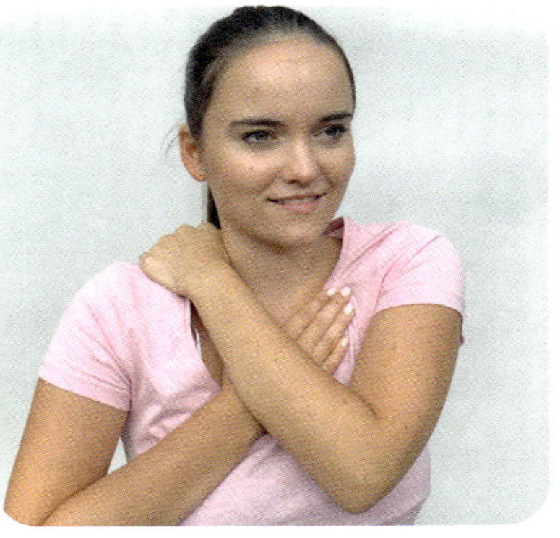

Haut und Haare

Der Magenstrom (S. 59) ist der Haut- und Haarspezialist.
Auch der Milzstrom (S. 55) harmonisiert die Haut.
Durch das Strömen der Waden können Sie die Haut ebenfalls unterstützen.

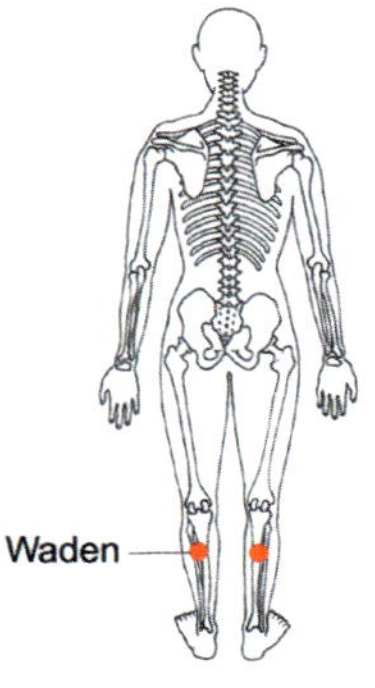

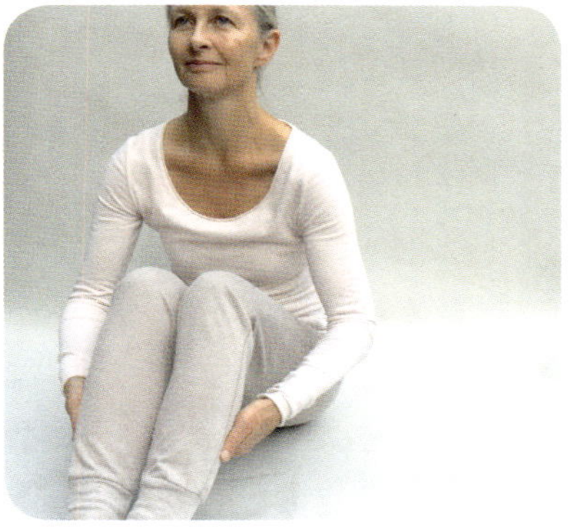

Haarausfall

Praktizieren Sie regelmäßig den Magenstrom (S. 59) oder den 1. Schritt davon.
Da ein übersäuerter Körper oft Haarprobleme verursacht, wenden Sie die Griffe zur Entsäuerung (S. 99) an.
Zur Harmonisierung des Hormonsystems strömen Sie das SES 14 der einen und das SES 22 der anderen Körperseite.

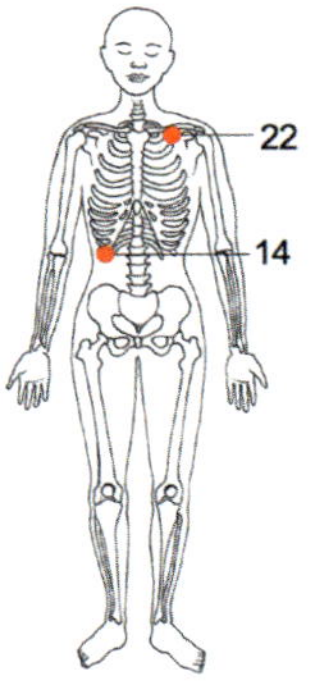

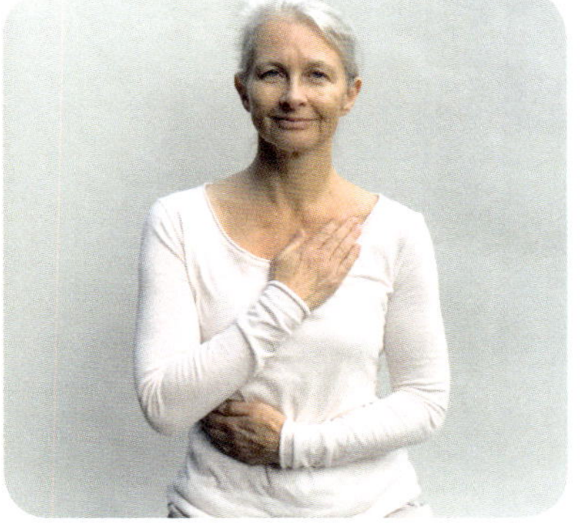

Bei dünner werdendem Haar, Haarausfall oder früher Glatzenbildung legen Sie eine Hand auf das SES 11, und halten Sie mit der anderen Hand das SES 17.

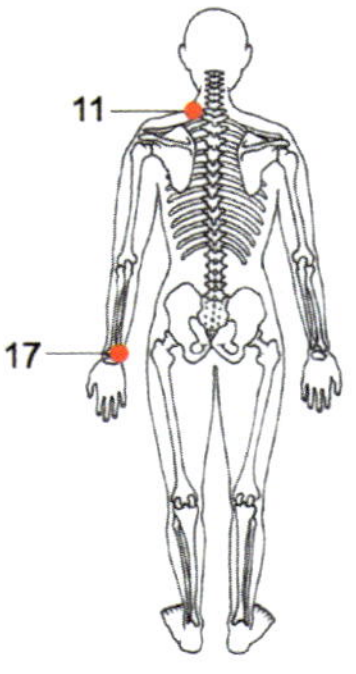

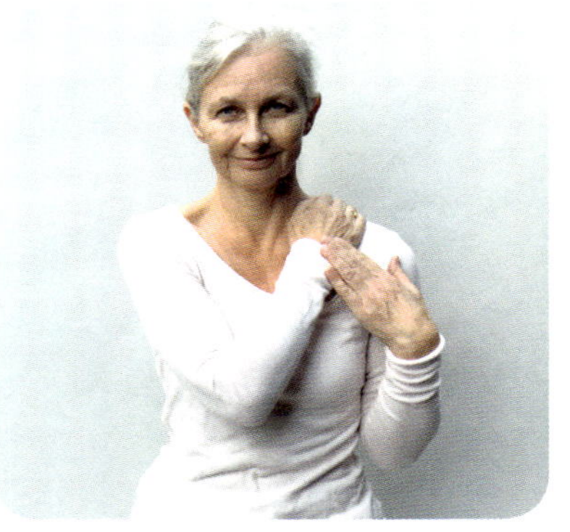

Hautekzeme

Hautprobleme können die unterschiedlichsten Ursachen haben, behalten Sie also immer auch mögliche Zusammenhänge im Blick.
Um sich grundsätzlich zu harmonisieren, praktizieren Sie regelmäßig den Zentralstrom (S. 46) und/oder die Betreuerströme (S. 51).

Halten Sie das SES 14 zusammen mit dem SES 22.

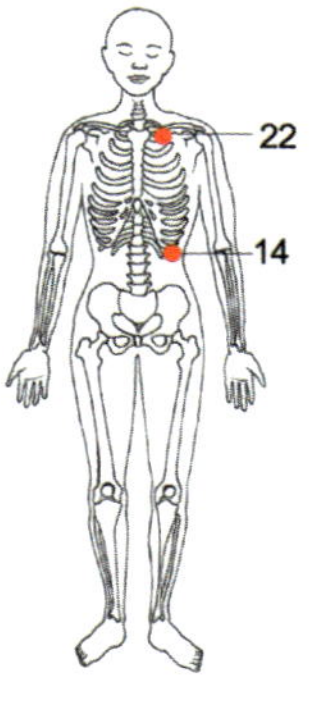

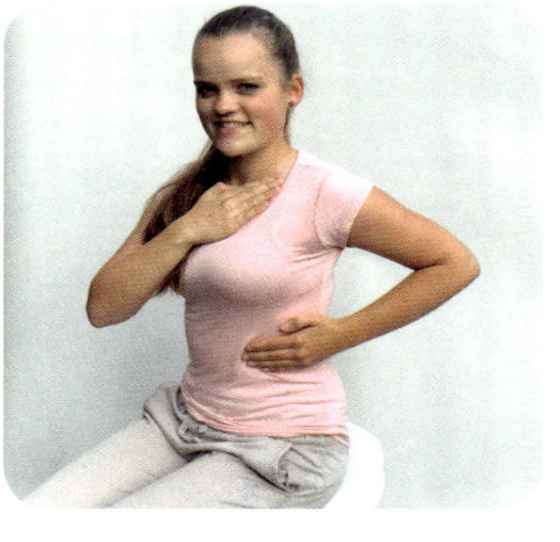

Oder halten Sie das SES 3 der einen und das SES 19 der anderen Körperseite.

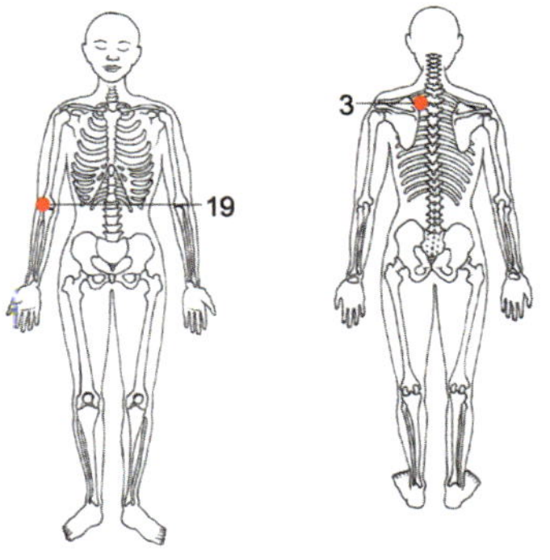

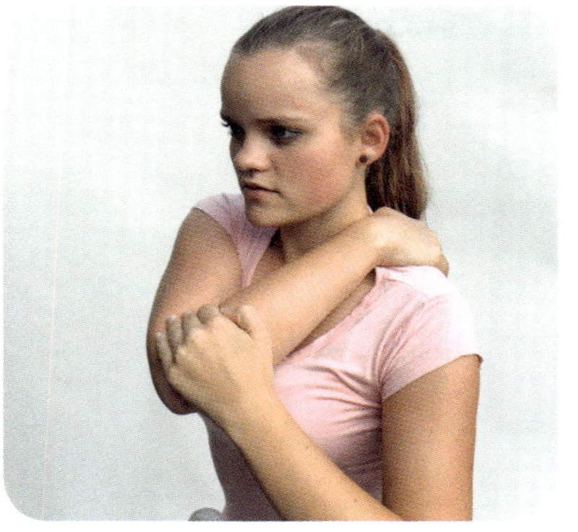

Das Strömen von SES 3 zusammen mit dem SES 4 lindert Juckreiz.

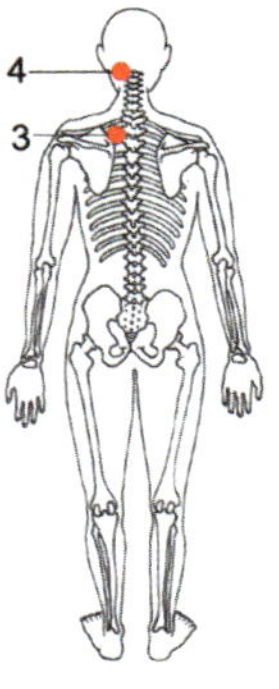

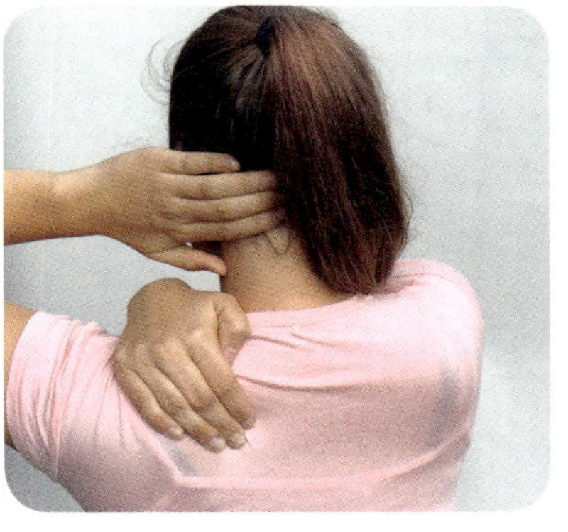

Furunkel und Abszesse

Bei Furunkeln und Abszessen und immer, wenn etwas aus dem Körper heraus muss, legen Sie die linke Hand auf die betroffene Körperstelle und die rechte Hand auf die linke Hand.

Wenn Sie zu mehreren Personen sind, können Sie auch einen »Händeberg« machen: Legen Sie die linke Hand auf den Abszess und die rechte Hand auf die linke Hand, der Nächste legt seine linke Hand auf Ihre rechte Hand und seine rechte Hand auf seine linke Hand usw. Das beschleunigt den Heilungsprozess.

Harnsystem

Blase

Bei allen Blasenbeschwerden harmonisieren Sie den **Blasenstrom** (S. 63).
Oder halten Sie den **Zeigefinger** (S. 40).
Oder legen Sie die Hände in die **Kniekehlen.**

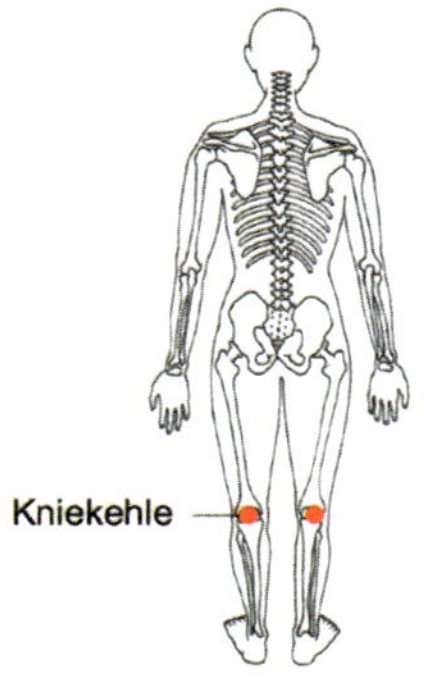

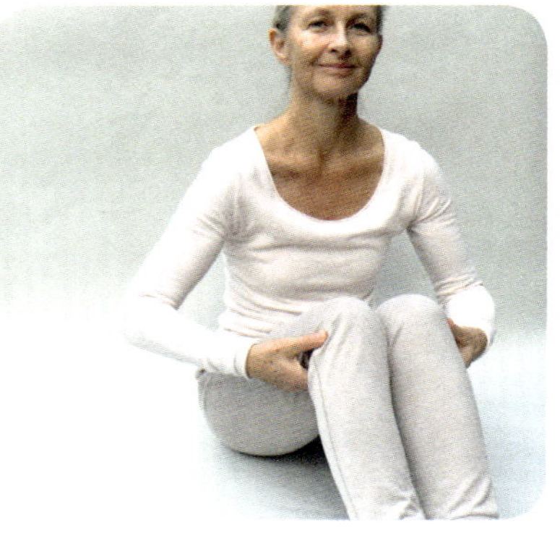

Sie können auch das **SES 23** und das **SES 25** strömen – entweder zusammen (Abb. und Foto) oder erst **beide SES 23** und danach **beide SES 25.** Wenn es für Sie einfacher ist, halten Sie das SES 23 mit dem Handrücken.

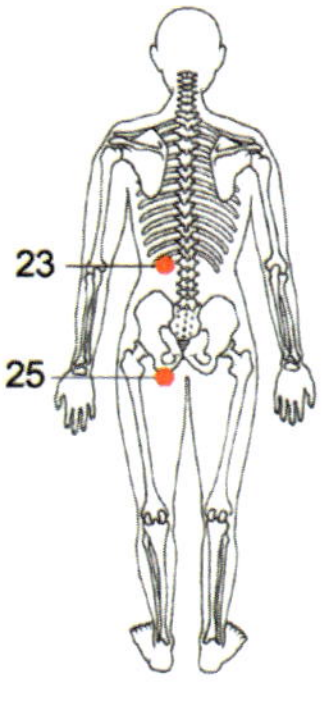

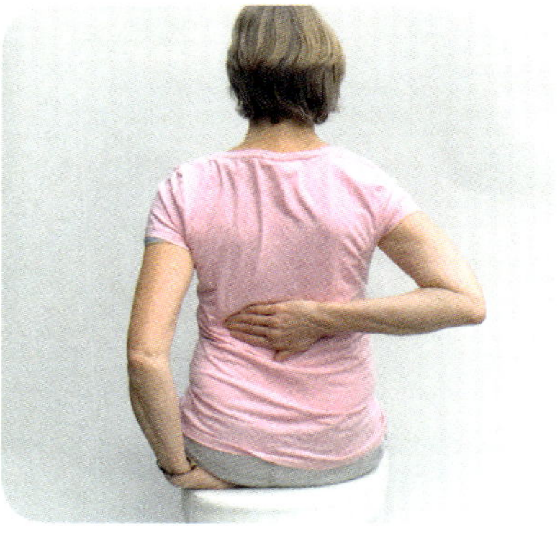

Oder legen Sie eine Hand in den **Nacken** und die andere Hand auf das **Steißbein.**

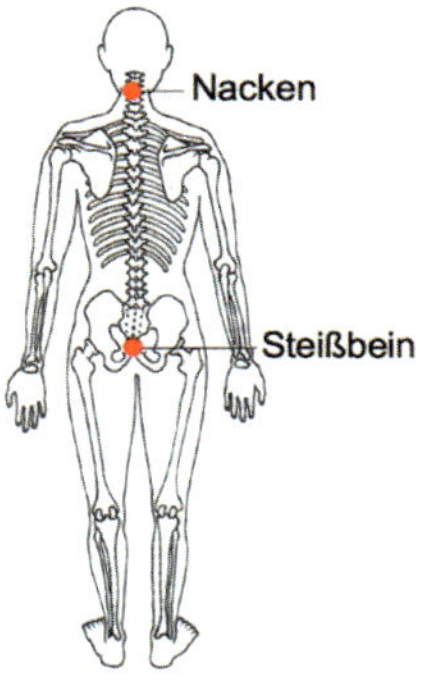

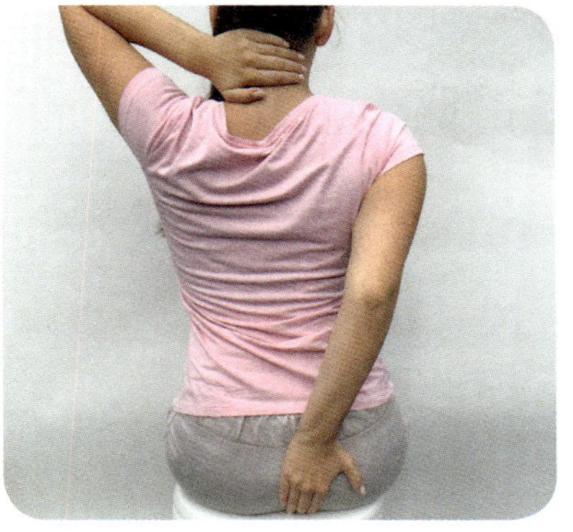

Sie können auch das **SES 4** zusammen mit dem **SES 13** strömen.

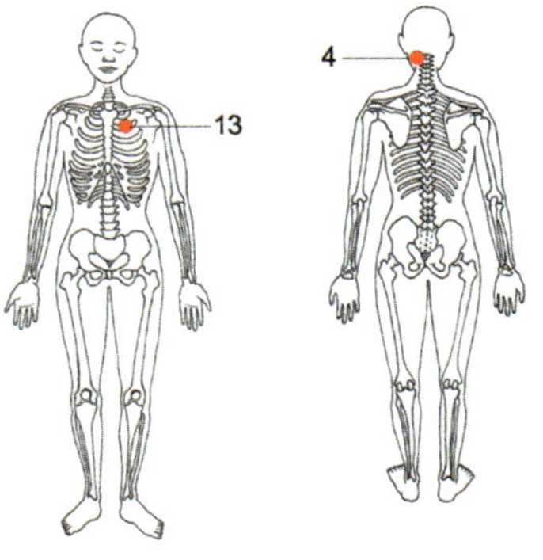

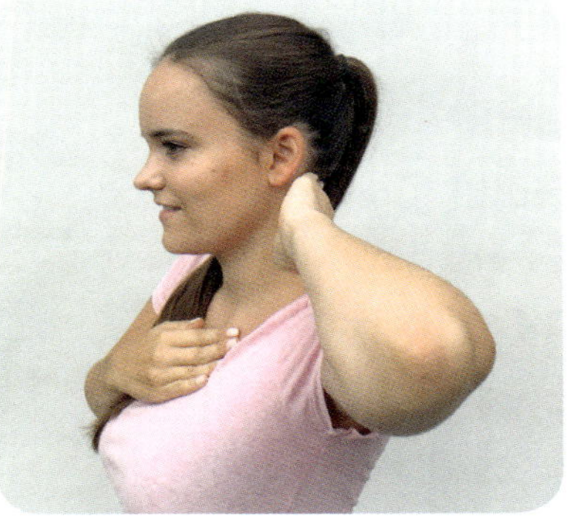

Nieren

Bei Nierenentzündungen eignen sich folgende Griffe:

Für die rechte Körperseite:

1. Schritt: Halten Sie das **rechte SES 3** zusammen mit dem **rechten SES 15.**

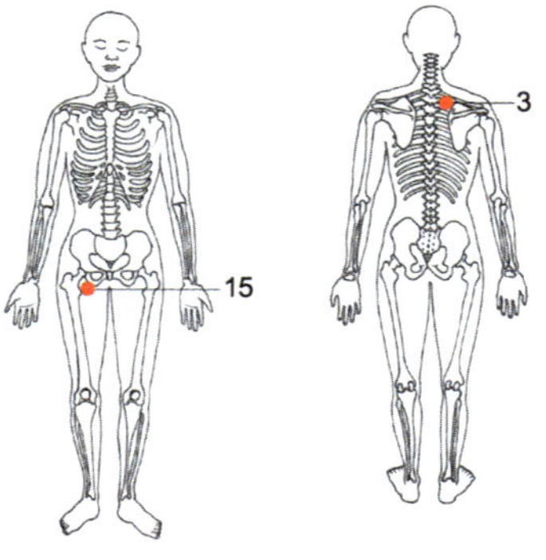

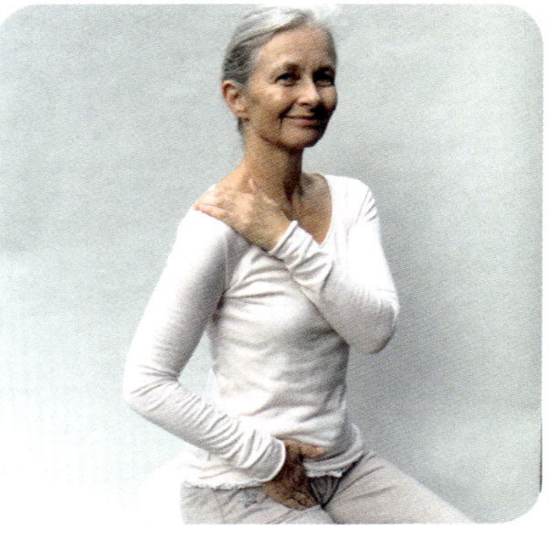

2. Schritt: Legen Sie eine Hand auf das **Schambein,** und halten Sie mit der anderen Hand den **rechten kleinen Zeh.**

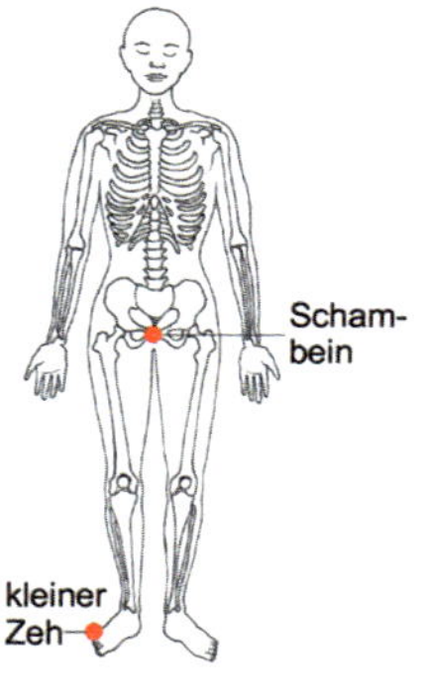

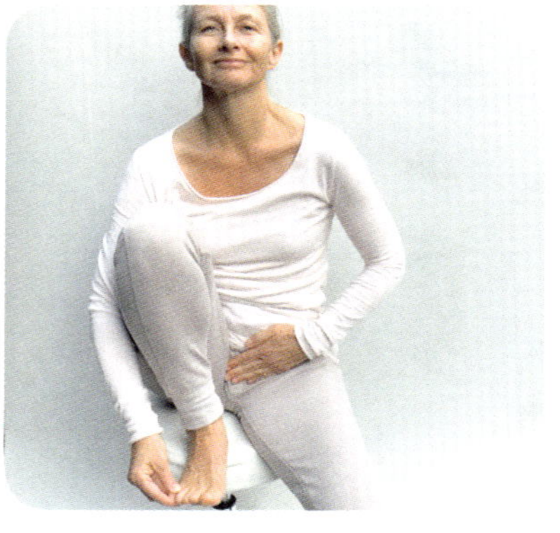

Für die linke Körperseite:

1. Schritt: Halten Sie das **linke SES 3** und das **linke SES 15.**

2. Schritt: Legen Sie eine Hand auf das **Schambein,** und halten Sie mit der anderen Hand den **linken kleinen Zeh.**

Nieren- und Blasensteine

Halten Sie mit der einen Hand das SES 5 und das SES 16, und legen Sie die andere Hand auf das SES 23.

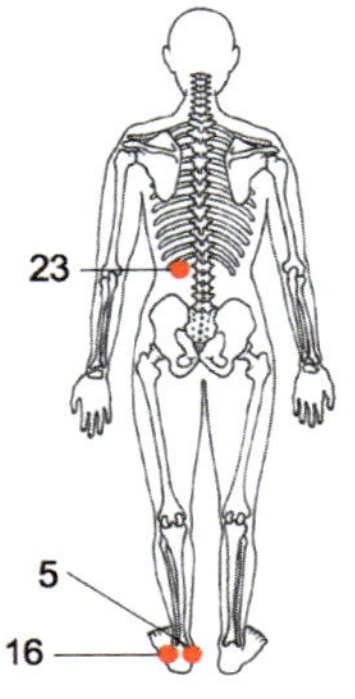

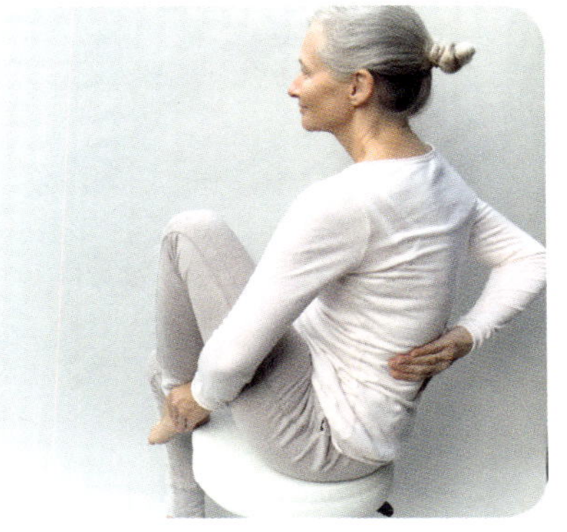

Oder strömen Sie das SES 23 zusammen mit dem SES 14.

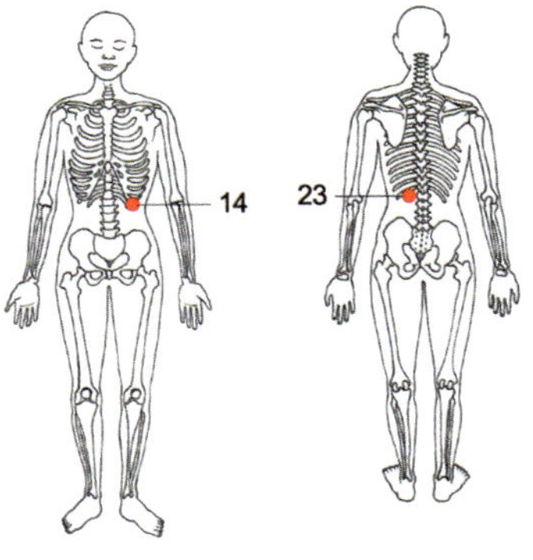

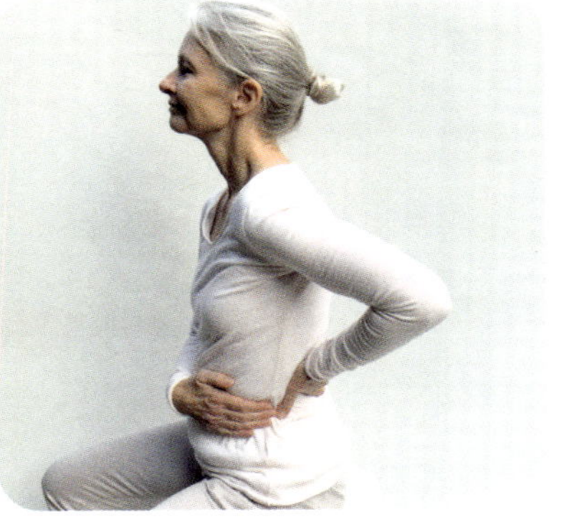

Geschlechtsorgane

Männliche Geschlechtsorgane

Hodenentzündung

Halten Sie mit einer Hand das SES 3 und mit der anderen Hand das SES 15 der betroffenen Körperseite.

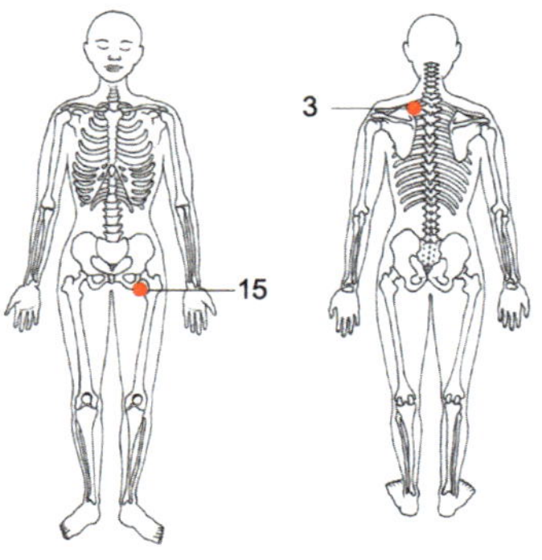

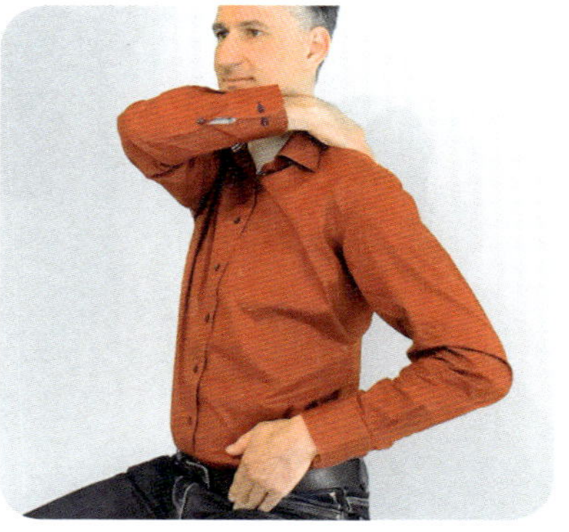

Prostata

Um die Prostata zu stärken, praktizieren Sie den Milzstrom (S. 55).
Oder legen Sie eine Hand auf das Brustbein und die andere Hand auf das Steißbein.

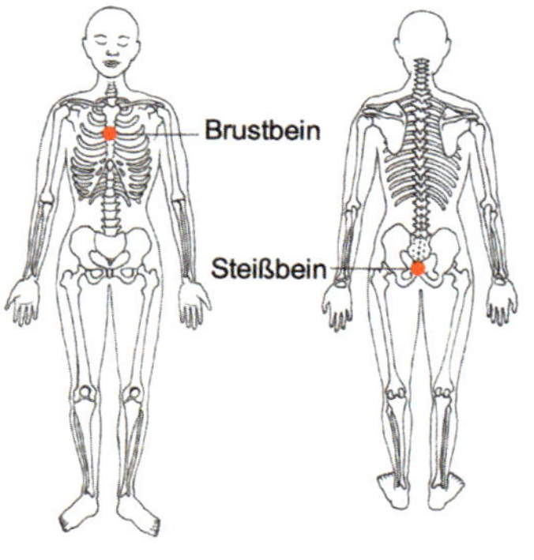

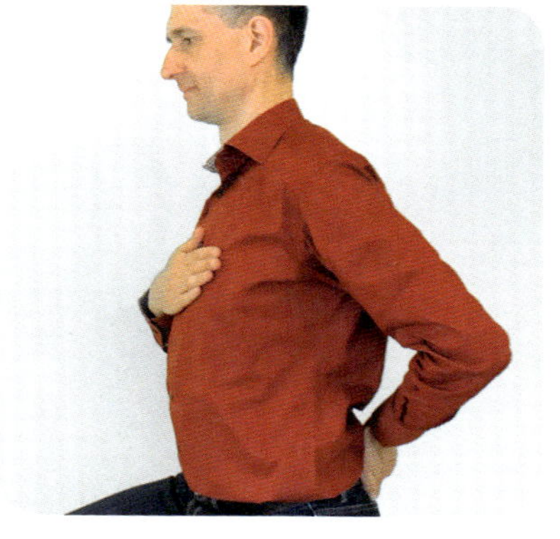

Weibliche Geschlechtsorgane

Menstruationsbeschwerden

Legen Sie eine Hand auf das SES 4 der einen und die andere Hand auf das SES 13 der anderen Körperseite.

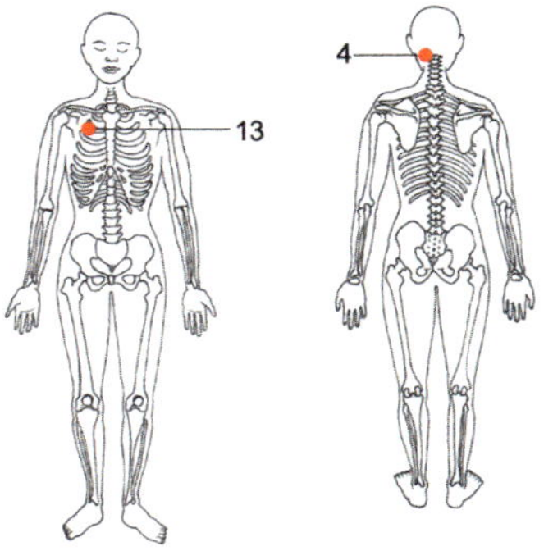

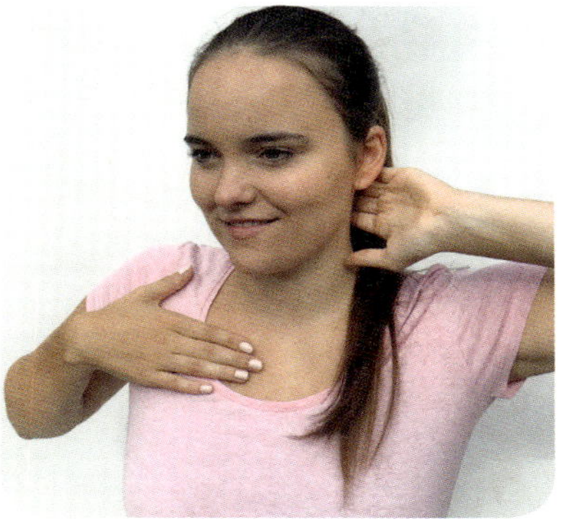

Oder legen Sie eine Hand auf das SES 13 der einen und die andere Hand auf das SES 15 der anderen Körperseite.

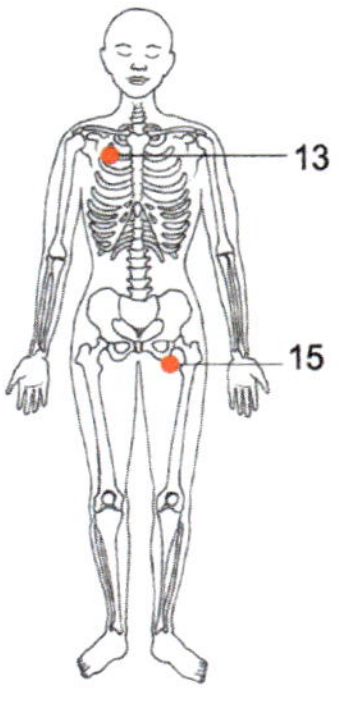

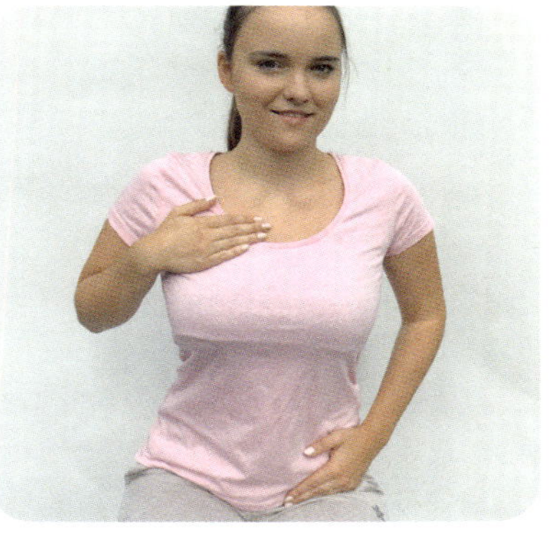

Eierstockentzündung und Zysten

Praktizieren Sie den Milzstrom (S. 55).

Oder legen Sie die Hände überkreuz auf beide SES 13 (S. 25).

Schwangerschaft und Geburt

Schwangerschaft

Wenn Sie beide SES 22 (S. 31) zusammen halten, hilft Ihnen das, sich an die neue Situation anzupassen. Außerdem unterstützt es das Ungeborene, sich bestmöglich zu entwickeln.
Der Zentralstrom (S. 46) ist ebenfalls ein wunderbarer Strom für Mutter und Kind, da er sowohl die geistig-seelische als auch die körperliche Entwicklung des Kindes unterstützt und der Mutter Vertrauen und Energie verleiht.

Schwangerschaftsübelkeit

Strömen Sie beide SES 1 überkreuz (S. 15).
Oder halten Sie mit der einen Hand das Handgelenk, und bilden Sie mit der anderen Hand einen Ring aus Daumen und Mittelfinger, indem Sie die Daumenspitze auf den Mittelfingernagel legen.

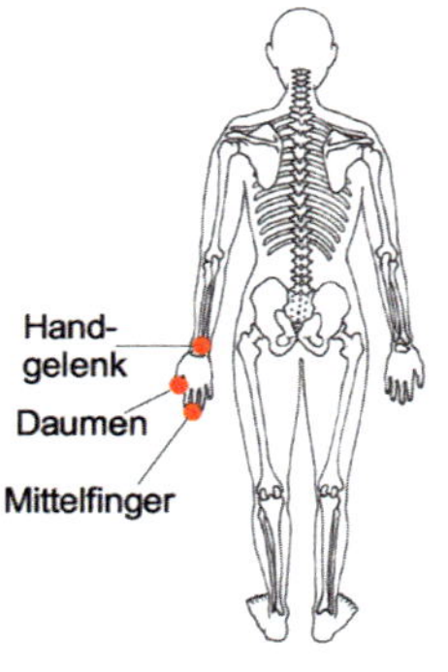

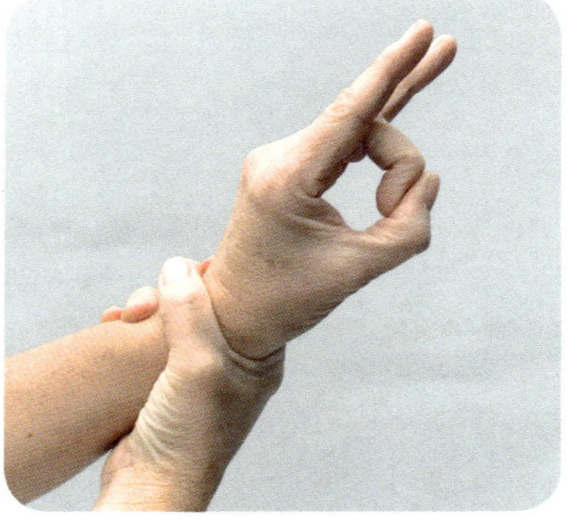

Schwangerschaftsmüdigkeit

Am unteren Ende des Sitzknochens befindet sich das SES 25 (S. 34). Indem Sie sich auf die Hände setzen, laden Sie Ihre erschöpften Energiebatterien wieder auf und spüren neue Vitalität und Lebenskraft.
Indem Sie das hohe SES 1 der einen und das hohe SES 19 der anderen Körperseite strömen, erhalten Sie wieder neuen Schwung.

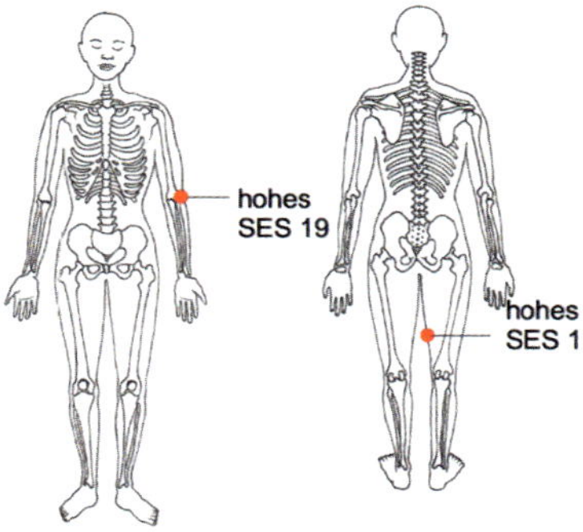

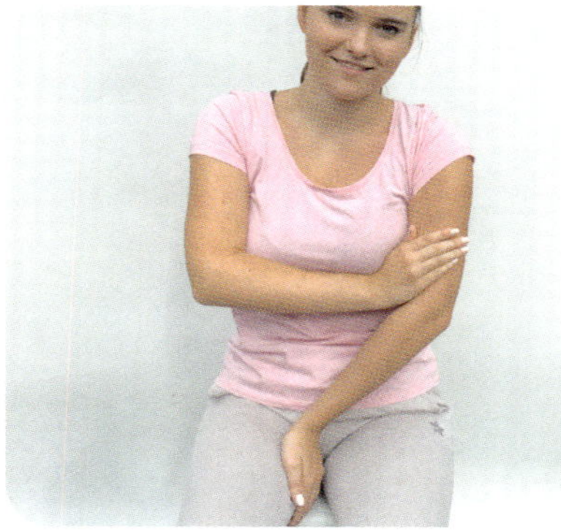

Oder legen Sie eine Hand in den **Nacken** und die andere auf das **Steißbein** (S. 113).

Geburtsvorbereitung

Wenn sich das Baby nicht in die Geburtslage dreht, können Sie es dabei unterstützen, indem Sie den **Blasenstrom** (S. 63) praktizieren.
Das **SES 8** (S. 21) macht das Becken weich und öffnet es für die Geburt.
Das SES 22 entspannt und hilft Mutter und Baby, sich auf die Geburt einzustellen.
Halten Sie **beide SES 22** (S. 31) überkreuz.

Geburtsunterstützung

Das **SES 4** zusammen mit dem **SES 13** geströmt, entspannt, schenkt Vertrauen und Ruhe und fördert eine zügige Geburt.

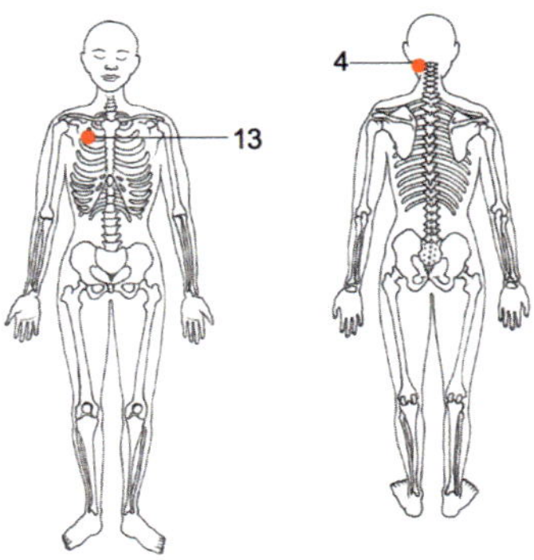

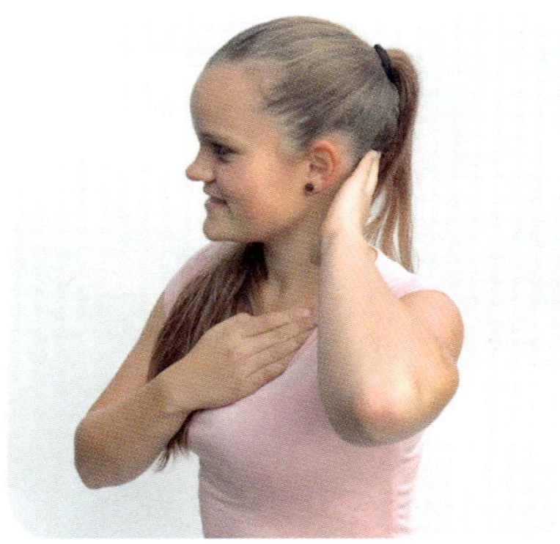

Das Strömen **beider SES 11** hilft, Spannungen und Stress loszulassen.

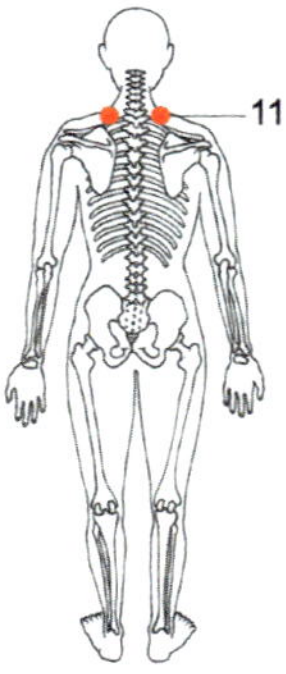

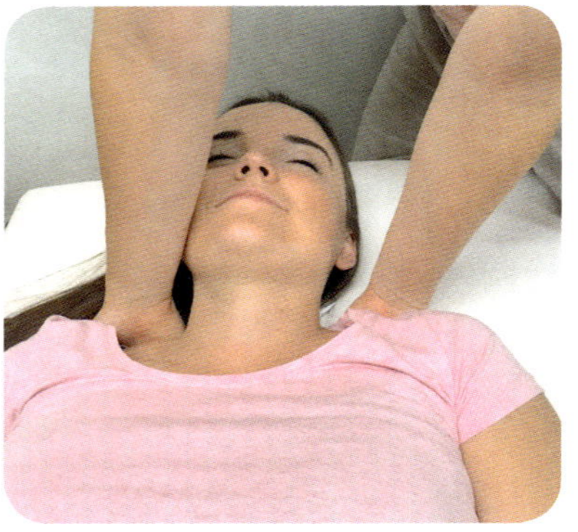

Wenn Sie sich selbst strömen, halten Sie das **SES 11** zusammen mit dem **SES 15** (S. 24).
Auch sehr angenehm und unterstützend ist es, das **Kreuzbein** zusammen mit dem **SES 8** zu strömen.

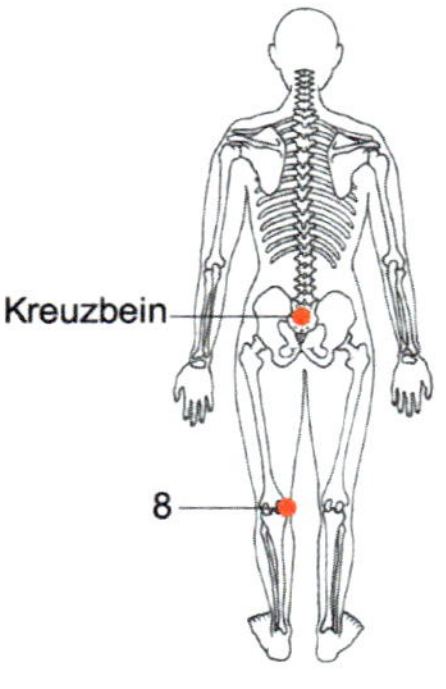

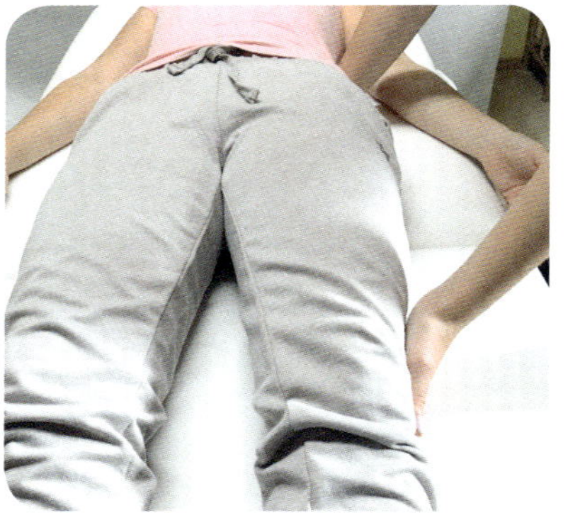

Wenn die Wehen zu heftig sind, Sie die Schmerzen überrollen, lassen Sie sich **beide SES 5** zusammen mit **beiden SES 16** (S. 151) halten.
Bei Angst und Panik halten Sie den **Zeigefinger** (S. 40).

Das Neugeborene

Indem Sie eine Hand auf **beide SES 4** und die andere Hand auf das **Steißbein** legen, unterstützen Sie die Atmung des Kindes.

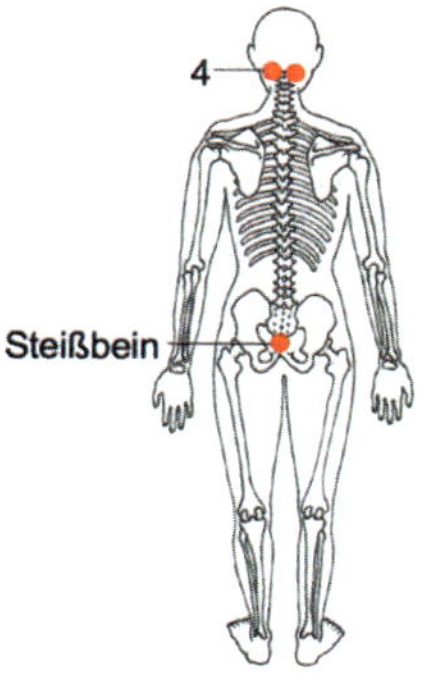

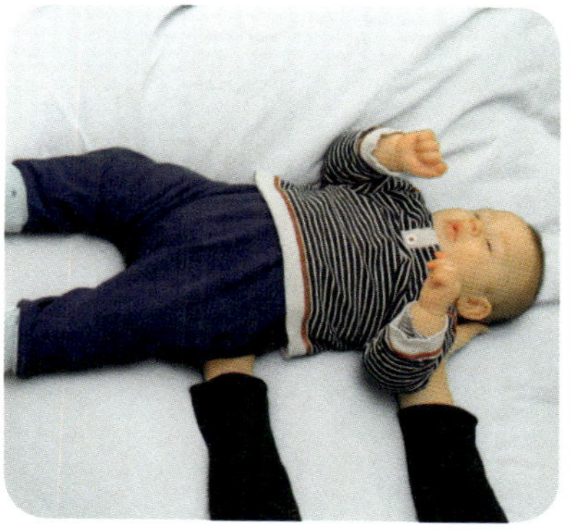

Wenn das Baby mit einer Krankheit, einer Behinderung oder einer Schwäche auf die Welt kommt, strömen Sie ein Jahr lang täglich **beide SES 1.** Das unterstützt das Kind, sich bestmöglich zu entwickeln.

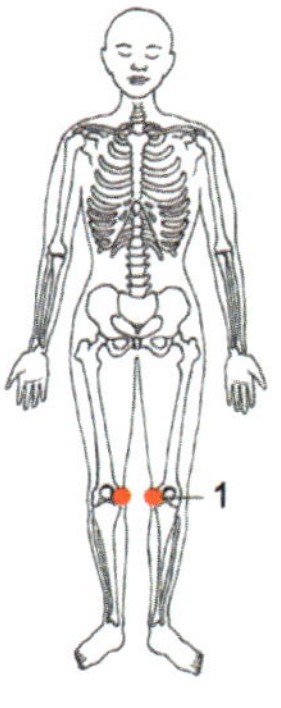

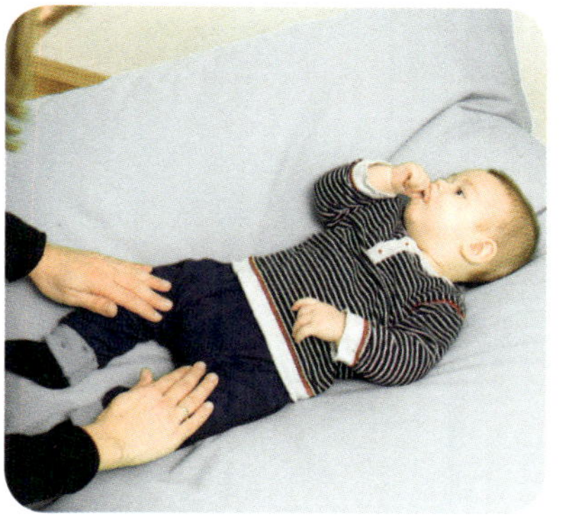

Folgender Griff stärkt das Baby in allen Bereichen und ermöglicht ihm den besten Start in ein gesundes und kraftvolles Leben:
Legen Sie eine Hand auf die Schulterblätter in den Bereich von SES 9 und SES 26 und die andere Hand auf den unteren Rücken in den Bereich von SES 2.

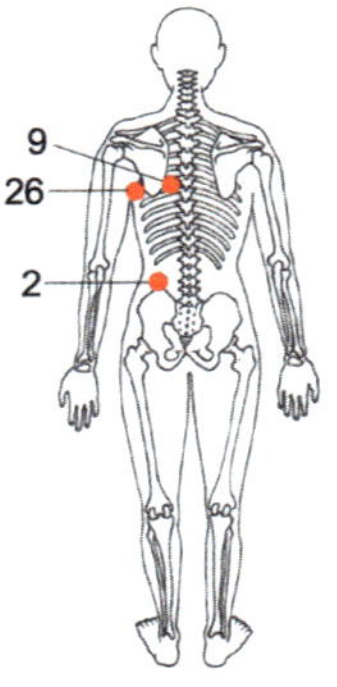

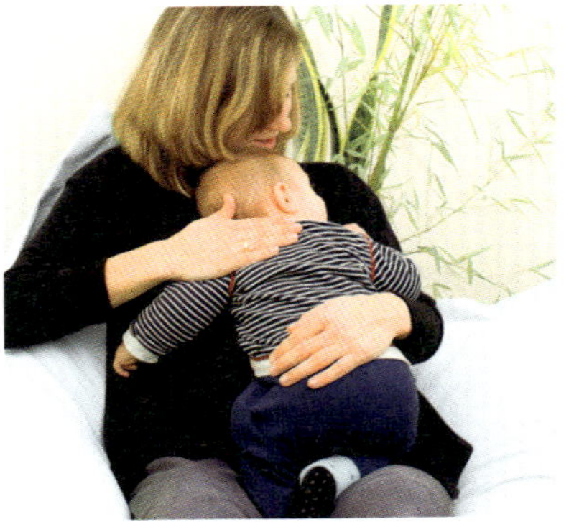

Wenn Ihr Baby viel spuckt oder zu Bauchschmerzen neigt, halten Sie beide SES 1 (S. 121).
Sie können auch bereits während des Stillens eine Hand auf ein SES 1 legen.

Brustentzündung

Der Milzstrom (S. 55) ist ein wichtiger Strom für das Wochenbett und die Stillzeit. Er reguliert die Milchbildung und wirkt unterstützend bei Brustentzündung. Halten Sie auch beide SES 13 (S. 25).

Allergien

Allergien sind ein weitverbreitetes Thema und können die unterschiedlichsten Ursachen haben. Wichtig ist die Harmonisierung und Stabilisierung des Immunsystems (S. 130) und natürlich auch der psychisch-emotionale Hintergrund, warum der Körper auf bestimmte Reize überempfindlich reagiert.
Ein wichtiges Energieschloss bei Unverträglichkeiten aller Art ist das SES 22.

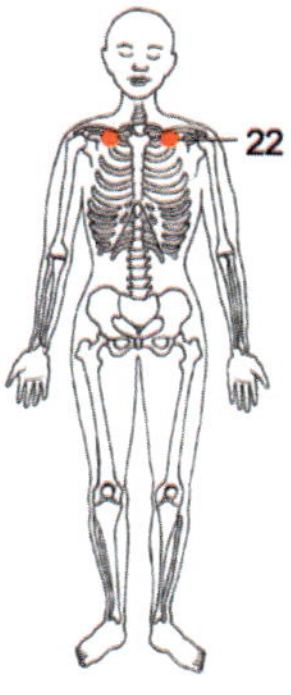

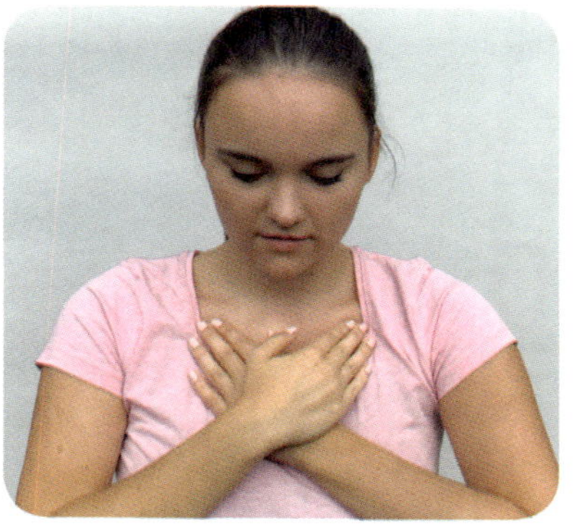

Auch das hohe SES 19, dass sich ca. eine Handbreit oberhalb von SES 19 befindet, ist ein wichtiger Punkt bei Allergien aller Art. Halten Sie einfach die Innenseite Ihrer Oberarme überkreuz, gehen Sie dazu mit den Fingerspitzen ein wenig Richtung Rückseite der Arme, oft ist da auch ein schmerzempfindlicher Punkt spürbar.

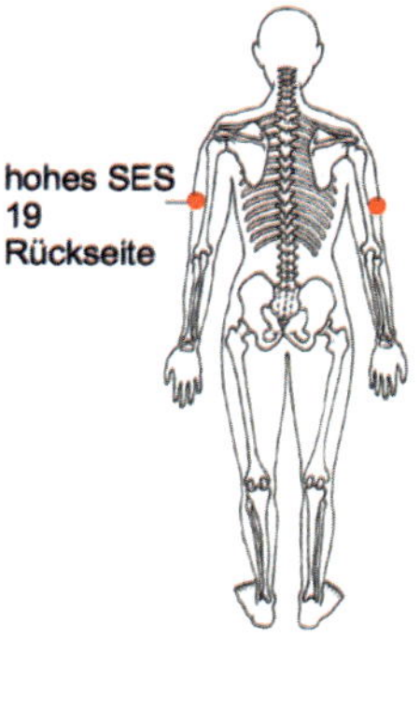

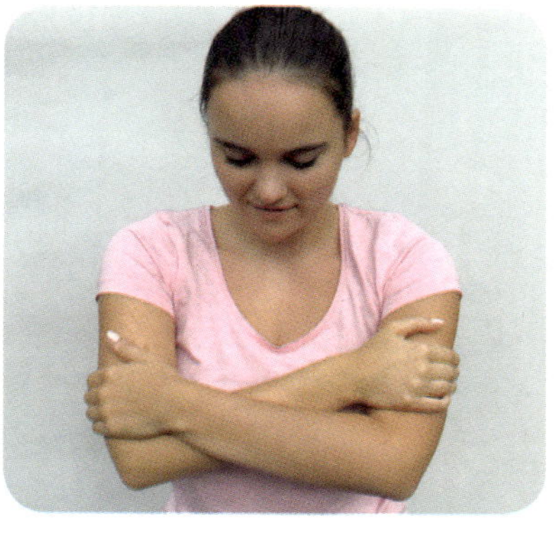

Wenn die Atemwege betroffen sind, legen Sie eine Hand auf das **SES 22** und die andere Hand auf das **SES 14** – erst auf der einen, dann auf der anderen Körperseite.

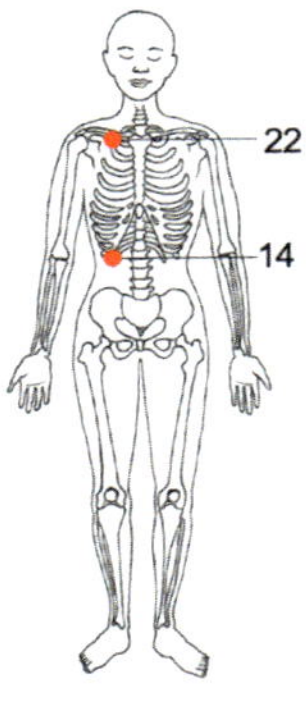

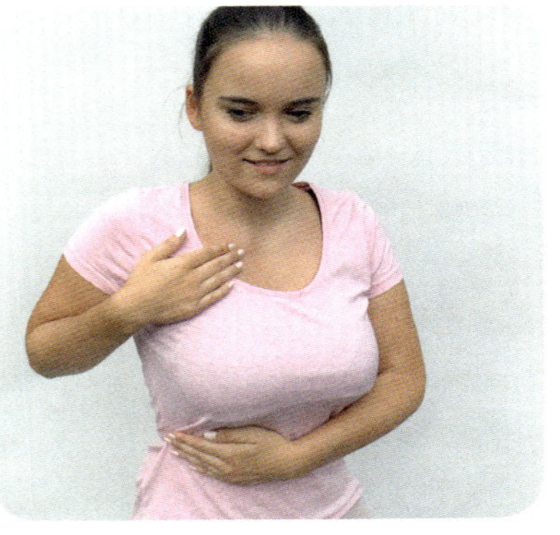

Oder halten Sie **beide SES 1** überkreuz.

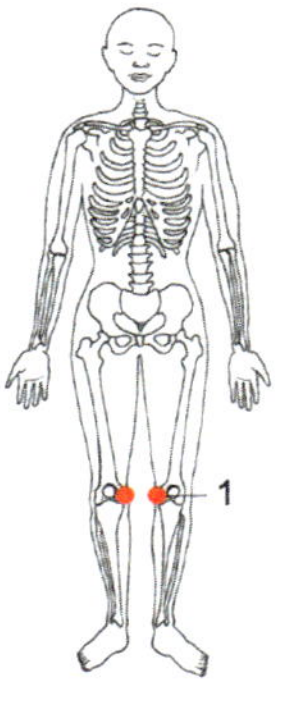

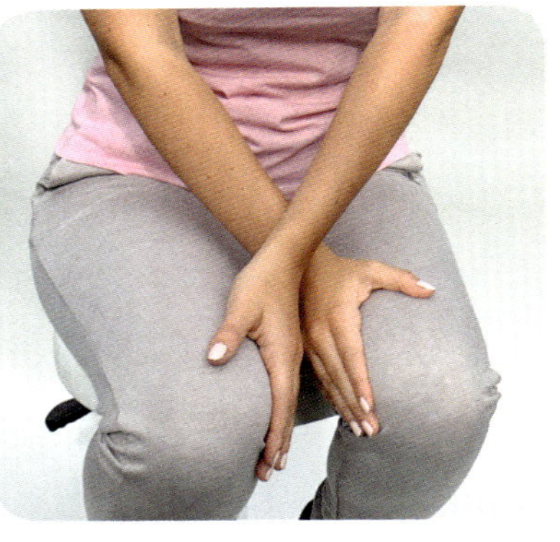

Oder legen Sie eine Hand auf das **hohe SES 1 der einen** und die andere Hand auf das **SES 19 der anderen Körperseite.**

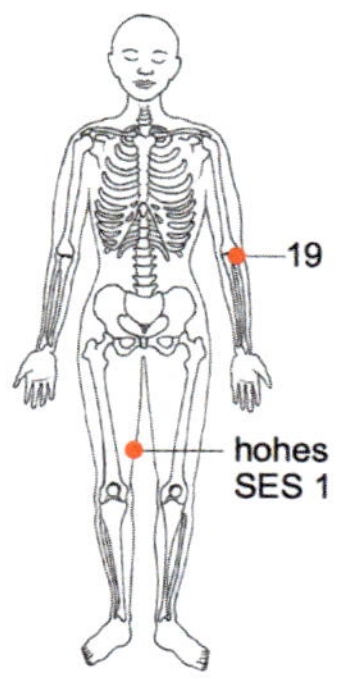

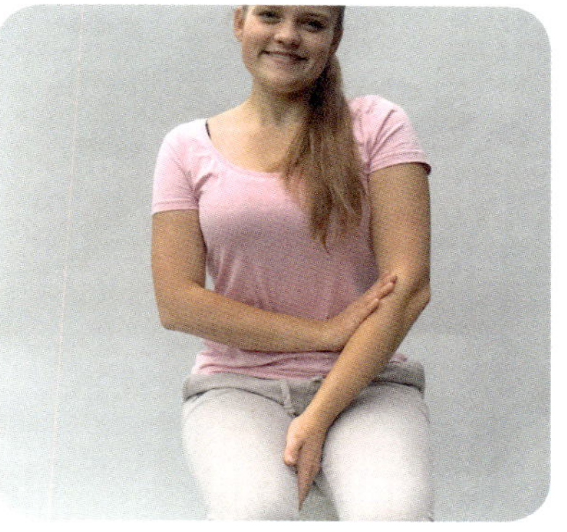

Bei einer Nahrungsmittelallergie praktizieren Sie auch den **Magenstrom** (S. 59). Oder strömen Sie mit einer Hand das **SES 11 der einen** und mit der anderen Hand das **SES 13 der anderen Körperseite.**

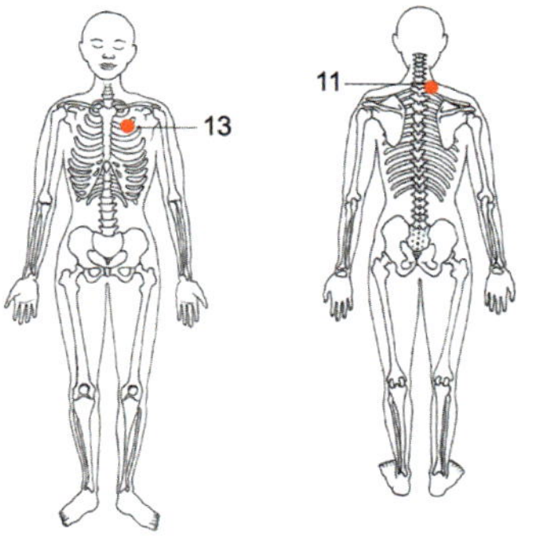

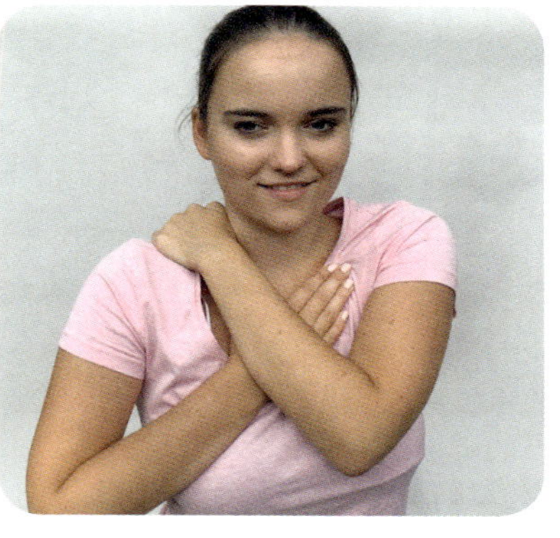

Ist die Haut betroffen, eignen sich der **Magenstrom** (S. 59) und der **Milzstrom** (S. 55).
Auch der **Zentralstrom** (S. 46) und die **Vermittlerströme** (S. 53) wirken hier unterstützend.

Nervensystem

Neuralgien

Bei Neuralgien im Kopfbereich praktizieren Sie den Magenstrom (S. 59).
Zur Schmerzlinderung strömen Sie das SES 5 zusammen mit dem SES 16 (S. 18).
Oder halten Sie das SES 17 (S. 28).

Muskelzucken

Zuckungen der Muskulatur können als Begleitsymptom diverser neurologischer Erkrankungen vorkommen. Dazu zählen Störungen im Nervensystem sowie in den Nervenzellen der Muskulatur. Lassen Sie es ärztlich abklären. Nicht immer muss jedoch eine Krankheit dahinterstecken. Muskelzuckungen können auch durch eine vorübergehende Nervenreizung ausgelöst werden und somit harmlos sein.
Strömen Sie das SES 8 zusammen mit dem SES 17.

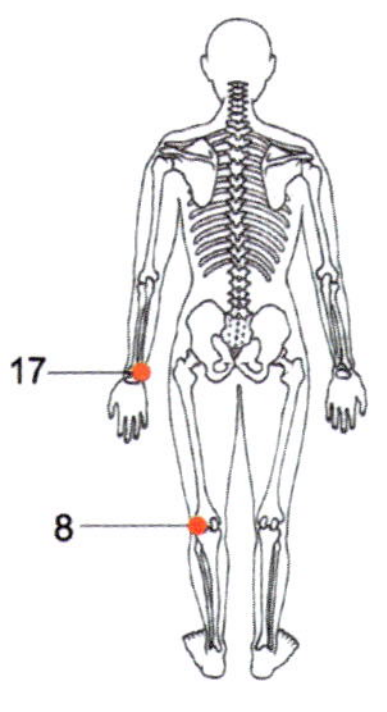

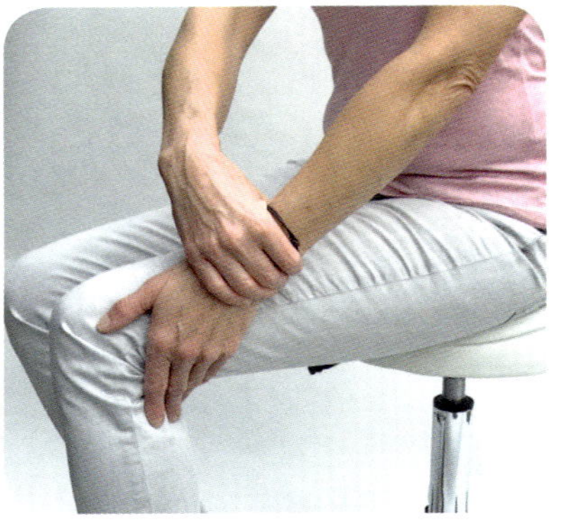

Lähmungen

Bei Lähmungen aller Art halten Sie nacheinander folgende Griffe:

Für die rechte Körperseite:

1. Schritt: Legen Sie die rechte Hand auf das **rechte SES 4** und die linke Hand auf das **rechte SES 13.**

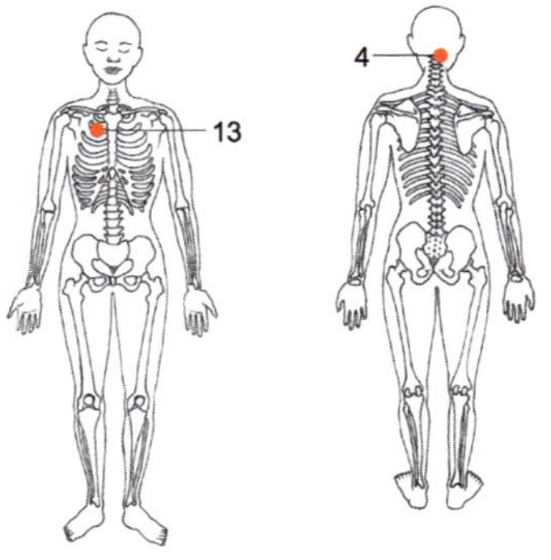

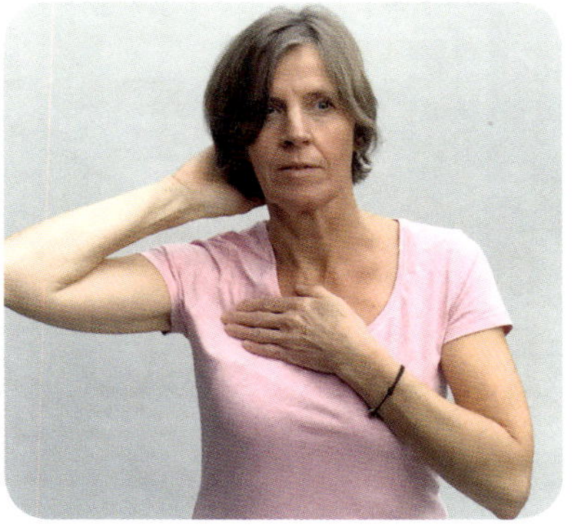

2. Schritt: Legen Sie die rechte Hand auf das **rechte SES 15** und die linke Hand auf das **rechte SES 16.**

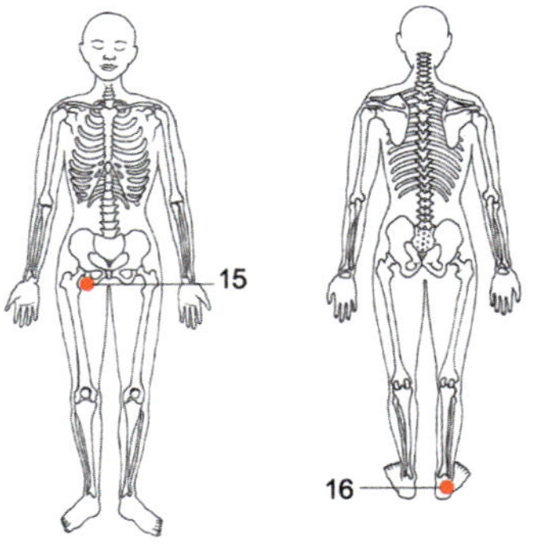

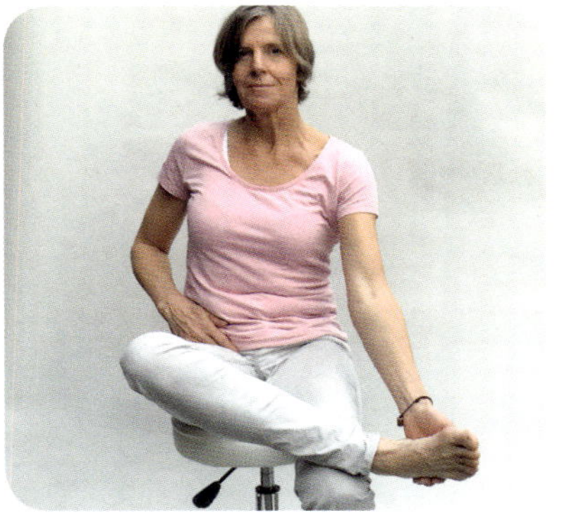

Für die linke Körperseite:

1. Schritt: Legen Sie die linke Hand auf das **linke SES 4** und die rechte Hand auf das **linke SES 13.**

2. Schritt: Legen Sie die linke Hand auf das **linke SES 15** und die rechte Hand auf das **linke SES 16.**

Epilepsie

Ein wichtiges Energieschloss bei Epilepsie ist das SES 7. Sie können es auch zusammen mit dem SES 24 strömen, da sich die beiden Energieschlösser gut unterstützen.

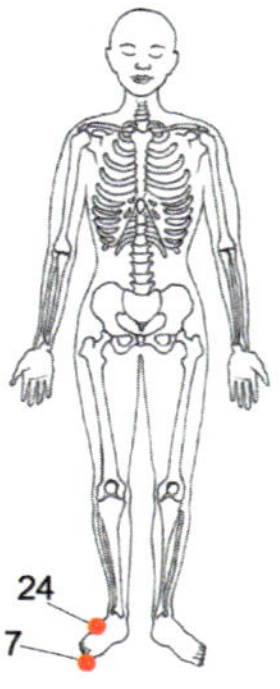

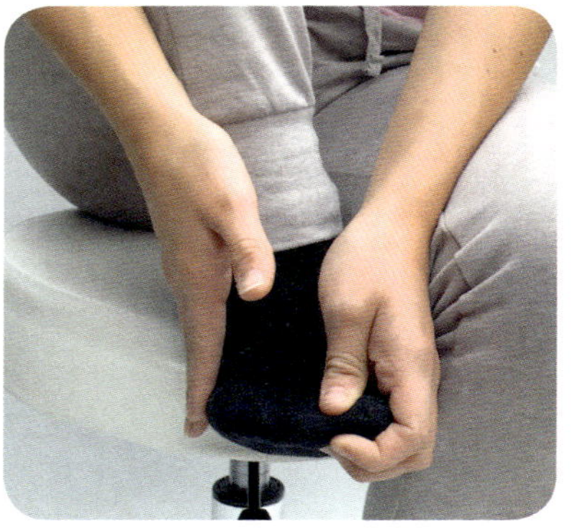

Halten Sie öfter Nacken und Stirn.

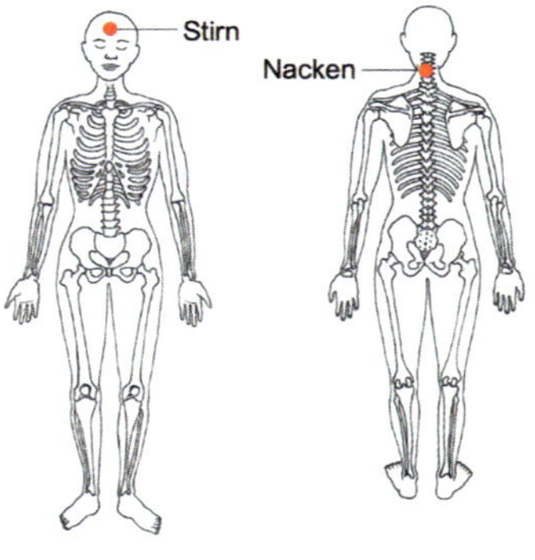

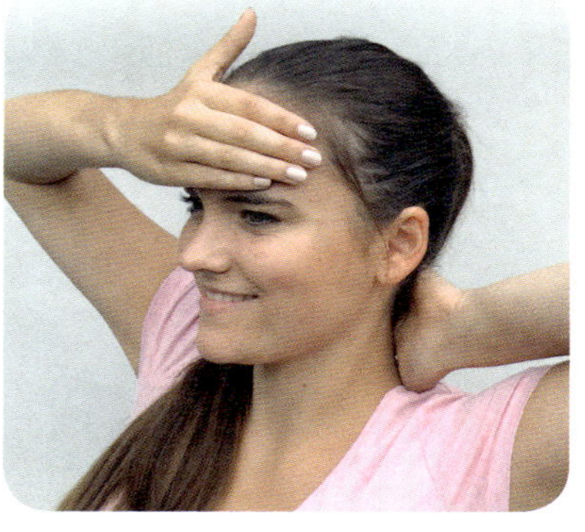

Strömen Sie immer wieder das SES 12 zusammen mit dem SES 14.

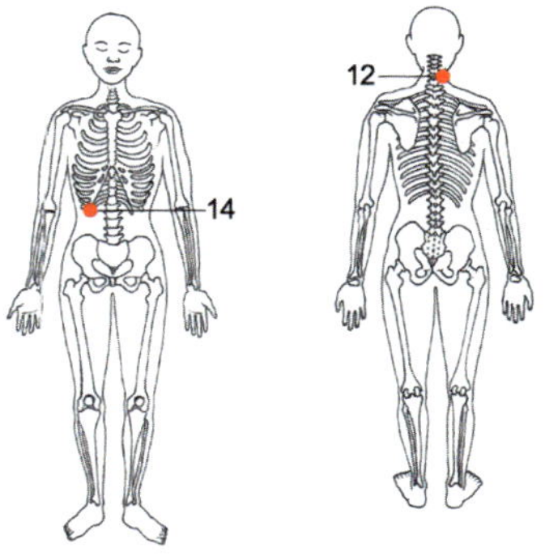

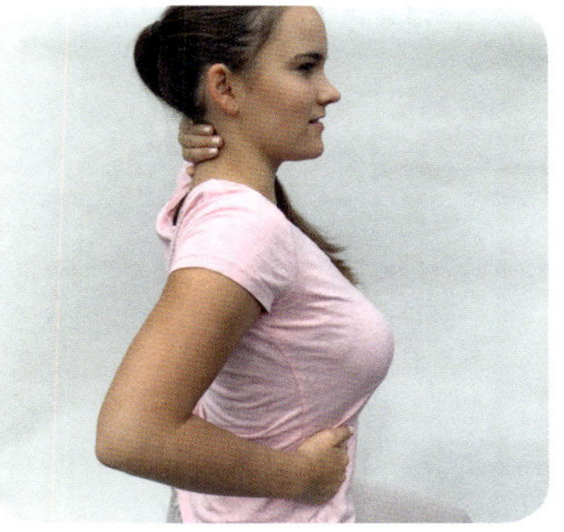

Immunsystem

Ein intaktes Immunsystem ist Voraussetzung für Gesundheit und Lebenskraft. Sobald Sie sich strömen, stärken Sie automatisch das Immunsystem und regen die Selbstheilungskräfte an.

Natürlich gibt es auch spezielle Ströme oder Griffe zur Aktivierung des Immunsystems. Das wichtigste Energieschloss hierfür ist das SES 3. Es ist sozusagen die Tür, durch die Viren und Bakterien den Körper wieder verlassen können. Wenn diese Tür aufschwingt, kann alte, verbrauchte Energie entladen und neue, gereinigte Energie empfangen werden.

Das SES 15 unterstützt das SES 3, darum halten Sie diese beiden Energieschlösser am besten zusammen.

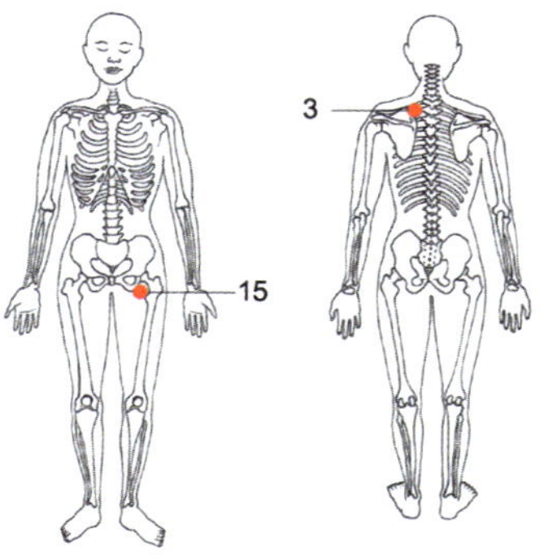

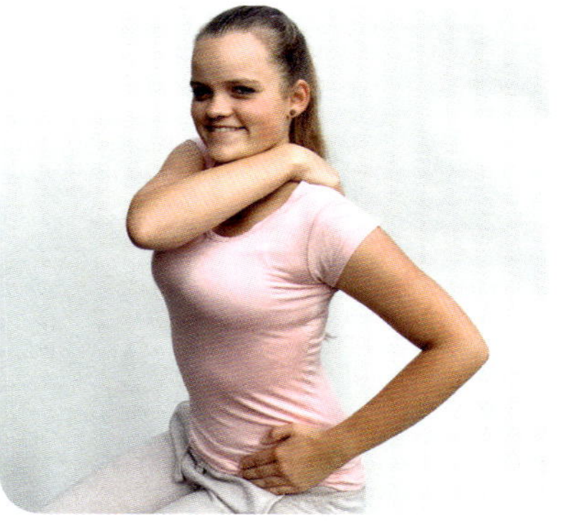

Weitere wichtige Ströme zur Harmonisierung des Immunsystems sind der Zentralstrom (S. 46), die Betreuerströme (S. 51) und der Milzstrom (S. 55).

Sie können auch **beide SES 19** zusammen mit **beiden hohen SES 19** strömen.

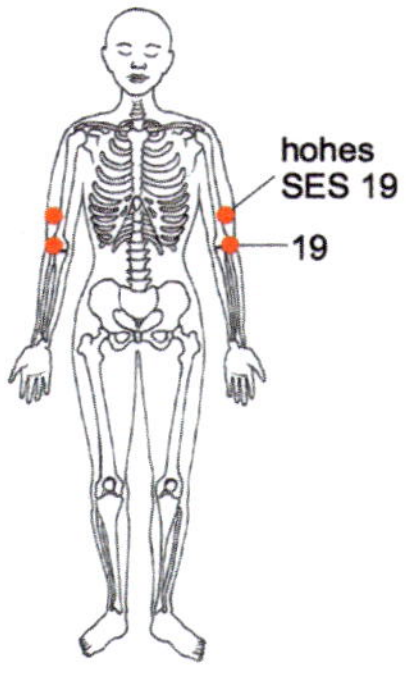

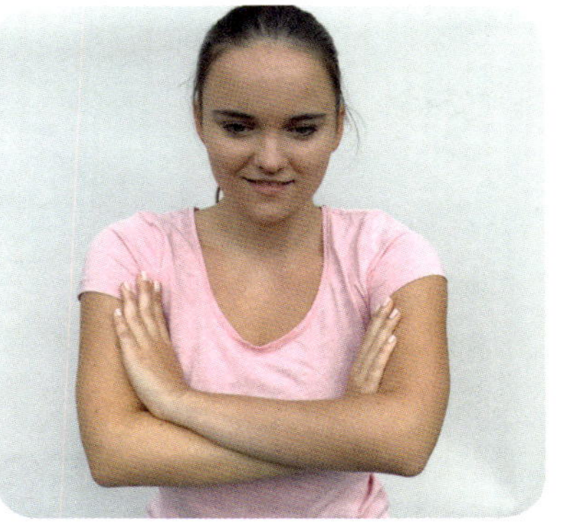

Halten Sie zur Stärkung des Herz-Kreislauf-Systems nacheinander **alle Finger** (S. 39).
Praktizieren Sie auch die **große Umarmung** (S. 35).

Herz-Kreislauf-System

Herzprobleme

Da Herzbeschwerden lebensbedrohlich sein können, müssen diese auf jeden Fall durch einen Arzt abgeklärt werden. Zusätzlich zur ärztlichen Behandlung kann aber natürlich mit Strömen unterstützt werden.
Halten Sie immer wieder den kleinen Finger (S. 43).

Druck in der Herzgegend und Beklemmungen

Legen Sie die Hände in die Leisten auf beide SES 15 (S. 26).
Oder legen Sie eine Hand auf das SES 15 und die andere Hand auf das SES 6.

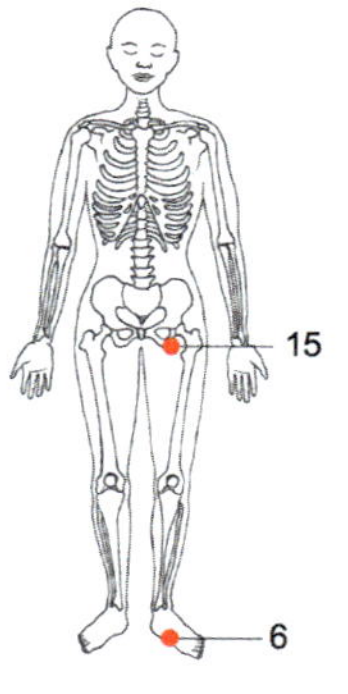

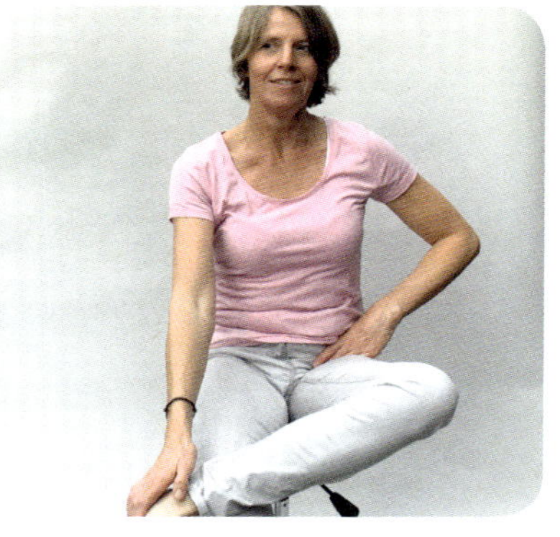

Schneller Herzschlag

Strömen Sie das SES 14 der einen zusammen mit dem hohen SES 19 der anderen Körperseite.

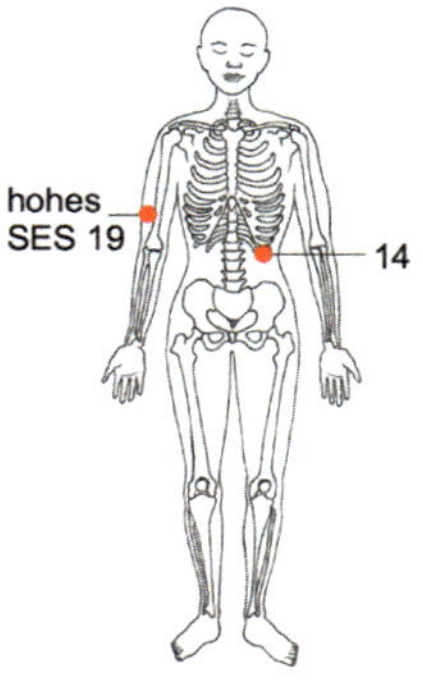

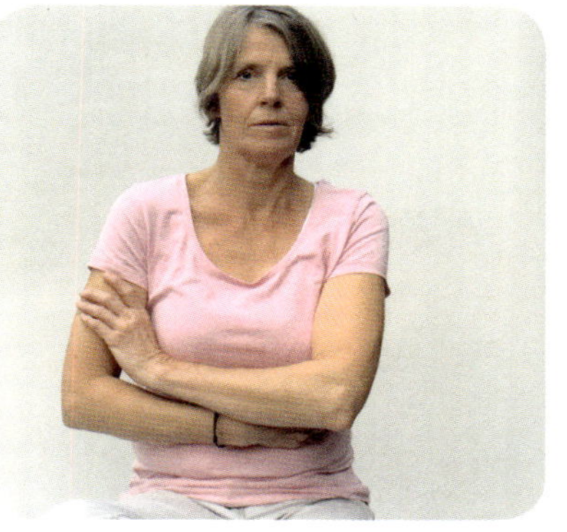

Unregelmäßiger Herzschlag

Halten Sie das SES 17 (S. 28).
Oder strömen Sie das SES 17 der einen und das SES 11 der anderen Körperseite.

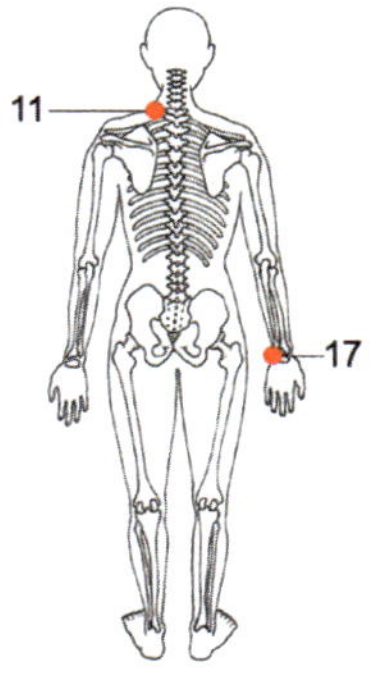

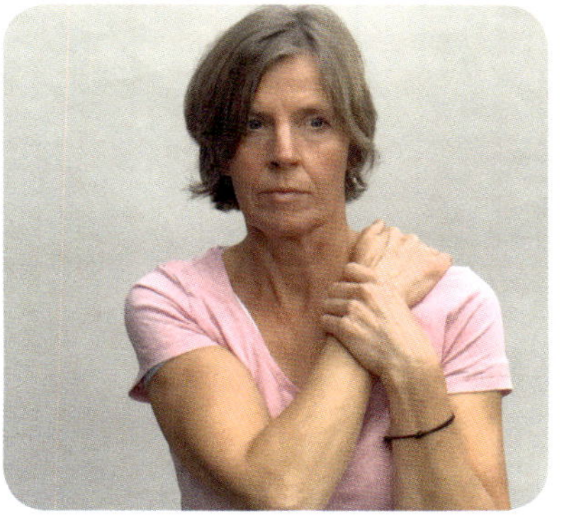

Blutdruck

Um zu niedrigen oder zu hohen Blutdruck zu harmonisieren, halten Sie beide hohe SES 19 (S. 29).
Oder strömen Sie beide SES 2 (S. 16).
Oder legen Sie eine Hand in den Nacken und die andere Hand auf das Steißbein (S. 113).

Auch das Strömen von SES 23 zusammen mit dem SES 25 reguliert den Blutdruck. Wenn es für Sie einfacher ist, können Sie das SES 23 mit dem Handrücken halten.

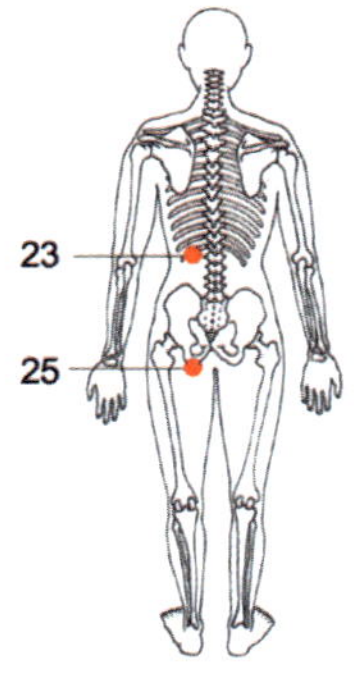

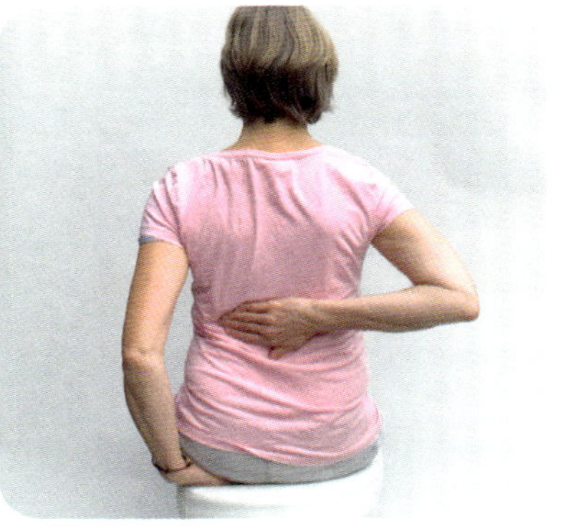

Kreislaufprobleme

Bei Kreislaufproblemen halten Sie beide hohe SES 19 (S. 29).
Oder strömen Sie das SES 17 (S. 28). Das SES 17 ist auch ein wichtiges Energieschloss, wenn Sie schnell ohnmächtig werden oder bei einem Kreislaufkollaps. Halten Sie zur Stabilisierung des Kreislaufs auch das SES 22 zusammen mit dem SES 23.

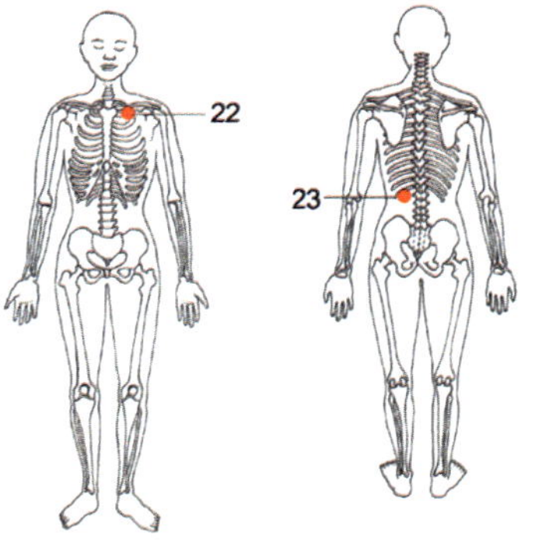

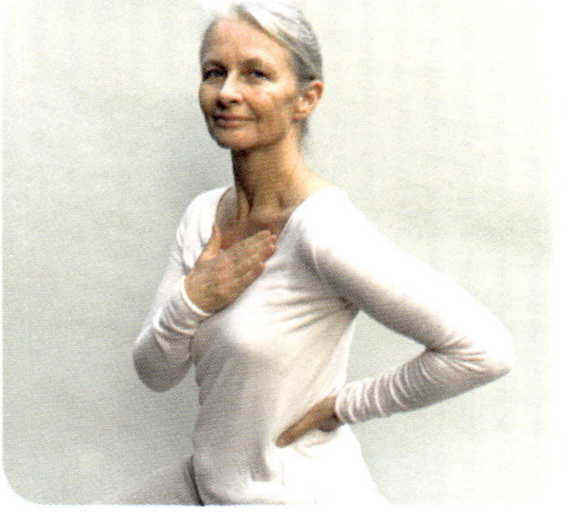

Legen Sie eine Hand in den Nacken auf **beide SES 4** und die andere Hand auf die Stirn auf **beide SES 20.**

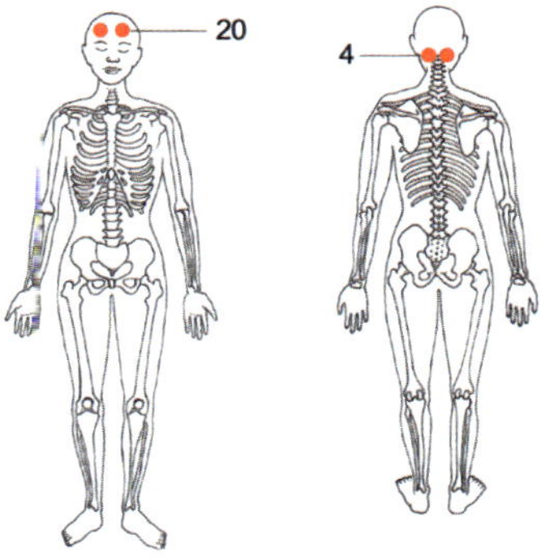

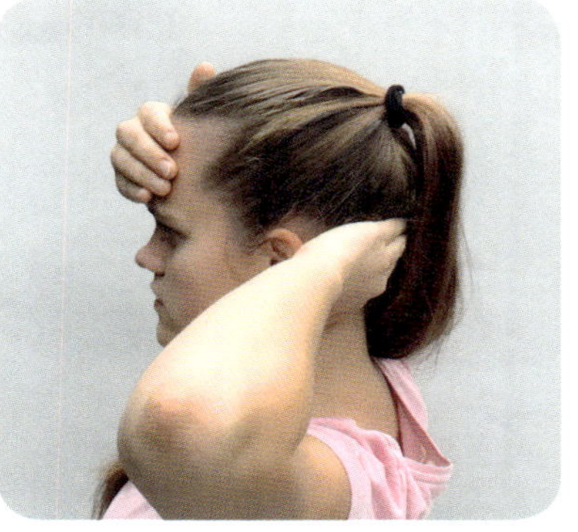

Sie können den Kreislauf auch stabilisieren, indem Sie eine Hand auf das **Brustbein** und die andere Hand auf das **Steißbein** legen.

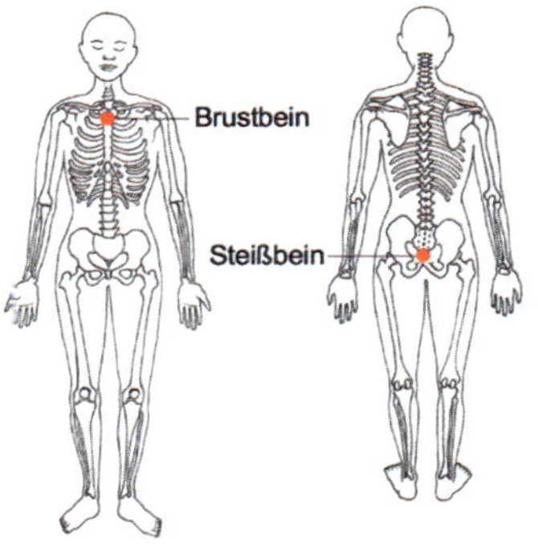

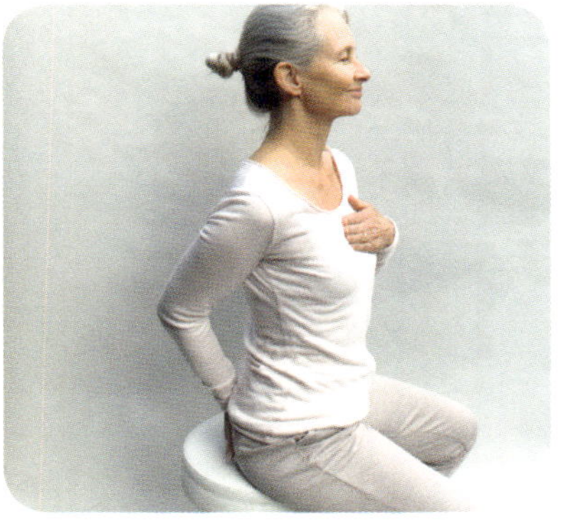

Geschwülste, Tumore und Ödeme

Wo Bewegung ist, können sich keine Ansammlungen festsetzen. Strömen regt den Energiefluss an, sodass sich Altes und Verhärtetes lösen können. Jin Shin Jyutsu harmonisiert das ganze Wesen und kann so auch das natürliche Gleichgewicht des Zellwachstums wiederherstellen.

Das SES 1 (S. 15), der Urbeweger, bringt alles in Bewegung und löst Staus und Ansammlungen auf.
Praktizieren Sie regelmäßig den Zentralstrom (S. 46) und die große Umarmung (S. 35), um die Verbindung zur Quelle wieder ganz zu öffnen und in das Vertrauen zu kommen, dass alles möglich ist.
Der Milzstrom (S. 55) bringt Licht in jede Zelle und kann Tumore und Ansammlungen auflösen.

Halten Sie erst das linke SES 20 zusammen mit dem rechten SES 19 (Abb. und Foto) und dann das rechte SES 20 mit dem linken SES 19. Das sind wichtige Griffe für die Zellerneuerung.

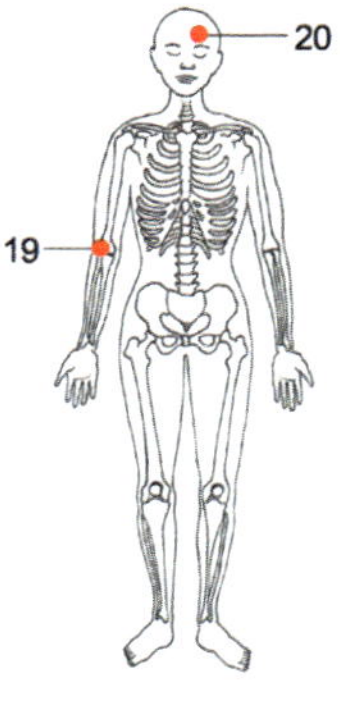

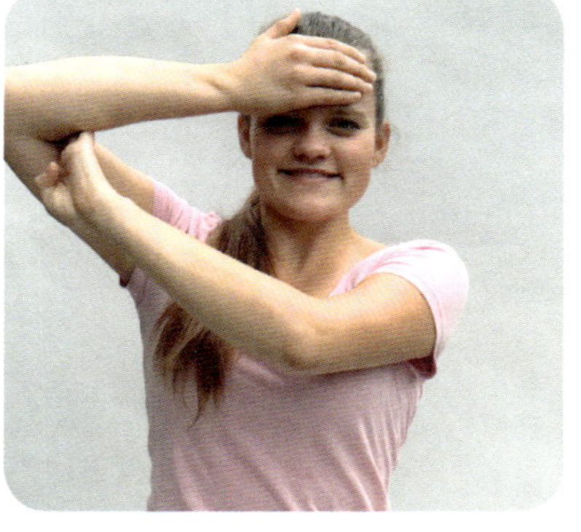

Praktizieren Sie regelmäßig die **Betreuerströme** (S. 51).
Unterstützen Sie die Entgiftung und Entsäuerung des Körpers, indem Sie das SES 23 und das SES 25 (S. 99) halten.

Oder Sie strömen das SES 11 und bilden mit der anderen Hand einen **Ring aus Daumen und Zeigefinger,** indem Sie die Daumenspitze auf den Zeigefingernagel legen.

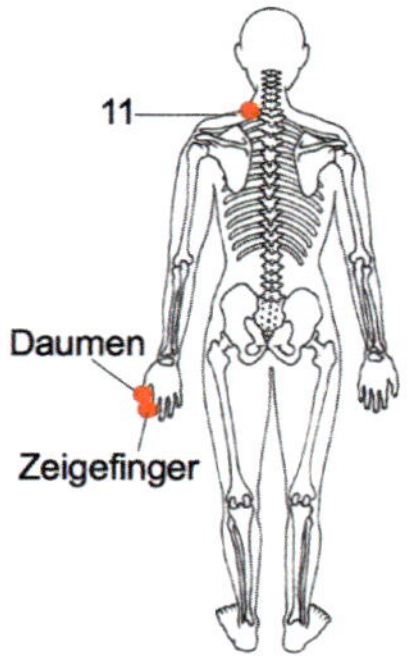

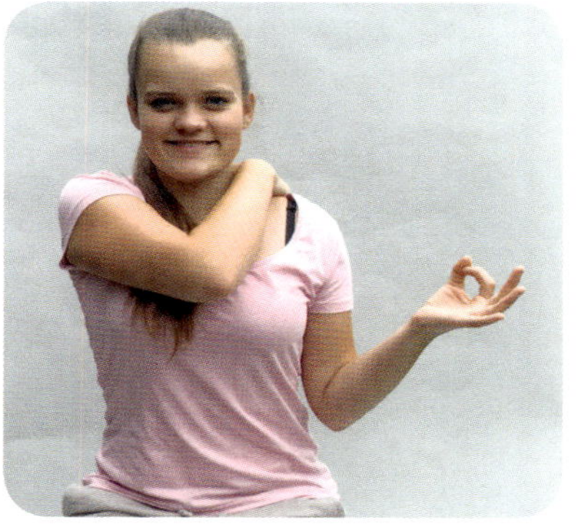

Ein wichtiger Griff bei bösartigen Tumoren ist folgender:
Legen Sie eine Hand auf das SES 24 (harmonisiert Chaos) und die andere Hand auf das SES 26.

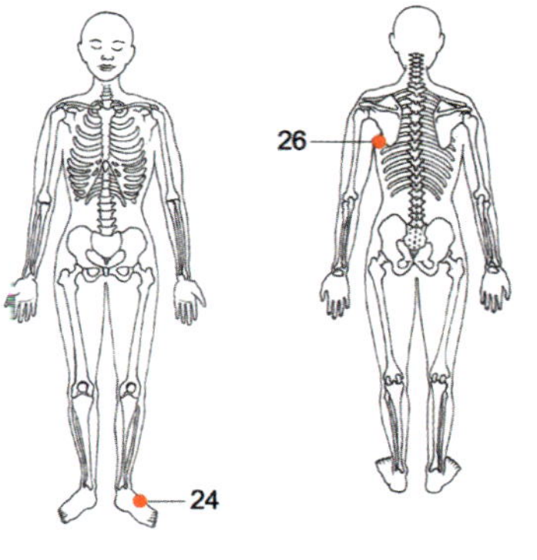

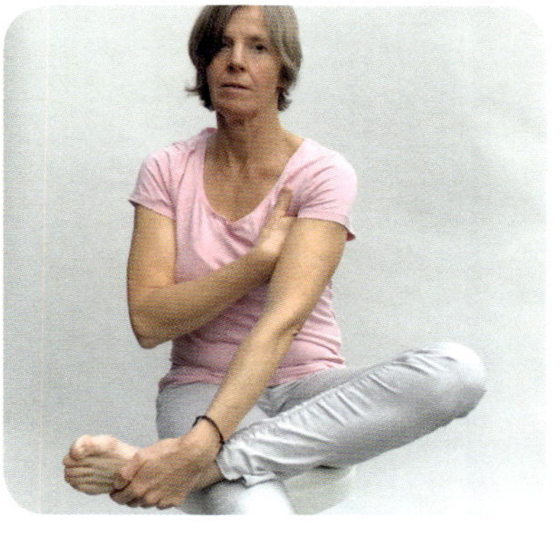

Bei Knoten und Zysten in der Brust legen Sie eine Hand **unter die Achselhöhle der betroffenen Körperseite,** wobei der Daumen (wie bei der großen Umarmung, S. 35) nach oben zeigt, und die andere Hand auf das **hohe SES 1 der anderen Körperseite.**

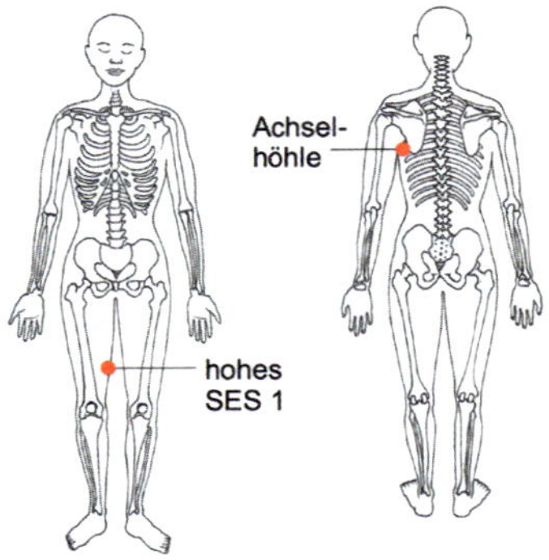

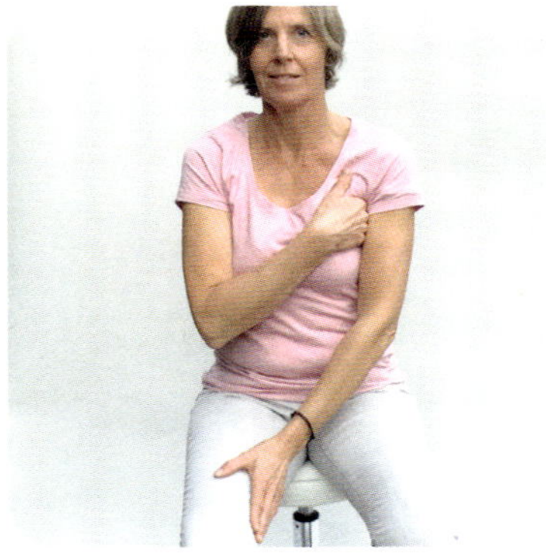

Wenn Sie die Hand unter der Achsel als unangenehm empfinden, legen Sie sie stattdessen an die **Außenseite des Oberarms nahe der Achselhöhle.**

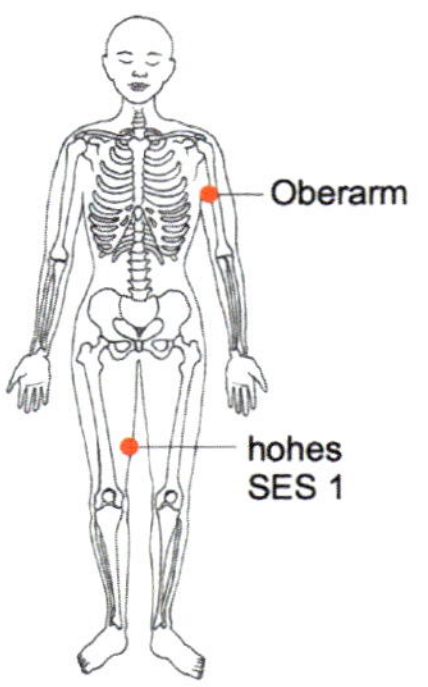

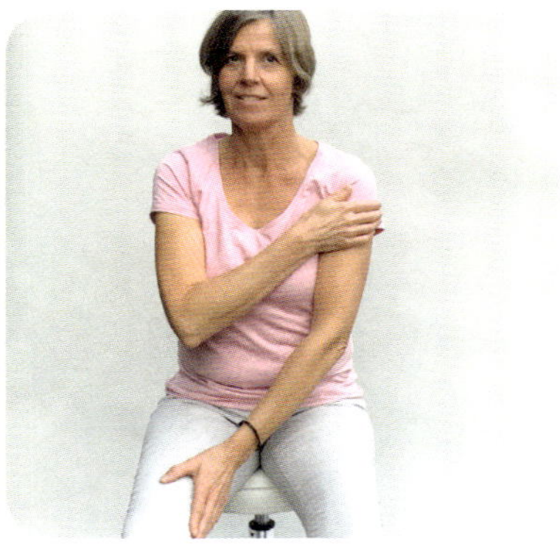

Der **Blasenstrom** (S. 63) harmonisiert den Flüssigkeitshaushalt und kann Ödeme auflösen.

Verletzungen und Notfälle

Wunden

Bei blutenden Wunden legen Sie die rechte Hand auf oder über die **Wunde oder den Wundverband** und die linke Hand auf die **rechte Hand.**

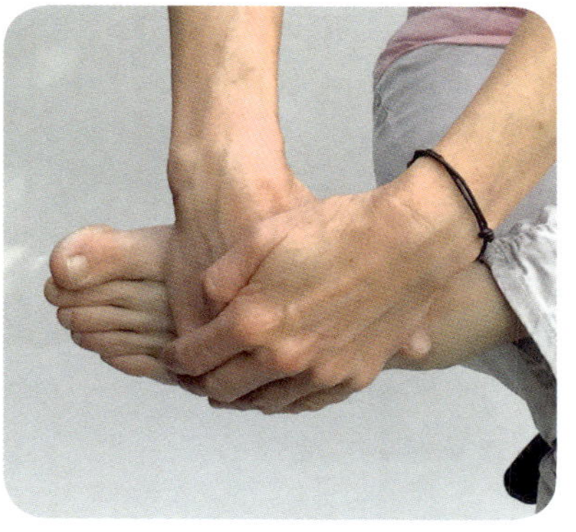

Bei eitrigen Wunden legen Sie die linke Hand auf oder über die **Wunde oder den Wundverband** und die rechte Hand auf die **linke Hand.**

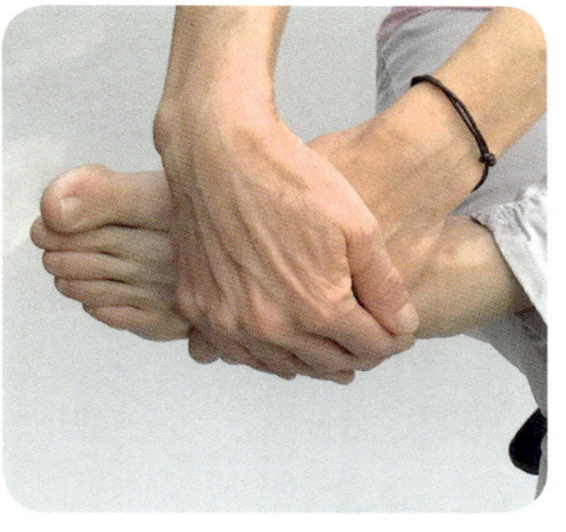

Wenn Sie sich selbst strömen wollen, aber die Wunde an einer Körperstelle liegt, die Sie nicht mit beiden Händen erreichen können, z. B. eine Hand, legen Sie einfach eine Hand auf oder über die **betroffene Stelle.**

Bluterguss

Überkreuzen Sie die Hände, sodass sich die kleinen Finger berühren. Legen Sie sie so auf die betroffene Stelle.

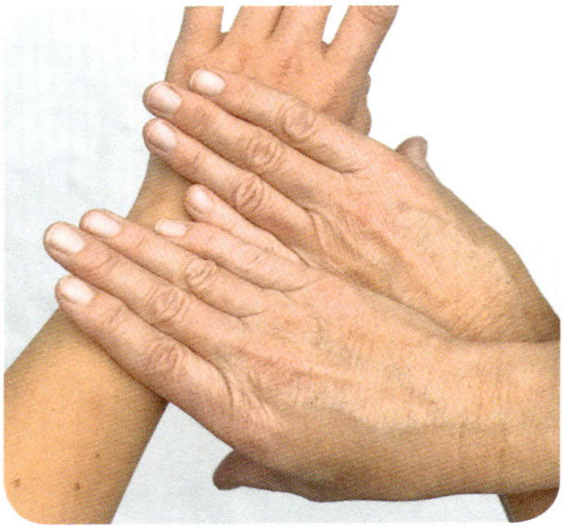

Wenn Sie sich selbst strömen wollen, aber der Bluterguss an einer Körperstelle liegt, die Sie nicht mit beiden Händen erreichen können, z.B. eine Hand, legen Sie einfach eine Hand auf die betroffene Stelle.

Stiche, Splitter und Dornen

Legen Sie die linke Hand auf oder über die betroffene Stelle und die rechte Hand auf die linke Hand (S. 139).
Wenn Sie sich selbst strömen wollen, aber der Stich, Splitter oder Dorn an einer Körperstelle liegt, die Sie nicht mit beiden Händen erreichen können, z.B. eine Hand, legen Sie einfach eine Hand auf die betroffene Stelle.

Verbrennungen

Legen Sie beide Hände nebeneinander auf oder über die betroffene Stelle.

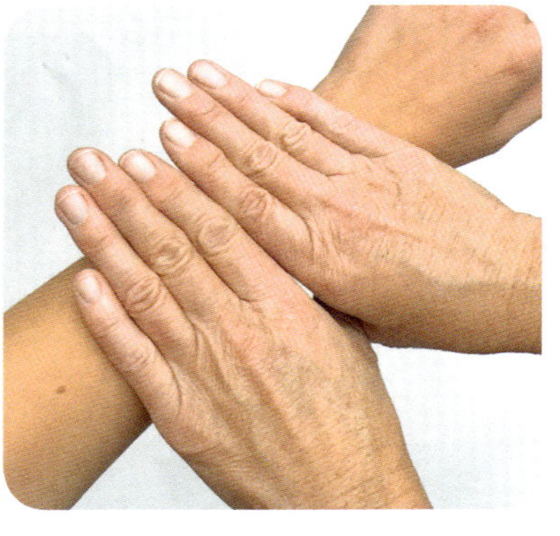

Wenn Sie sich selbst strömen wollen, aber die Verbrennung an einer Körperstelle liegt, die Sie nicht mit beiden Händen erreichen können, z.B. eine Hand, legen Sie einfach eine Hand auf oder über die betroffene Stelle.
Oder halten Sie beide Waden.

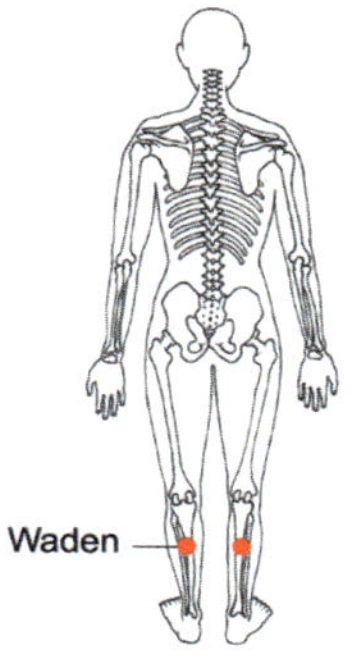

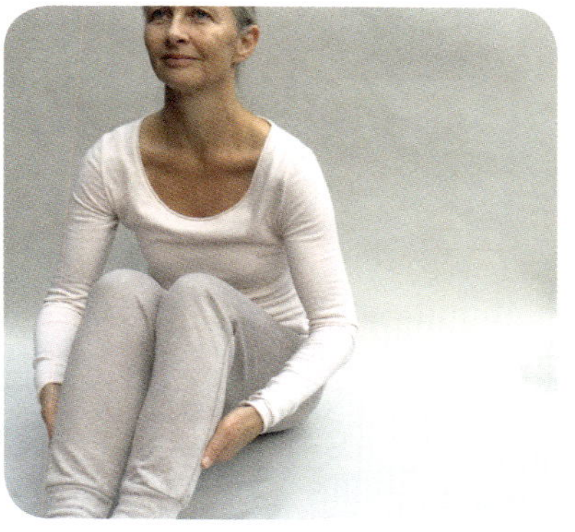

Gehirnerschütterung und Kopfverletzungen

Halten Sie zuerst beide SES 4 und danach beide SES 7. Wenn Sie Probleme haben, beide SES 7 zu halten, lassen Sie sich von jemandem strömen (rechtes Foto).

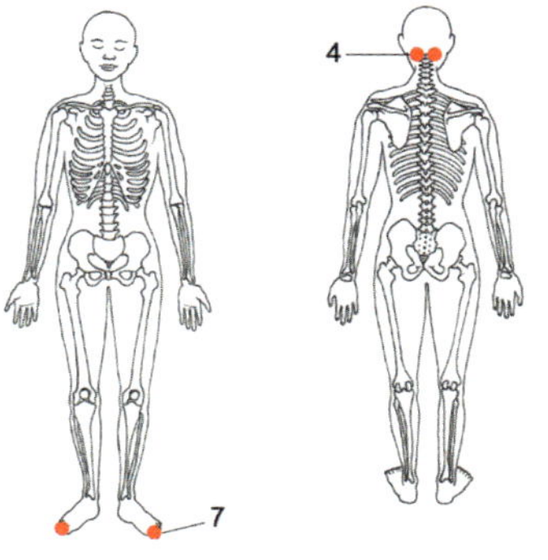

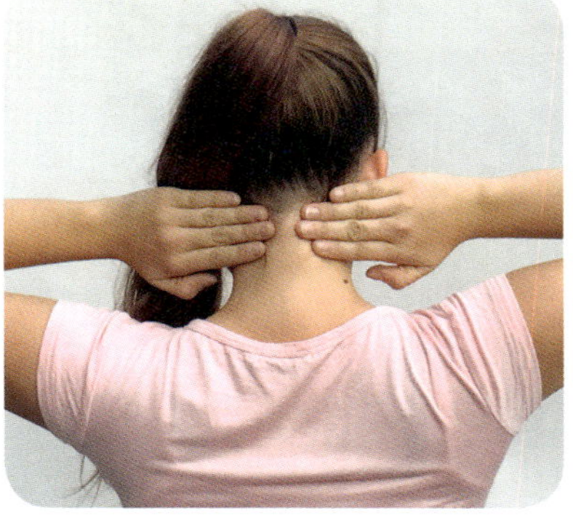

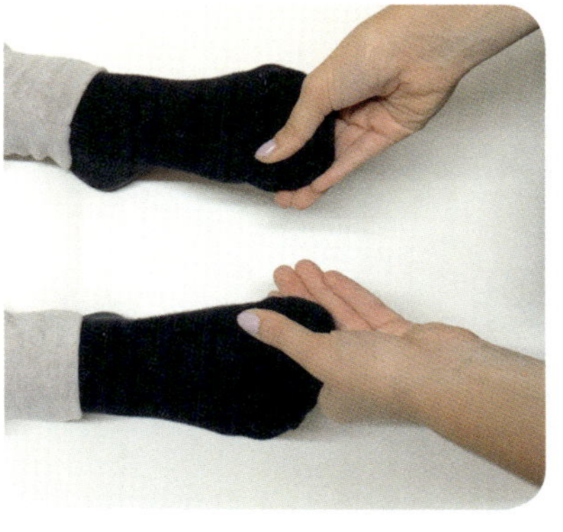

Knochenbrüche

Zur Unterstützung der Heilung von Knochenbrüchen halten Sie **beide SES 15,** indem Sie die Hände in die Leisten legen.

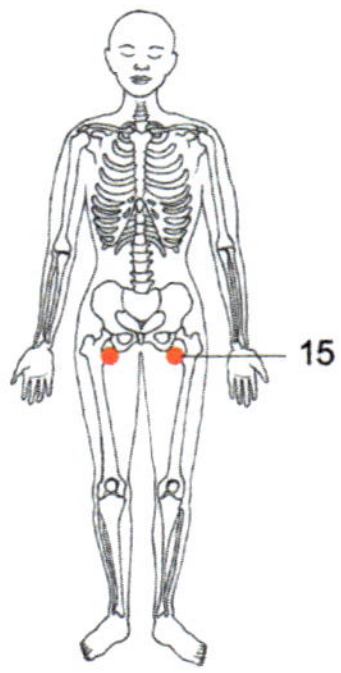

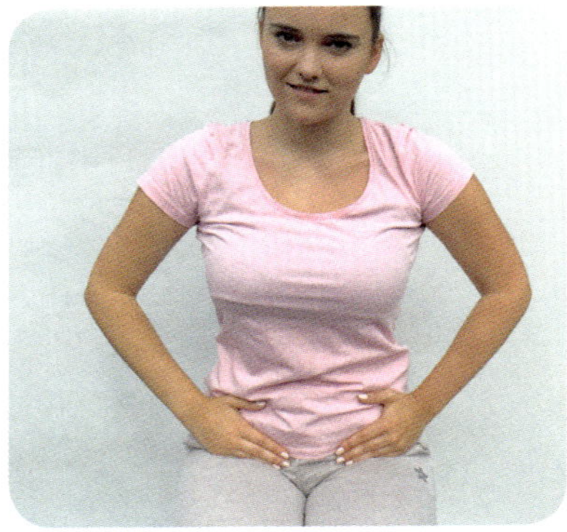

Oder strömen Sie das **SES 15** zusammen mit dem **SES 3 der betroffenen Körperseite.**

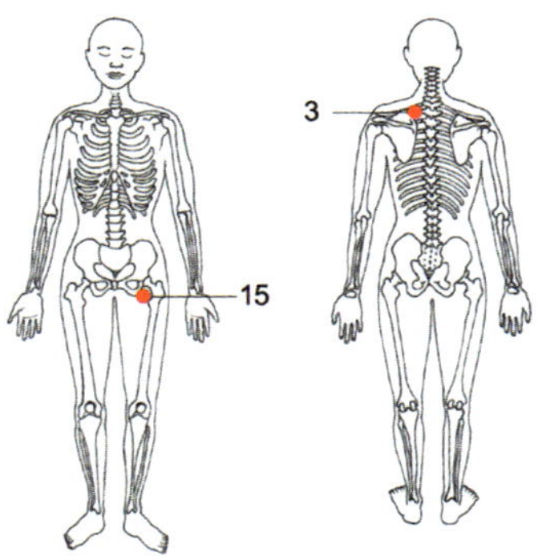

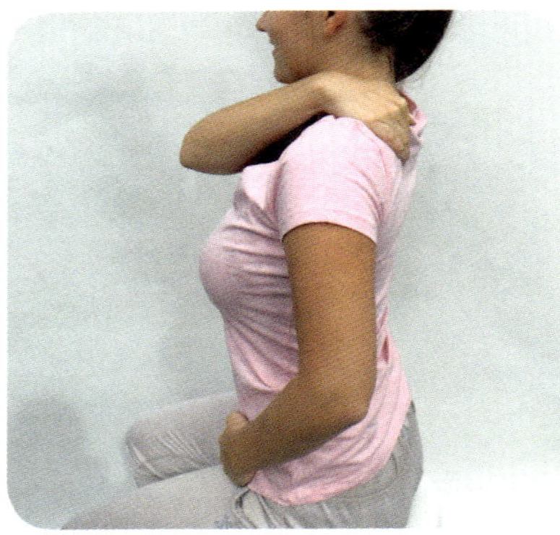

Prellungen

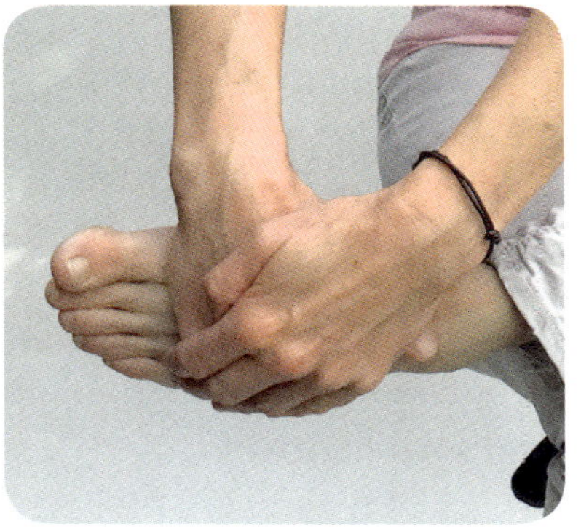

Legen Sie die rechte Hand auf die betroffene Stelle und die linke Hand auf die rechte Hand.

Oder legen Sie eine Hand auf die betroffene Stelle.

Verstauchungen

Bei einem verstauchten Knöchel halten Sie das Handgelenk der anderen Körperseite.
Ansonsten legen Sie bei einer Verstauchung die eine Hand auf die betroffene Stelle und die andere Hand auf das SES 15 derselben Körperseite.

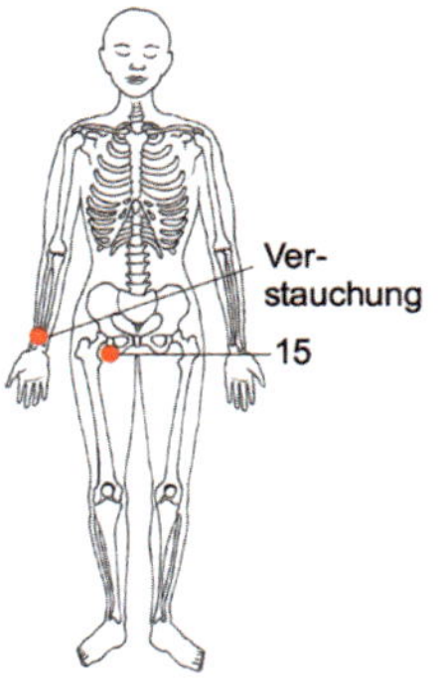

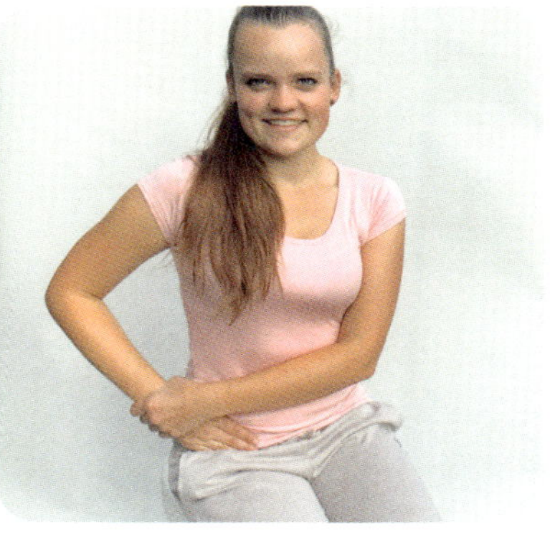

Schock

Ein Schock ist eine lebensbedrohliche Kreislaufstörung und bedarf auf jeden Fall der Behandlung durch einen Arzt. Ein Schock kann verschiedene Ursachen haben, z. B. Hitzschlag, Verletzung, starker Blutverlust, allergische Reaktion, Vergiftung, Erkrankung, bakterielle Infektion etc., aber auch eine Angstsituation kann einen Schock bewirken. Anzeichen sind: blasse und kühle Haut, schnelle und flache Atmung, beschleunigter Herzschlag, kalter Schweiß, Frieren, Zittern, Unruhe- und Angstzustände oder Verwirrtheit des Betroffenen.
Rufen Sie den Notarzt, und strömen Sie, bis dieser eintrifft, **beide SES 1.**

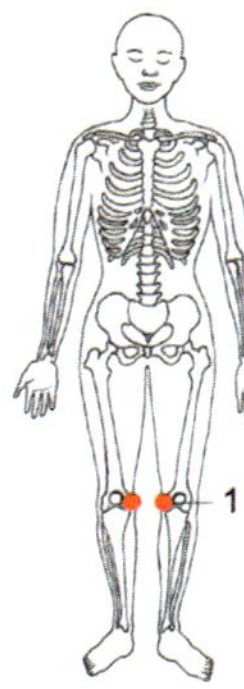

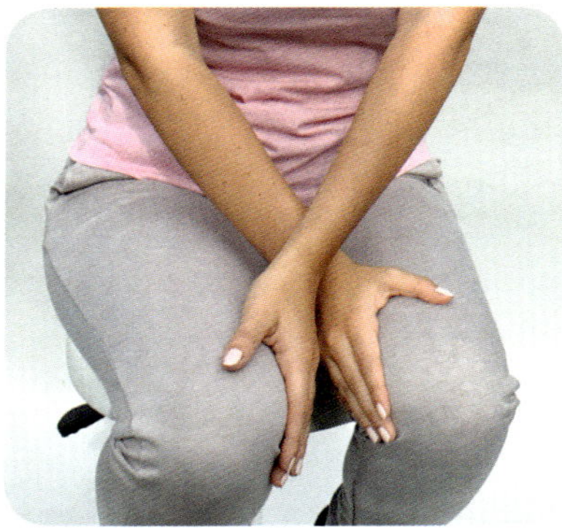

Das SES 4 und das SES 7 sind Notfallpunkte. Strömen Sie **beide SES 4** im Nacken und **beide SES 7** an der Unterseite der großen Zehen.

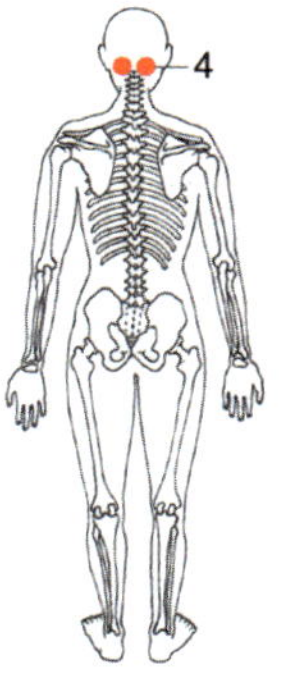

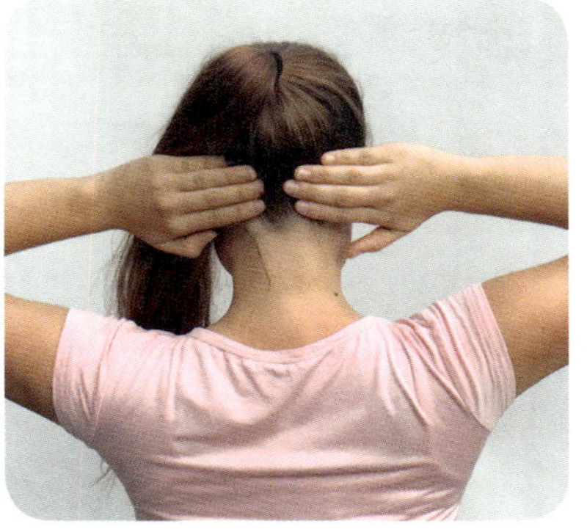

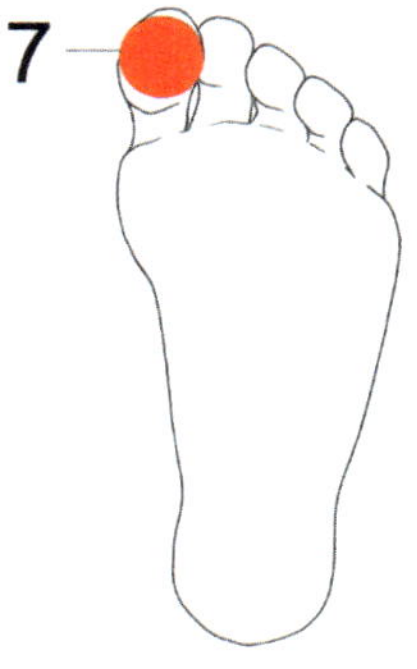

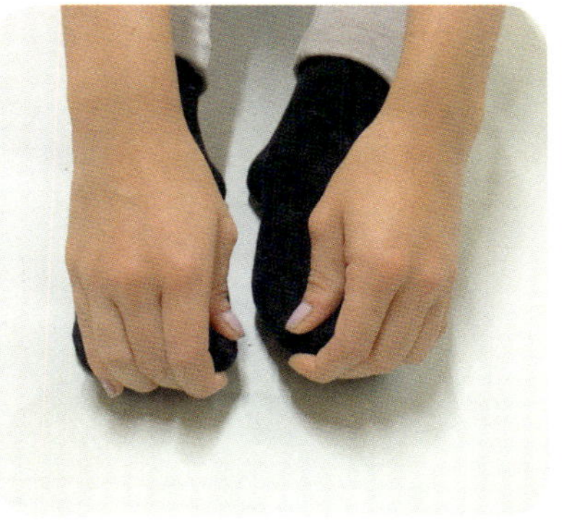

Vergiftungen

Auch bei einer Vergiftung muss sofort der Arzt aufgesucht werden. Als Erste Hilfe halten Sie **beide SES 1.**

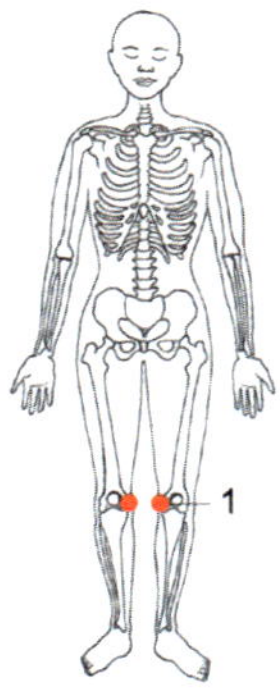

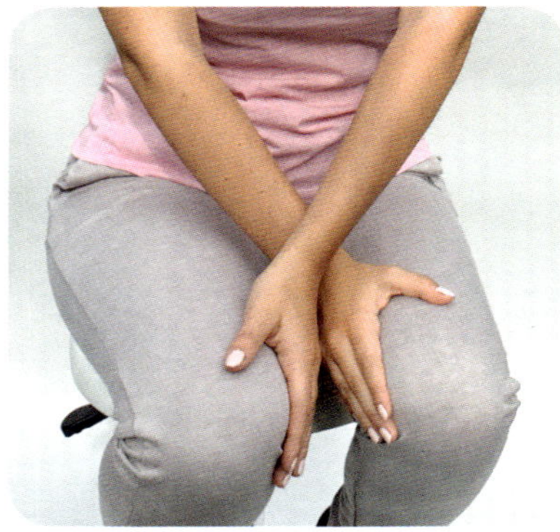

Strömen Sie zusätzlich das **SES 21** zusammen mit dem **SES 23.**

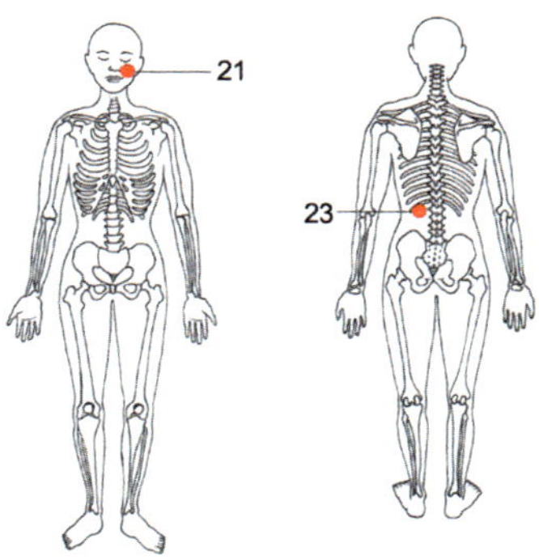

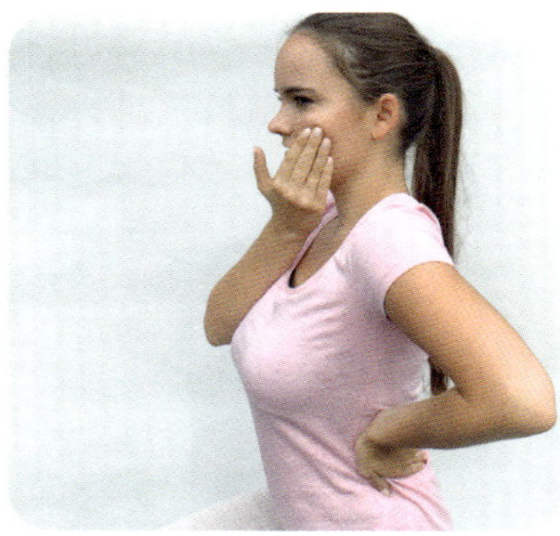

Hitzschlag und Sonnenstich

Die Erste-Hilfe-Griffe bei zu viel Sonne oder Hitze sind:
Halten Sie **beide SES 4.**

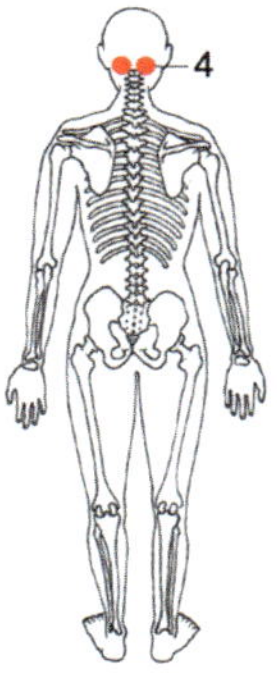

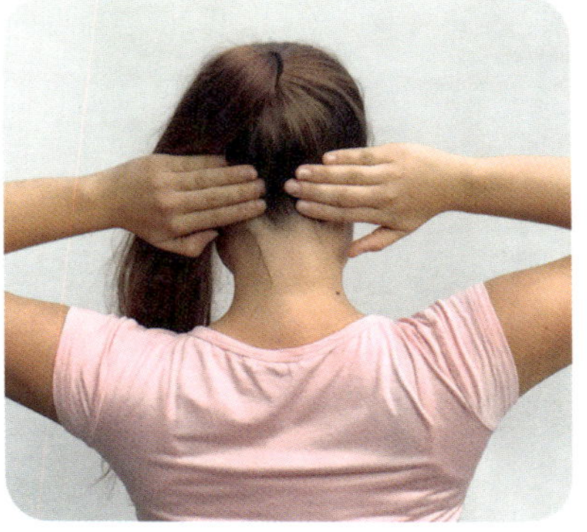

Halten Sie **beide SES 7.**

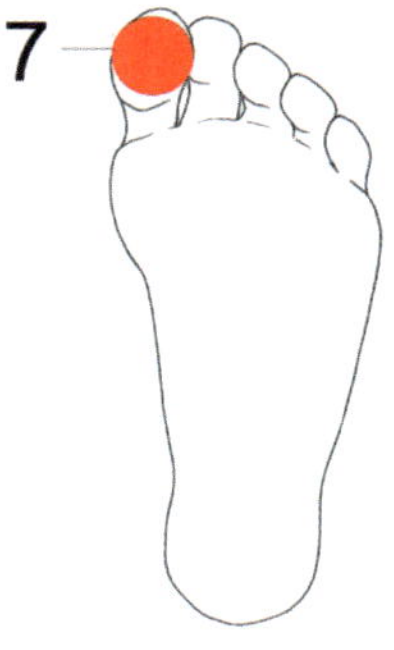

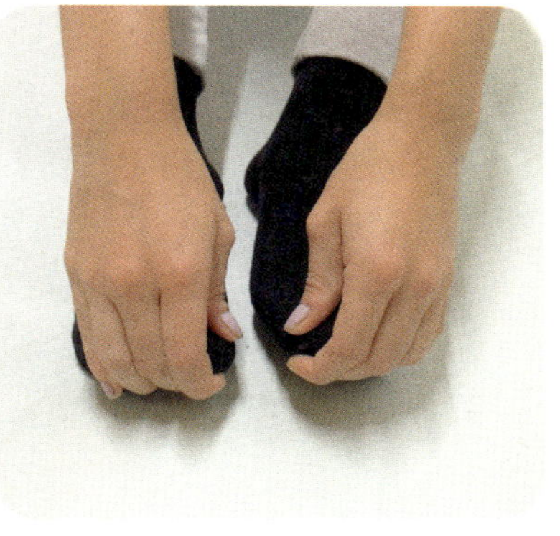

Verschlucken und Atemnot

Halten Sie **beide SES 1.**

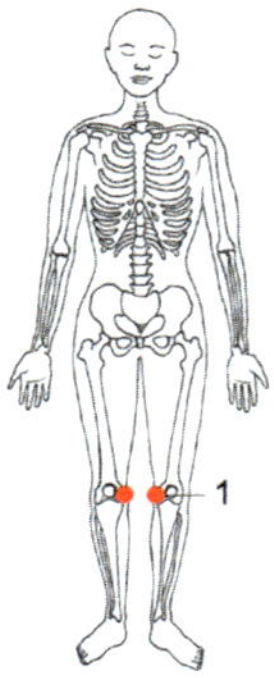

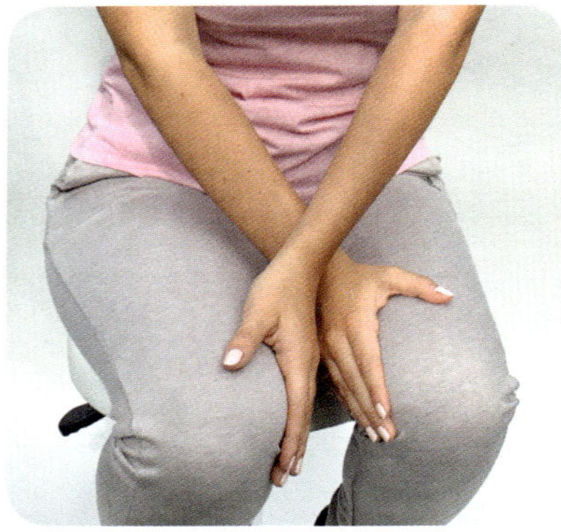

Oder strömen Sie das **SES 1** zusammen mit dem **SES 2.**

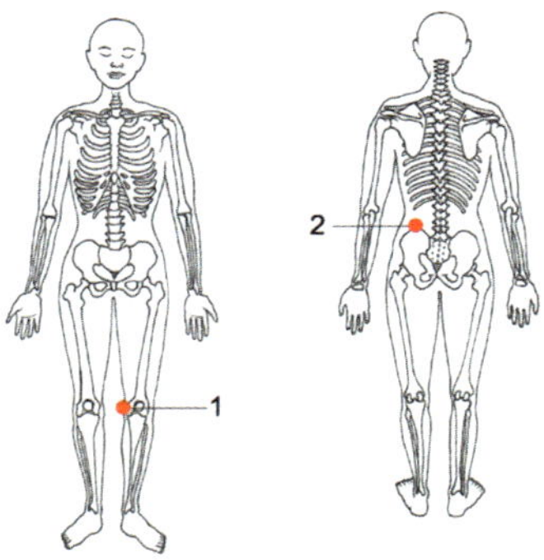

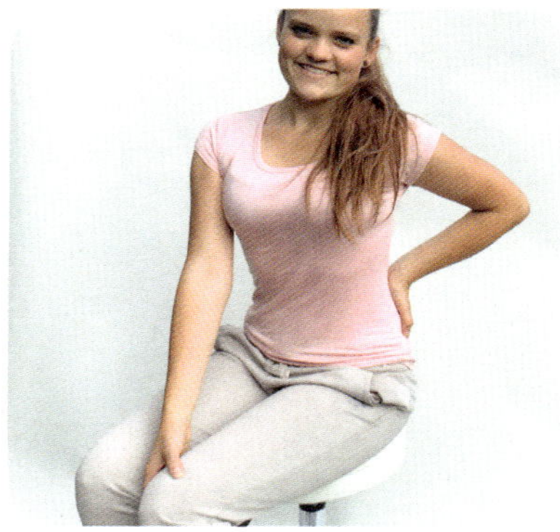

Operationen

Halten Sie vor und nach Operationen **beide SES 15.**

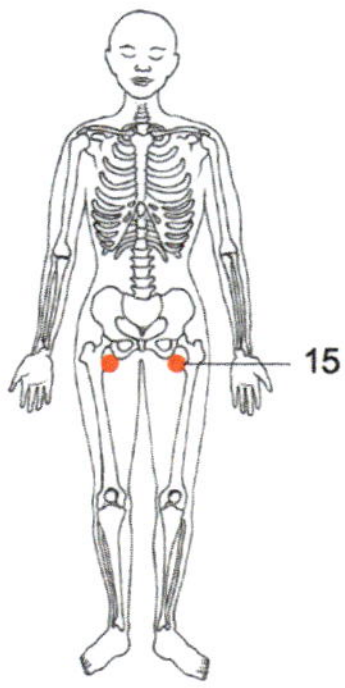

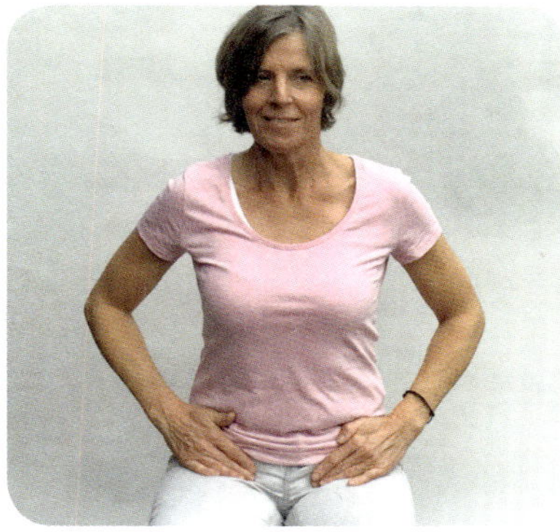

Oder strömen Sie das **SES 15** zusammen mit dem **SES 11.**

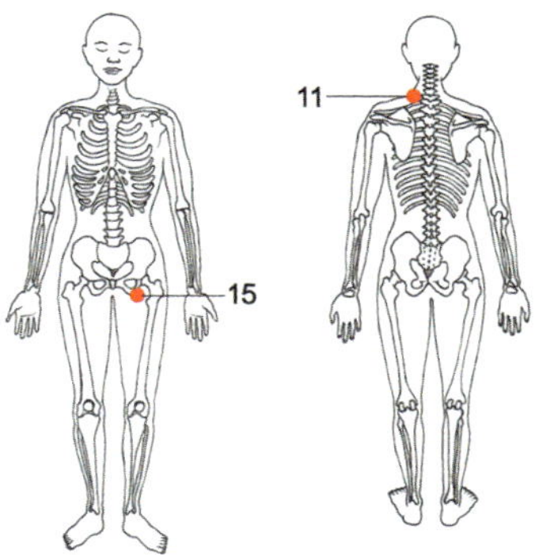

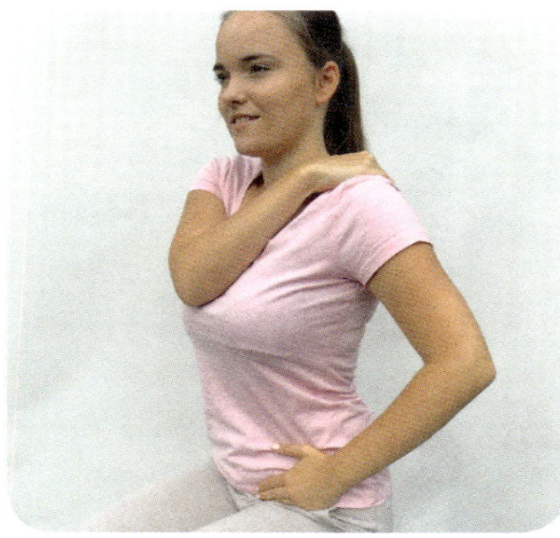

Reiseübelkeit

Halten Sie **beide SES 14.**

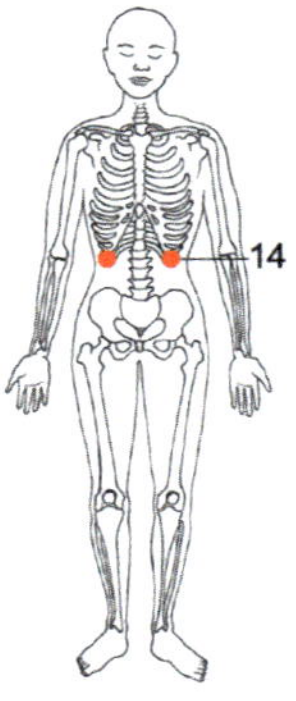

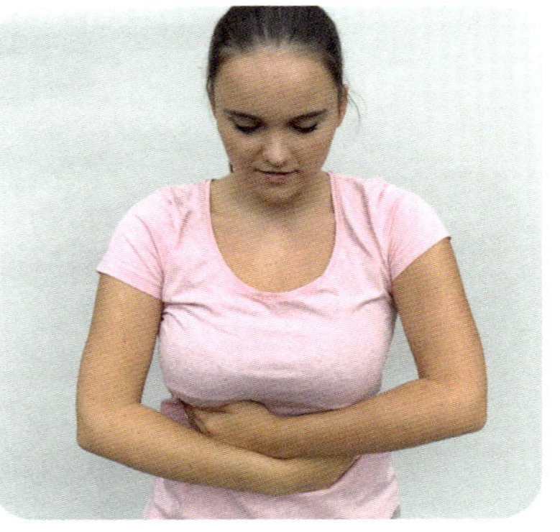

Oder strömen Sie das SES 14 zusammen mit dem SES 1.

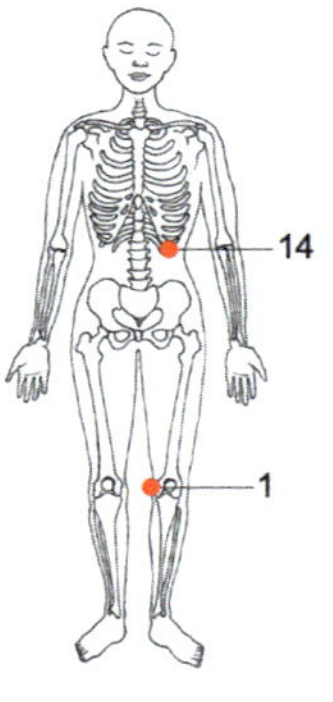

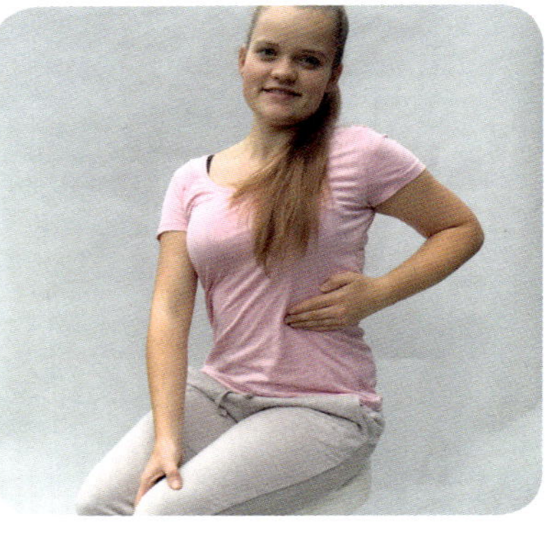

Schmerzen

Alle Arten von Schmerzen können Sie lindern, indem Sie das SES 5 zusammen mit dem SES 16 (S. 18) halten – erst auf der einen, dann auf der anderen Körperseite. Wenn Sie von einer anderen Person geströmt werden, können Sie **beide SES 5** und **beide SES 16** gleichzeitig halten lassen.

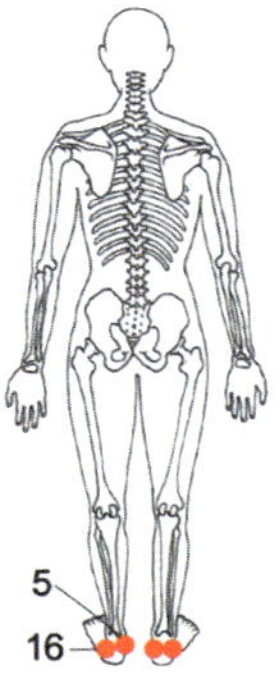

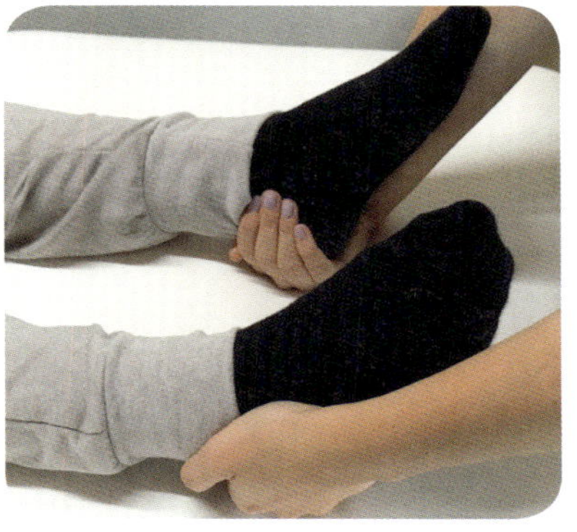

Überanstrengung

Strömen Sie das SES 15 zusammen mit dem SES 24.

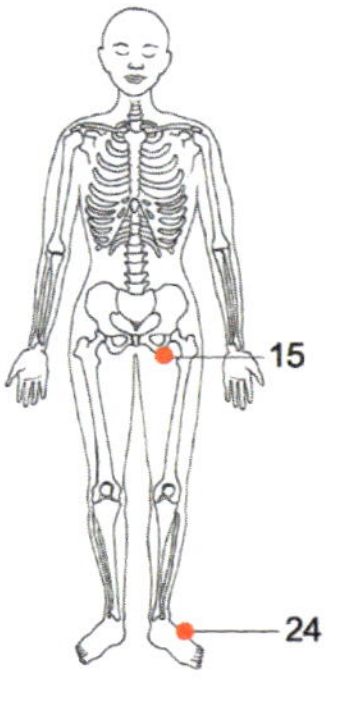

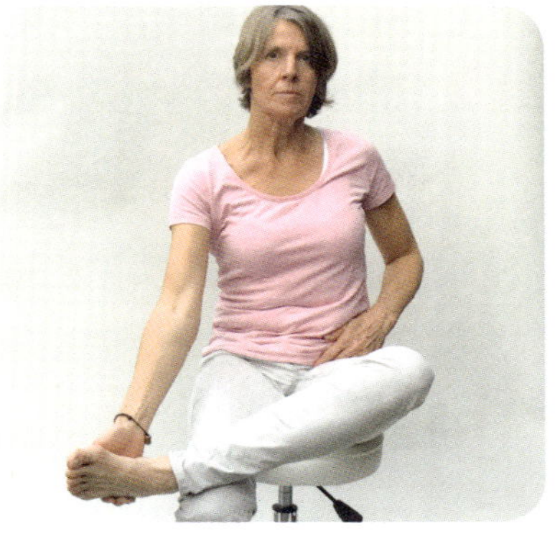

Psychische Belastungen

Ängste und Panik

Der Notfallgriff bei allen Ängsten und Panik ist folgender:
Halten Sie den Zeigefinger (S. 40).

Oder bilden Sie einen Ring aus Daumen und Zeigefinger, indem Sie die Daumenspitze auf den Zeigefingernagel legen.

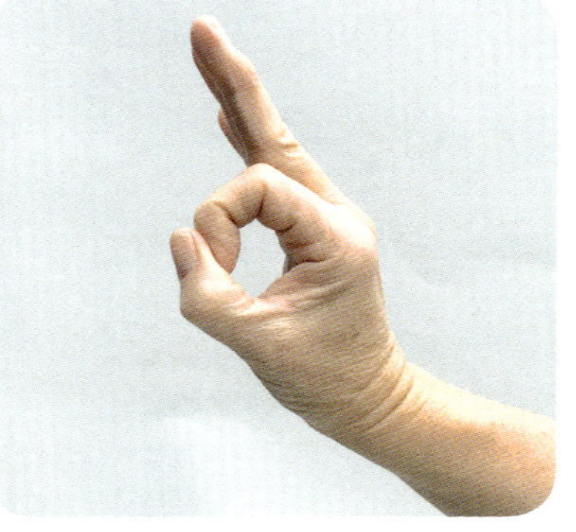

Ein wichtiger Strom bei allen Ängsten ist der Zentralstrom (S. 46). Er bringt Sie wieder in Ihre Mitte und gibt Ihnen tiefes Vertrauen.
Auch die große Umarmung (S. 35) beruhigt und kann Ängste auflösen.

Das SES 4 (S. 17) wird auch »das Fenster zum Himmel« genannt und bringt Urvertrauen.
Das SES 12 (S. 24) hilft Ihnen, sich im Einklang zu fühlen – mit dem Ursprung, mit der Quelle, mit Gott –, und es löst Angst und Panik.
Wichtige Energieschlösser beim Thema Angst sind SES 21, SES 22 und SES 23.
Sie können diese Energieschlösser folgendermaßen kombinieren:

Für die linke Körperseite:

1. Schritt: Legen Sie die rechte Hand auf das **linke SES 21** und die linke Hand auf das **linke SES 23.**

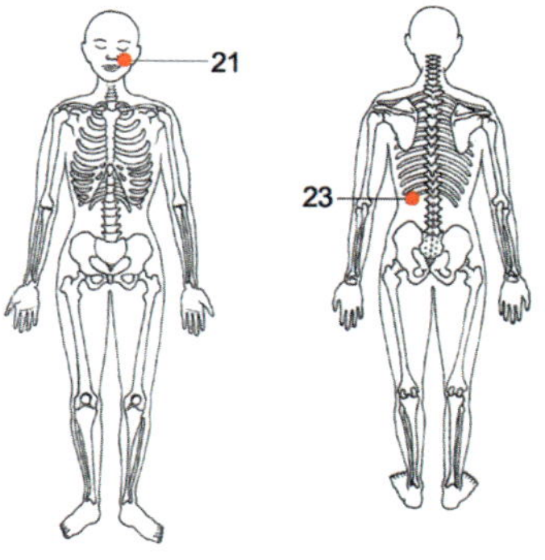

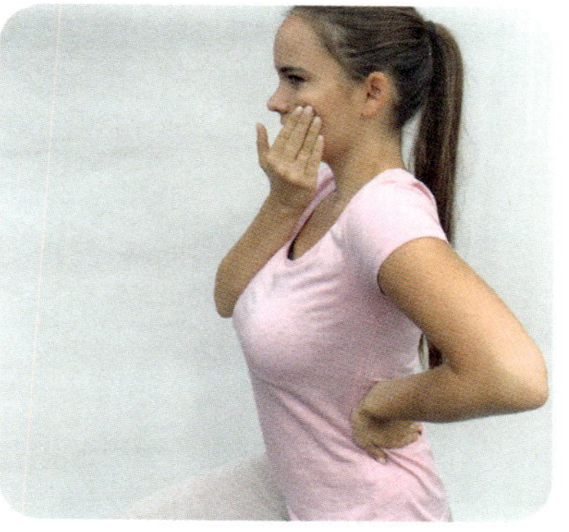

2. Schritt: Lassen Sie die linke Hand auf dem **linken SES 23,** und legen Sie die rechte Hand auf das **linke SES 22.**

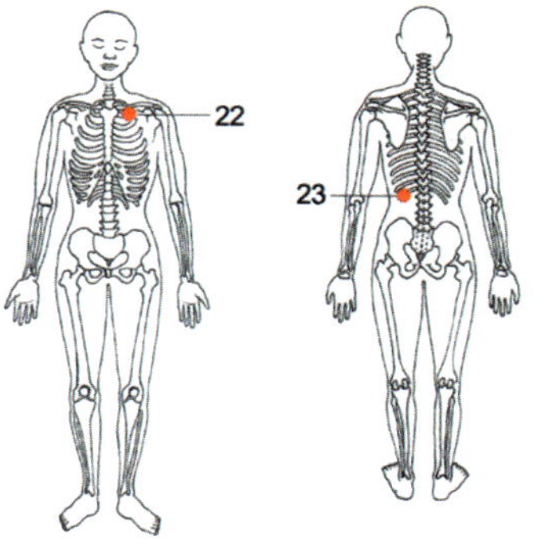

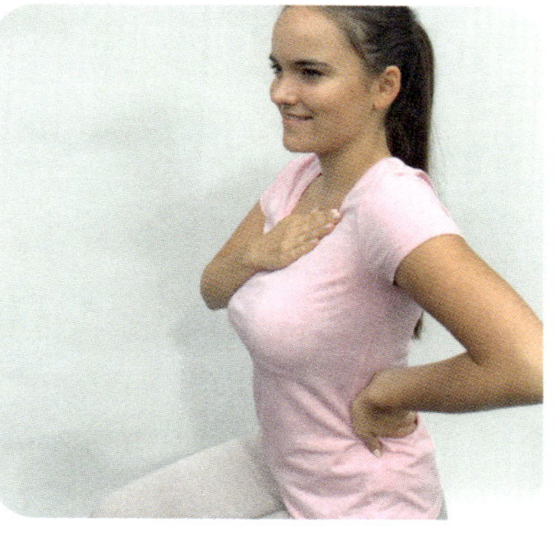

Für die rechte Körperseite:

1. Schritt: Legen Sie die linke Hand auf das **rechte SES 21** und die rechte Hand auf das **rechte SES 23.**

2. Schritt: Lassen Sie die rechte Hand auf dem **rechten SES 23,** und legen Sie die linke Hand auf das **rechte SES 22.**

Der Blasenstrom (S. 63) gibt Ihnen innere Sicherheit und tiefe Gelassenheit. Er hilft bei Panikattacken, Ängsten und Phobien.
Oder legen Sie eine Hand auf das Brustbein, die andere Hand auf das Steißbein.

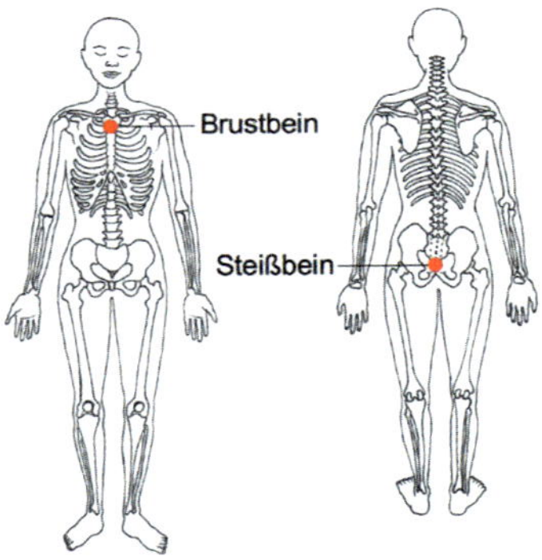

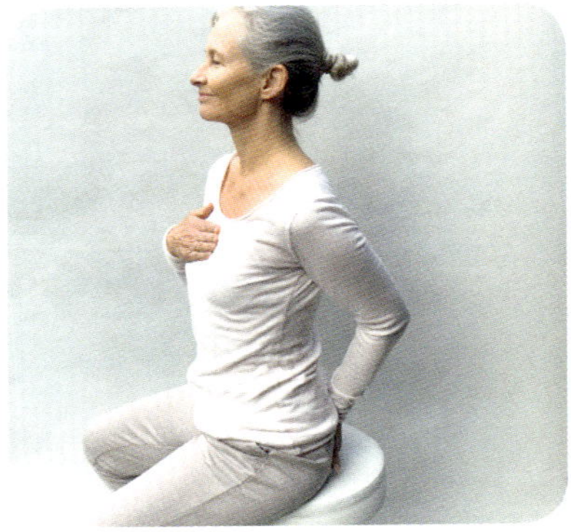

Unsicherheiten

Halten Sie das SES 17 (S. 28) oder das SES 18 (S. 28).
Stärken Sie Ihre innere Kraft und Autorität, indem Sie beide SES 19 (S. 29) in den Ellenbeugen strömen.

Nervosität und Schreckhaftigkeit

Auch hier ist der Zentralstrom (S. 46) eine große Unterstützung.
Halten Sie immer wieder das SES 17 (S. 28).
Oder strömen Sie das SES 21 zusammen mit dem SES 22.

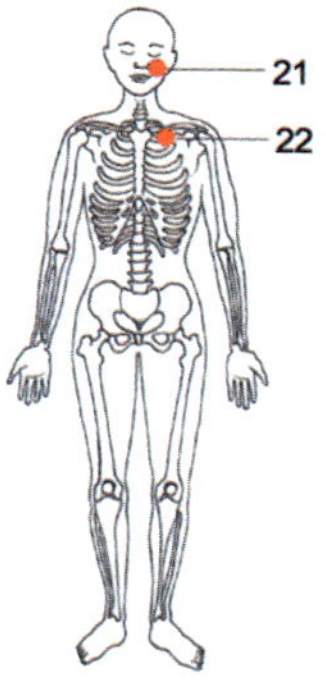

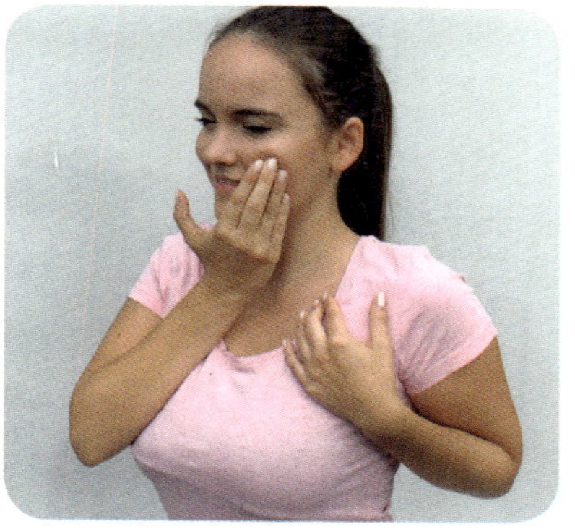

Stress und Anspannung

Praktizieren Sie immer wieder die **große Umarmung** (S. 35) – um mit Mary Burmeisters Worten zu sprechen: »Geben Sie sich selbst eine große Umarmung. Seien Sie das Fallenlassen Ihrer Schultern, und atmen Sie allen Staub, Schmutz und schmierigen Dreck aus.«

Die **Betreuerströme** (S. 51) helfen Ihnen, Stress und Anspannungen loszulassen.

Oder halten Sie **beide SES 15** (S. 26) oder **beide SES 25** (S. 34).

Auch das **SES 2** (S. 16) löst Spannungen und Stress und entspannt Nacken, Schultern und Rücken.

Oder legen Sie eine Hand auf das **SES 2,** die andere Hand auf das **SES 15.**

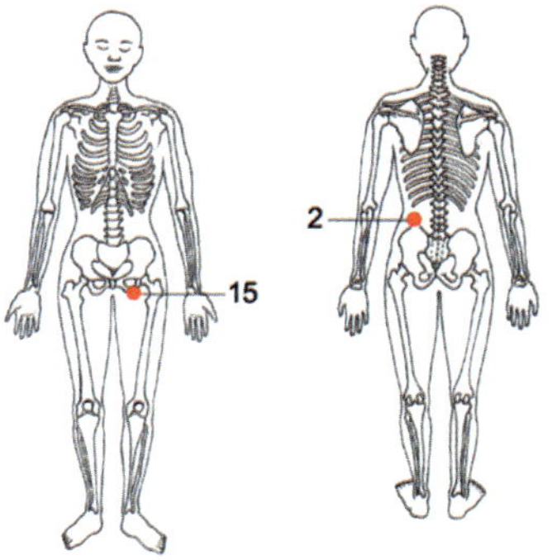

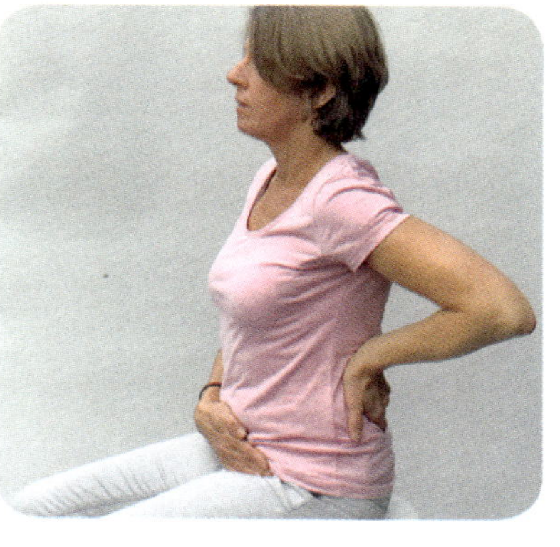

Das **SES 17** (S. 28) entspannt Verstand und Nerven.

Heimweh

Um Heimweh zu lindern, halten Sie beide SES 19 (S. 29).
Zusätzlich können Sie auch das SES 11 zusammen mit dem SES 12 strömen.

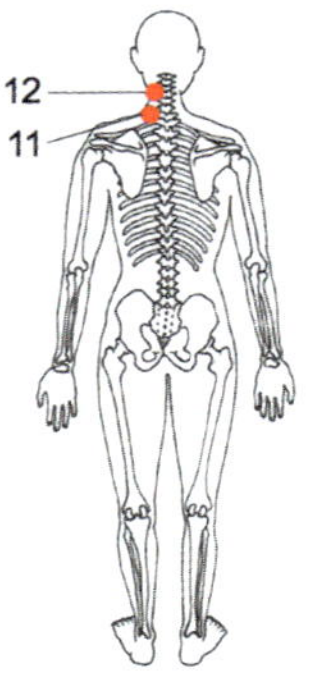

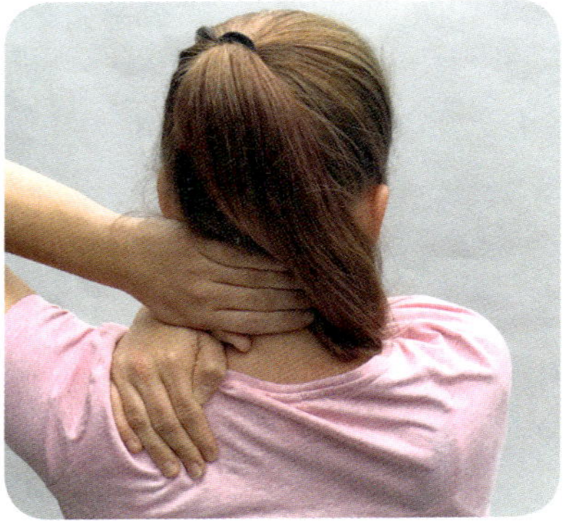

Das SES 22 (S. 31) hilft, sich an neue Situationen anzupassen.

Eifersucht

Ein hilfreicher Strom bei Eifersucht ist der Magenstrom (S. 59).
Oder halten Sie das SES 14 zusammen mit dem SES 24. Das SES 24 harmonisiert Chaos und schenkt inneren Frieden.

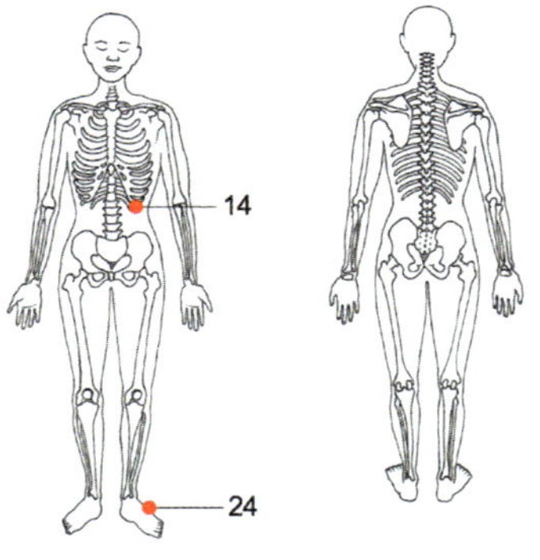

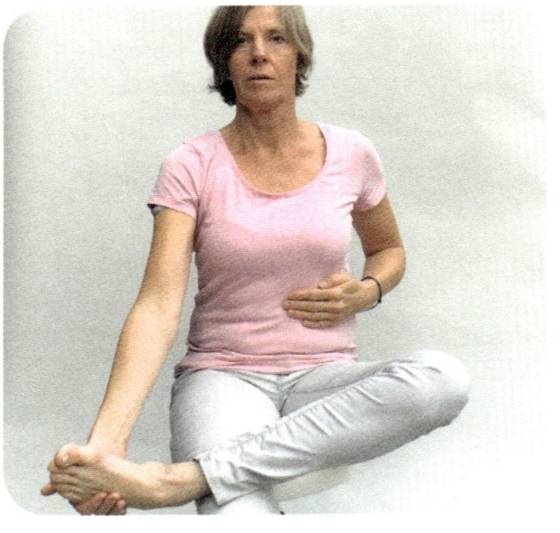

Sie können auch das SES 14 zusammen mit dem SES 22 (S. 110) strömen.
Oder Sie halten das SES 14 der einen mit dem hohen SES 19 der anderen Körperseite.

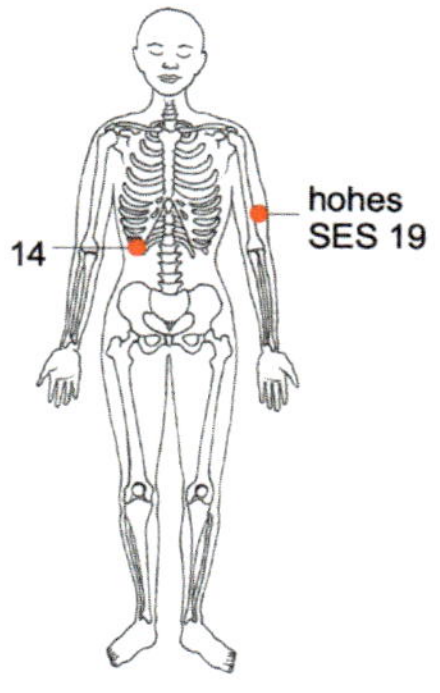

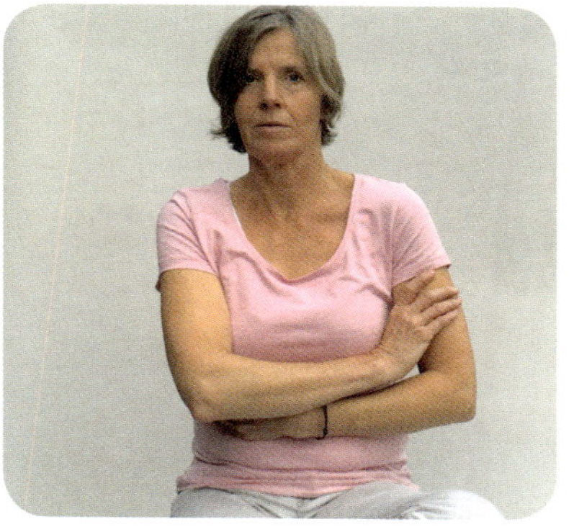

Wut, Ärger und Aggression

Wenn Sie ein generelles Thema mit Wut und Aggression haben, sorgen Sie für eine gute Grundharmonisierung, indem Sie z. B. den Zentralstrom (S. 46) praktizieren.
Halten Sie auch immer wieder den Mittelfinger (S. 41).

Oder bilden Sie einen Ring aus Daumen und Mittelfinger, indem Sie die Daumenspitze auf den Mittelfingernagel legen.

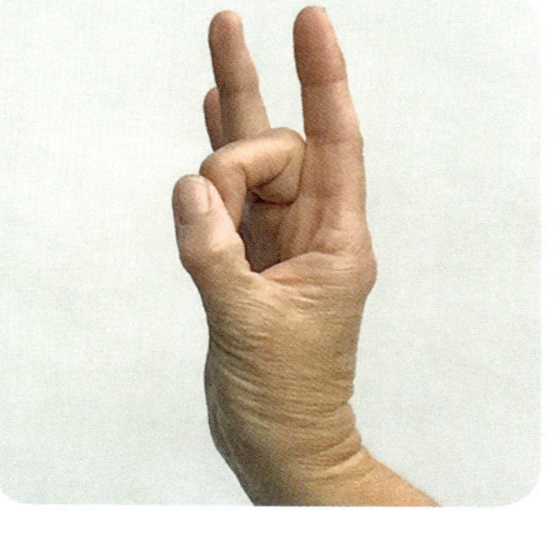

Halten Sie beide SES 24 (S. 33).
Oder strömen Sie das SES 24 zusammen mit dem SES 26.

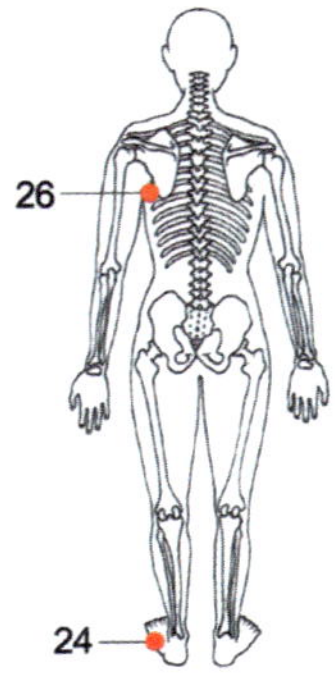

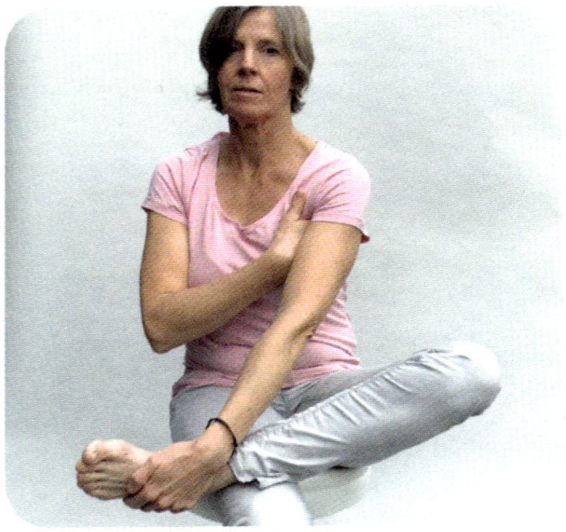

Halten Sie das SES 12 der einen und das SES 20 der anderen Körperseite.

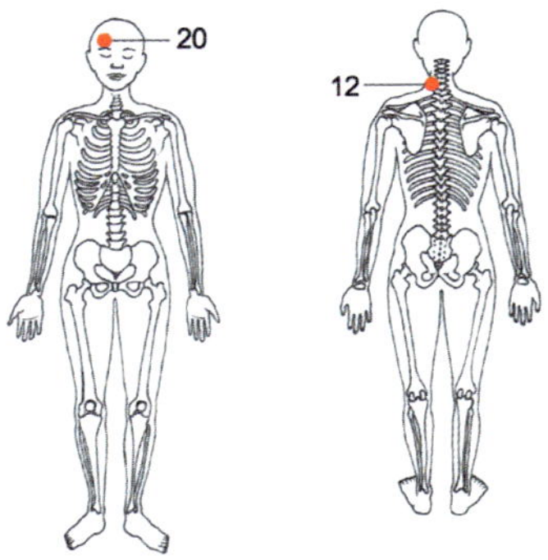

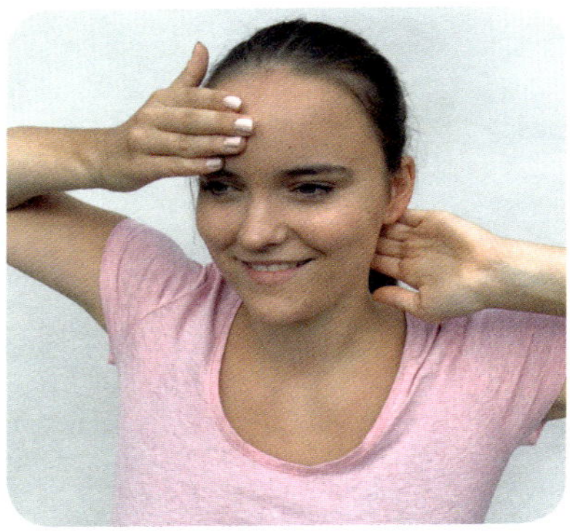

Erschöpfung und Müdigkeit

Strömen Sie beide SES 25 (S. 34), indem Sie sich auf die Hände setzen. Körper, Geist und Emotionen kommen zur Ruhe, und Sie schöpfen neue Energie.

Folgende Fingerposition nimmt die Müdigkeit aus dem Körper und hilft Ihnen, zu entspannen und wieder aufzutanken: Legen Sie den rechten Daumen auf die **Rückseite** und die anderen rechten Finger auf die **Vorderseite des linken Mittelfingers.**

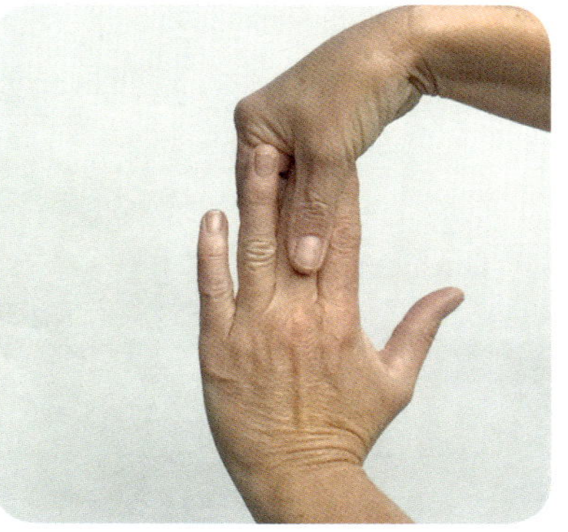

Praktizieren Sie die **große Umarmung** (S. 35).

Schlafprobleme

Strömen Sie beim Einschlafen das **SES 18** (S. 28), es entspannt und stoppt das Gedankenkarussell.
Halten Sie den **Daumen** (S. 39), das hilft beim Abschalten, beim Einschlafen und bei Albträumen.
Auch folgende Fingerposition harmonisiert den Schlaf:

Für die linke Körperseite:

Legen Sie den rechten Daumen auf die **Vorderseite** und die anderen rechten Finger auf die **Rückseite des linken kleinen Fingers und des Ringfingers.**

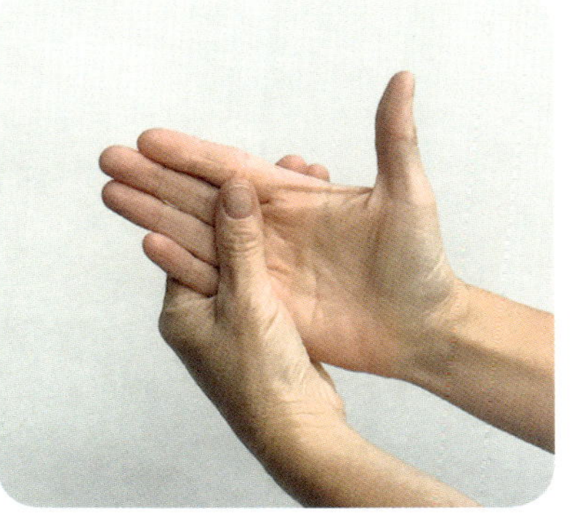

Für die rechte Körperseite:

Legen Sie den linken Daumen auf die **Vorderseite,** die anderen linken Finger auf die **Rückseite des rechten kleinen Fingers und des Ringfingers.**

Nachwort

Jin Shin Jyutsu ist eine wunderbare Methode, die Lebensenergie zu harmonisieren und die Selbstheilungskräfte zu aktivieren. Sie können sie immer und überall anwenden, auch neben medikamentöser Behandlung oder anderen Therapieformen. So sind Sie in der Lage, sich selbst und Ihre Familie in allen Lebenslagen zu unterstützen.

Jin Shin Jyutsu wirkt auf sehr sanfte Weise, und manchmal dauert es vielleicht etwas länger, bis sich ein spürbarer Erfolg zeigt. Bleiben Sie dran, und probieren Sie die verschiedenen Strömmöglichkeiten aus. Halten Sie auch zwischendurch immer wieder Ihre Finger, einen nach dem anderen. Das können Sie z. B. machen, wenn Sie an einer Ampel oder an der Kasse warten müssen. Machen Sie es sich zur Gewohnheit. So stärken Sie sich nach und nach von innen heraus, und Sie werden sehen, wie Ihr Immunsystem und auch Ihre emotionale Verfassung stabiler werden, wie Sie sich kraftvoller, vitaler und erfüllter fühlen.

Ich wünsche Ihnen von Herzen viel Freude beim Entdecken und Erfahren der Kraft und Magie des Heilströmens!

Herzlichst
Ihre Tina Stümpfig

Dank

Ich danke Jiro Murai für die Wiederentdeckung des Jin Shin Jyutsu und, dass er diese wunderbare Heilkunst der Welt wieder zugänglich gemacht hat.
Ich danke Mary Burmeister, die ebenfalls ihr Leben dieser Kunst gewidmet und sie mit in den Westen gebracht hat.
Danke allen Jin-Shin-Jyutsu-Lehrern und -Lehrerinnen, die dieses Wissen weiterverbreiten und so immer mehr Menschen zugänglich machen.
Ich danke meiner Tochter Mira Stümpfig für die Abbildungen und den Fotomodellen Samaya und Lucia Stümpfig, Bettina von Nottbeck, Miriam Burtscher, Torsten Steppe, Johannes und Ulrike Dehner und Paula und Andrea Haag.

Weitere Informationen

Informationen über Kurse und Seminare der Autorin finden Sie unter:
www.tinastuempfig.de

Literaturempfehlungen

Burmeister, Mary: Einführung in Jin Shin Jyutsu. Bd. 1–3. Raphael Verlag, Bonn 1990

Burmeister, Alice: Heilende Berührung – Körper, Seele und Geist mit Jin Shin Jyutsu behandeln. Knaur Verlag, München 2000

Burmeister, Mary: What Mary says. Raphael Verlag, Ittigen 2009

Fahrnow, Ilse-Maria: Mehr Energie mit Jin Shin Jyutsu – Die Hände als Schlüssel zur Selbstheilung. Südwest Verlag, München 2012

Stümpfig, Tina Jin Shin Jyutsu – Heilende Hände – Selbsthilfe für Kinder und Jugendliche. Via Nova Verlag, Petersberg 2021

Stümpfig, Tina: Jin Shin Jyutsu – Heilströmen für Babys und Kleinkinder. Via Nova Verlag, Petersberg 2019

Stümpfig, Tina: Jin Shin Jyutsu – Mit heilsamen Berührungen deine Selbstheilungskräfte aktivieren. Via Nova Verlag, Petersberg 2020

Stümpfig, Tina: Jin Shin Jyutsu Kartenset – Die Kunst des Heilströmens erlernen. Via Nova Verlag, Petersberg 2022

Stümpfig-Rüdisser, Tina: Jin Shin Jyutsu – Die Heilkraft liegt in dir – Lebe in Gesundheit, Freude und Fülle. Via Nova Verlag, Petersberg 2009

Stümpfig-Rüdisser, Tina: Lebensquell Jin Shin Jyutsu – Ein Gesundheitsprogramm für mehr Wohlbefinden und Vitalität. Verlag Via Nova, Petersberg 2010

Stümpfig-Rüdisser, Tina: Jin Shin Jyutsu – Die Kunst des Heilströmens erlernen – Aktivierung der Selbstheilungskräfte. Via Nova Verlag, Petersberg 2013

Stümpfig-Rüdisser, Tina: Jin Shin Jyutsu in der Schwangerschaft – Zur Vorbereitung der Geburt und für die ersten Wochen mit dem Baby. Via Nova Verlag, Petersberg 2014

Register

G

H

I

J

K

L

T

U

V

W

Z

Über die Autorin

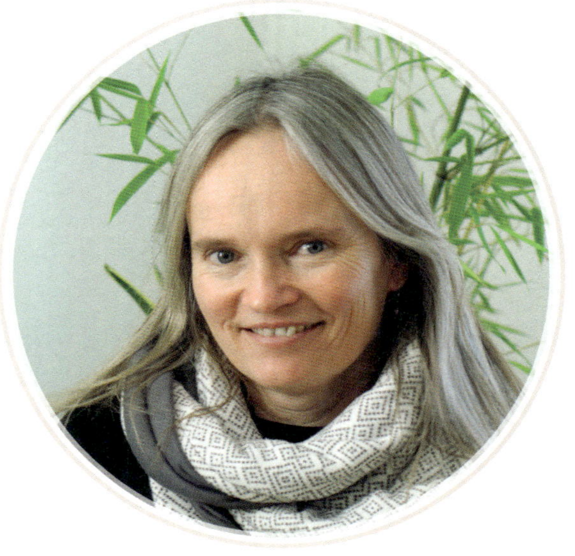

Tina Stümpfig, Psychologin und Sonderpädagogin, arbeitet seit vielen Jahren als Jin-Shin-Jyutsu-Praktikerin mit Menschen und Tieren. Sowohl in Einzelbehandlungen als auch in Gruppenseminaren zeigt sie, dass alles, was wir zum Gesund- und Glücklichsein brauchen, in uns selbst liegt. Sie hat bereits mehrere Fachbücher zum Thema »Heilströmen« verfasst.

www.tinastuempfig.de

Bildnachweis

Fotografien Menschen: © Tina Stümpfig
Abbildungen Mensch: © Mira Stümpfig

Jin Shin Jyutsu für Gesundheit, Kraft und Ausgeglichenheit

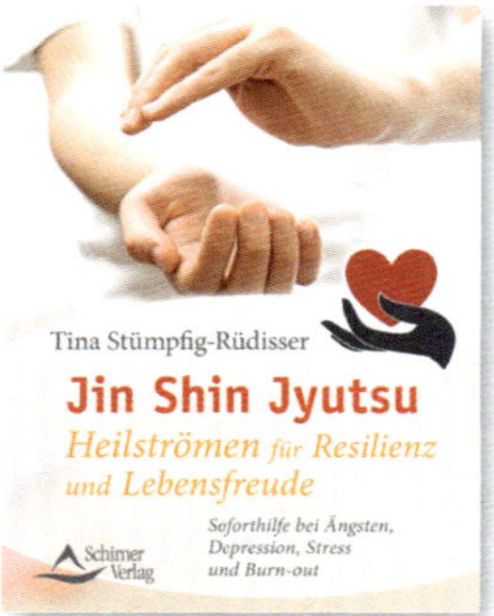

144 Seiten
ISBN 978-3-8434-1299-5

Tina Stümpfig-Rüdisser
Jin Shin Jyutsu – Heilströmen für Resilienz und Lebensfreude
Soforthilfe bei Ängsten, Depression, Stress und Burn-out

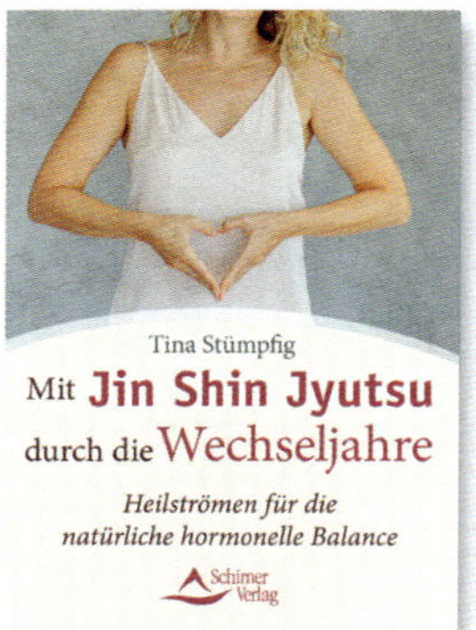

184 Seiten
ISBN 978-3-8434-1470-8

Tina Stümpfig
Mit Jin Shin Jyutsu durch die Wechseljahre
Heilströmen für die natürliche hormonelle Balance

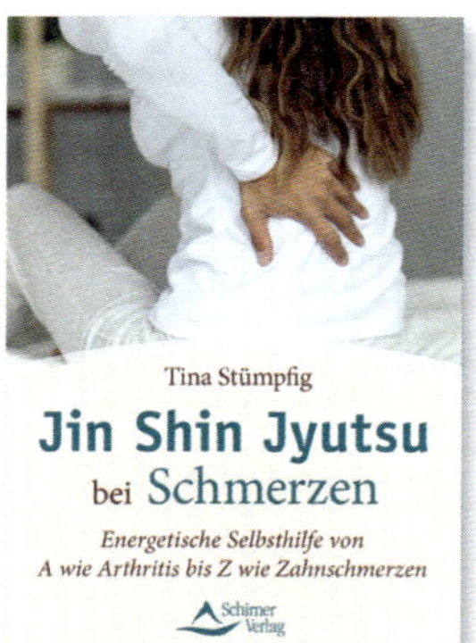

264 Seiten
ISBN 978-3-8434-1492-0

Tina Stümpfig
Jin Shin Jyutsu bei Schmerzen
Energetische Selbsthilfe von A wie Arthritis bis Z wie Zahnschmerzen

Schirner Verlag